岭南陈氏针法

学术思想与临证治验

主 审 陈全新　　主 编 陈秀华

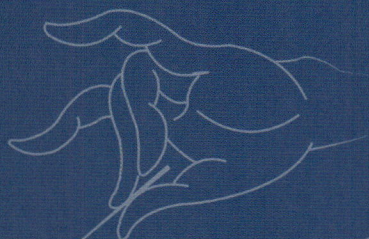

人民卫生出版社

·北京·

图书在版编目（CIP）数据

岭南陈氏针法学术思想与临证治验 / 陈秀华主编 .
北京：人民卫生出版社，2025. 4. -- ISBN 978-7-117
-37800-0

Ⅰ. R245

中国国家版本馆 CIP 数据核字第 202583VS78 号

人卫智网	www.ipmph.com	医学教育、学术、考试、健康，购书智慧智能综合服务平台
人卫官网	www.pmph.com	人卫官方资讯发布平台

岭南陈氏针法学术思想与临证治验
Lingnan Chenshi Zhenfa Xueshu Sixiang yu Linzheng Zhiyan

主　　编：陈秀华
出版发行：人民卫生出版社（中继线 010-59780011）
地　　址：北京市朝阳区潘家园南里 19 号
邮　　编：100021
E - mail：pmph @ pmph.com
购书热线：010-59787592　010-59787584　010-65264830
印　　刷：三河市宏达印刷有限公司
经　　销：新华书店
开　　本：710 × 1000　1/16　印张：14　插页：4
字　　数：215 千字
版　　次：2025 年 4 月第 1 版
印　　次：2025 年 4 月第 1 次印刷
标准书号：ISBN 978-7-117-37800-0
定　　价：59.00 元

打击盗版举报电话：010-59787491　E-mail：WQ @ pmph.com
质量问题联系电话：010-59787234　E-mail：zhiliang @ pmph.com
数字融合服务电话：4001118166　E-mail：zengzhi @ pmph.com

岭南陈氏针法学术思想与临证治验

主　审　陈全新

主　编　陈秀华

副主编　黄彬城　李　颖

编　委　（按姓氏笔画排序）

马志红　马碧茹　马鏸欣　王　聪　方　芳　邓忠明　田楚练

冯晓燕　朱曼琦　全小红　刘　展　刘焕仪　江梓贤　许晴岚

杜燕丽　李　颖　李　慧　李玉廷　李秀娟　李佩琪　李健敏

肖婉青　邹柳祥　张圣浩　张佳敏　张彦中　张洁怡　陈　磊

陈丽圆　陈秀华　陈炎琴　陈继荣　陈嘉荣　林茗君　罗佳贝

罗俏路　周光进　冼耀东　郑进福　郑旻彦　孟凡琪　赵铭峰

胡锦秀　奎　瑜　钟晓芬　袁嘉霖　凌智澄　高　燕　黄　正

黄诗敏　黄彬城　黄演强　崔槟川　章锦晖　梁　旺　梁　凯

梁玉丹　曾　丹　曾玲玉　谢金晖　谢倩巧　赖启皇　戴贝莎

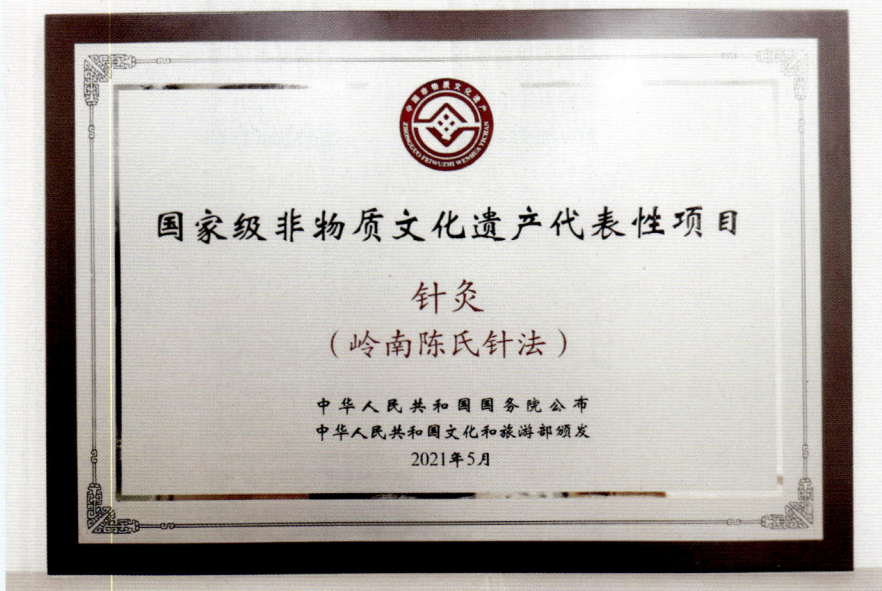

岭南陈氏针法荣获国家级非物质文化遗产代表性项目

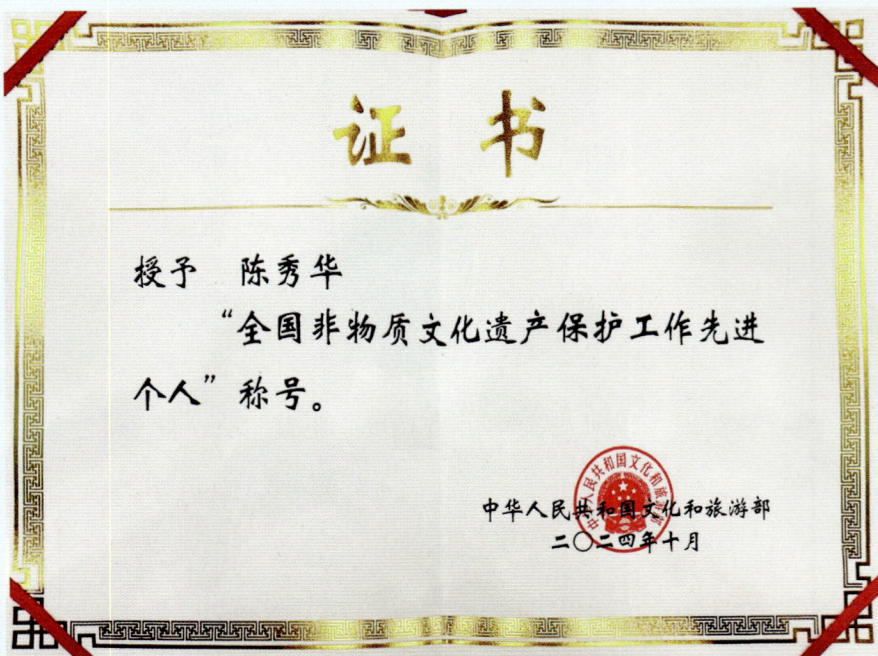

陈秀华教授获得"全国非物质文化遗产保护工作先进个人"称号

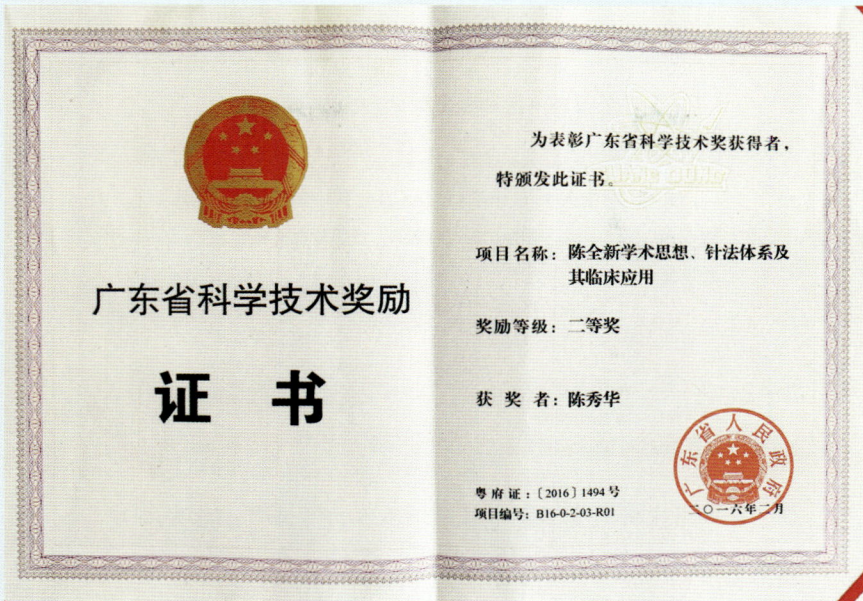

"陈全新学术思想、针法体系及其临床应用"荣获广东省科学技术奖二等奖

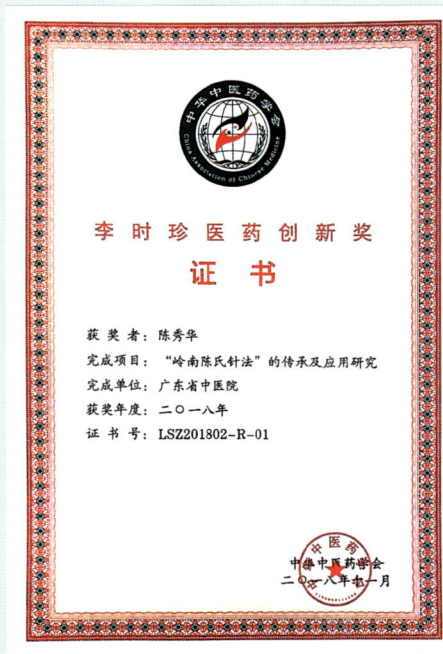

"'岭南陈氏针法'的传承及应用研究"荣获中华中医药学会"李时珍医药创新奖"

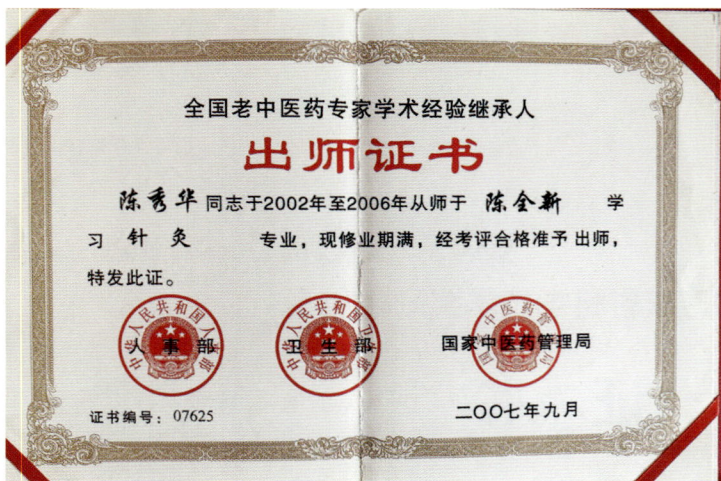

全国老中医药专家学术经验继承人出师证书（陈秀华）

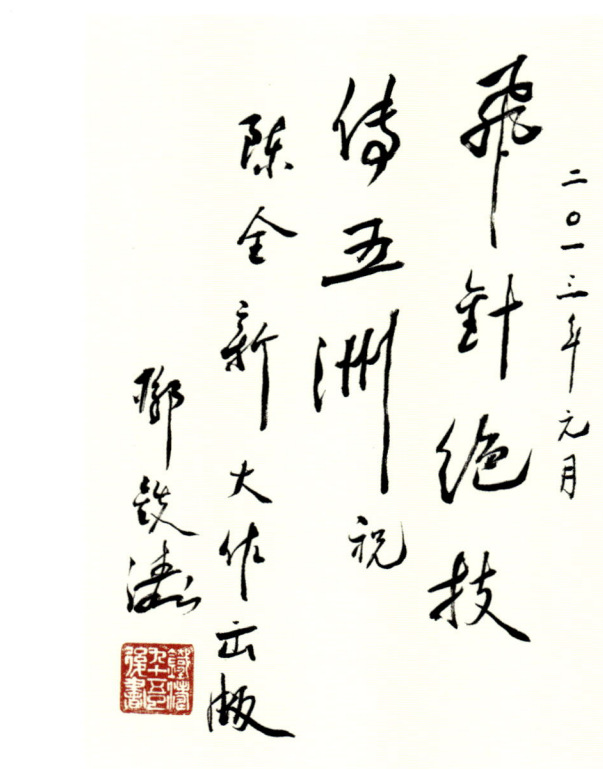

国医大师邓铁涛教授为《中国现代百名中医临床家
丛书：陈全新》题词——飞针绝技传五洲

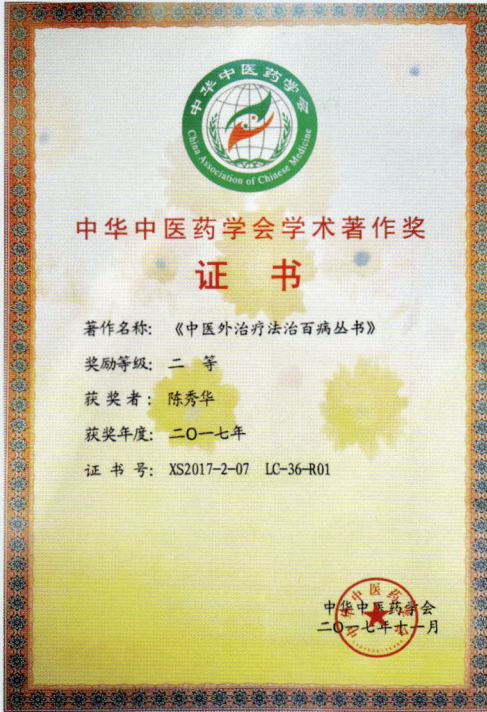

《中医外治疗法治百病丛书》荣获中华中医药学会学术著作奖二等奖

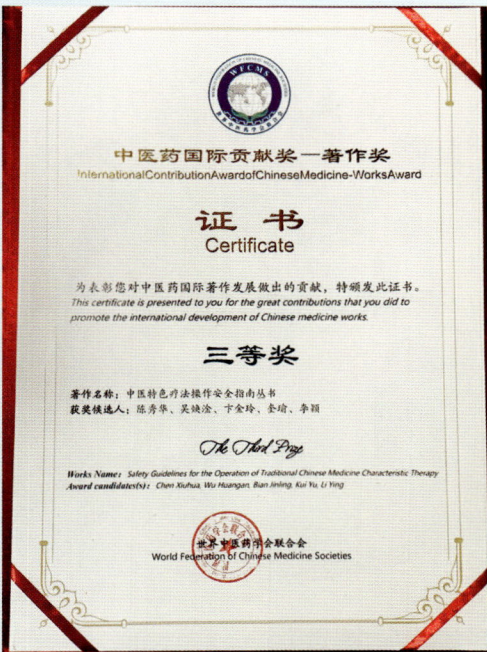

《中医特色疗法操作安全指南丛书》荣获世界中医药学会联合会中医药国际贡献奖—著作奖三等奖

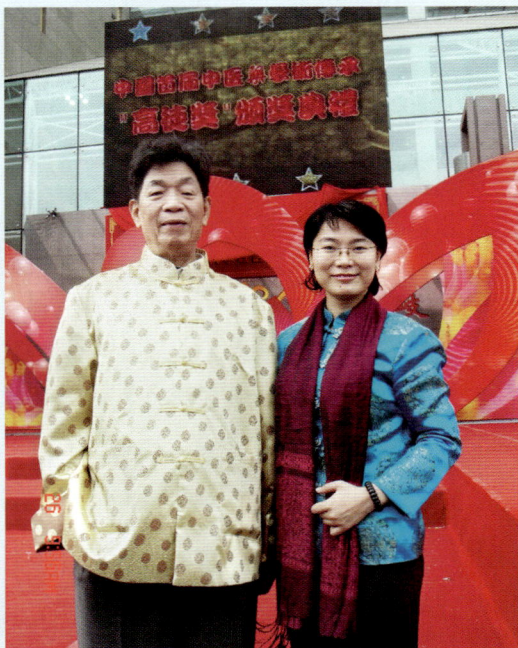

陈秀华教授（右）与陈全新教授（左）合影

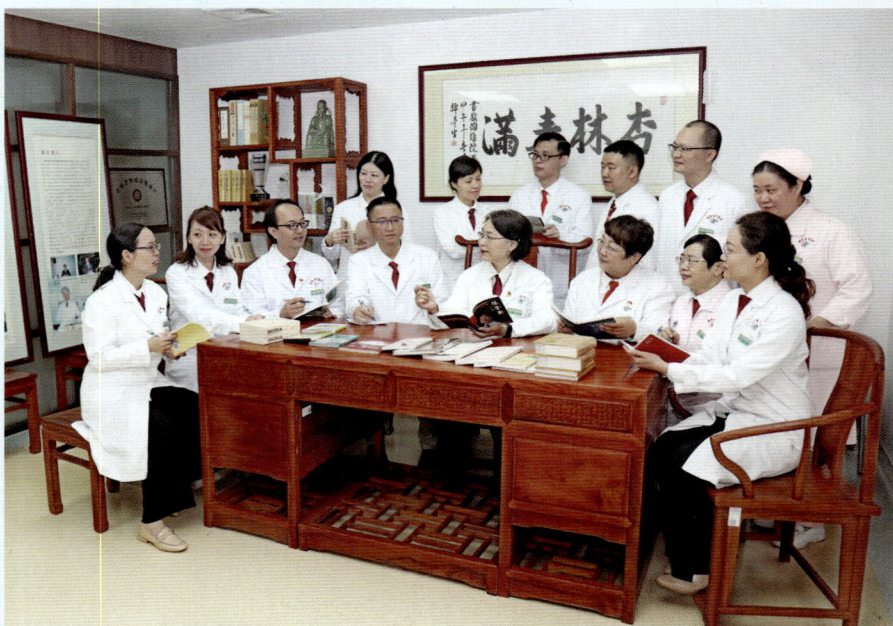

岭南陈氏针法工作室团队

序

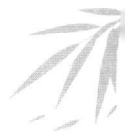

　　针灸学起源于中国，具有悠久的历史，经过历代医家的继承和发扬，针灸疗法已经是蔚然大观。由于针灸疗法具有独特的优势，广泛的适应性，疗效迅速显著，操作方法简便易行，医疗费用较低，副作用少，远在唐代，中国针灸就传播到日本、朝鲜、印度、阿拉伯等国家，并在他国开花结果，繁衍出具有异域特色的针灸医学。

　　我国十分重视继承发扬中医学，并采取了一系列措施发展中医事业，使针灸医学得到了前所未有的普及和提高。针灸的研究工作也不单纯限于文献整理，还有对临床疗效的系统观察，并对经络理论、针刺镇痛机制、穴位特异性等，结合现代生理学、解剖学、组织学、分子生物学，以及声、光、电、磁等新技术进行实验研究。临床实践亦证实，针灸对内、外、妇、儿、骨伤、五官等科多种病证的治疗均有较好效果。

　　自 20 世纪 70 年代初，我创立"醒脑开窍"针刺法，开辟了中风病治疗新途径，提高了中风病的治愈率，降低了致残率。现在"醒脑开窍"针刺法的临床及实验研究已达分子基因水平。20 世纪 80 年代初创建"针刺手法量学"的学术概念，填补了针灸学发展的空白。可见针灸复兴之路必然是建立在继承前人经验的基础上，并结合现代医学及前沿科技成果，实现创新、规范、量化，才能实现临床的推广和疗效的提高。

　　"岭南陈氏针法"历经陈宝珊、陈锦昌、陈全新、陈秀华等六代人逾百年的发展、传承与创新，包括飞针法、分级补泻法和导气法，具有进针快、痛感小、手法轻、得气快、补泻灵、针具细等特点。"岭南陈氏针法"也于 2021 年入选第五批国家级非物质文化遗产代表性项目名录，成为我国针灸学术流派的重要组成部分。

　　国家对继承名老中医的经验持大力挖掘的方针，中国中医科学院开展了"十五""十一五"国家科技攻关计划项目"名老中医学术思想、经验传承研究"，其中针灸临床的名老专家不多，陈全新教授作为岭南针灸名家位列其中，其从事针灸临床工作近 70 年，经验颇丰，在继承传统针灸的前提下，敢于实践，勇于创新，重视针刺手法研究，学术成果斐然。

　　中医学子当以继承前人经验为要，虽不能侍诊于名家身侧，但幸众多名家不吝所学，著述学说，今《岭南陈氏针法学术思想与临证治验》专著出版在即，欣然为之序。

中国工程院院士、国医大师

2024 年 6 月

前 言

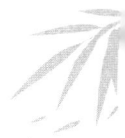

　　岭南陈氏针法历经陈宝珊、陈锦昌、陈全新及陈秀华等几代人逾百年的传承和发展，以"阴阳互济、通调和畅"为学术思想，遵循"远近取穴通经络、俞募配穴调脏腑、上下配伍和阴阳、左右思变畅六经"的取穴原则，针法体系包含飞针法、分级补泻法和导气法。其中，飞针法以"无菌""无痛""准确""快速旋转"为特点，分级补泻法实现了针刺手法的规范化和量化，导气法针游于巷，飞经走气，通关过节，气至病所，达到速效、高效的目的。岭南陈氏针法2015年入选广东省省级非物质文化遗产代表性项目名录，2021年入选国家级非物质文化遗产代表性项目名录。

　　在陈全新教授指导下，依托国家中医药管理局"陈全新名老中医药专家传承工作室"，陈秀华教授作为工作室负责人，带领团队系统挖掘、整理、传承和推广岭南陈氏针法，多次举办国家级、省级继续教育培训班，影响范围达30余个省市区，吸引来自英、美、法、日等36个国家和地区的留学生、进修医师前来学习，陈全新教授、陈秀华教授亦先后应邀赴20多个国家和地区进行讲学演示，岭南陈氏针法在全国10多家医疗机构推广应用，获得国内外同行的一致认可，社会影响力较大。

　　本书分为四章：第一章为医家小传，主要介绍岭南陈氏针法传承人陈全新教授、陈秀华教授的生平事迹；第二章为学术思想，介绍岭南陈氏针法的学术精粹、针法体系及针灸临证歌诀参悟，有助于提高学习者的理论基础；第三章为临证治验，详细介绍岭南陈氏针法在内科、骨伤科、儿科、妇科、五官科及皮肤科的临床应用及典型医案；第四章为薪火相传，介绍岭南陈氏针法的发展历程及传承谱系。

本书在编写过程中，承蒙国家中医药管理局、广东省中医药局、广东省中医院、岭南陈氏针法传承弟子和师承弟子的大力支持，在此表示衷心的感谢！

编者

2024 年 6 月

目　录

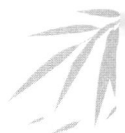

第一章　医家小传 ··· 1

第二章　学术思想 ··· 5

　　第一节　学术精粹 ··· 6

　　　　一、通：远近取穴通经络 ································· 6

　　　　二、调：俞募配穴调脏腑 ································· 9

　　　　三、和：上下配伍和阴阳 ································· 11

　　　　四、畅：左右思变畅六经 ································· 12

　　　　五、治神调神 ··· 13

　　第二节　岭南陈氏针法体系 ··································· 21

　　　　一、进针法 ··· 21

　　　　二、补泻手法 ··· 40

　　　　三、行气法 ··· 46

　　　　四、针刺得气 ··· 53

　　　　五、行针法 ··· 60

　　　　六、重视押手的作用 ····································· 66

　　第三节　针灸临证歌诀参悟 ··································· 68

　　　　一、玉龙歌 ··· 68

　　　　二、百症赋 ··· 78

第三章　临证治验 ··· 87

　　第一节　内科常见病症 ······································· 88

　　　　一、神经衰弱 ··· 88

　　　　二、癫痫 ··· 92

　　　　三、失眠 ··· 96

四、头痛 ……………………………………………………… 99

五、抑郁症 …………………………………………………… 102

六、三叉神经痛 ……………………………………………… 106

七、肋间神经痛 ……………………………………………… 109

八、坐骨神经痛 ……………………………………………… 113

九、耳源性眩晕 ……………………………………………… 117

十、周围性面瘫 ……………………………………………… 120

十一、脑血管意外后遗症 …………………………………… 124

十二、高血压 ………………………………………………… 128

十三、糖尿病 ………………………………………………… 131

十四、肥胖症 ………………………………………………… 135

十五、胃炎 …………………………………………………… 137

十六、胃下垂 ………………………………………………… 140

十七、呃逆 …………………………………………………… 143

第二节　骨伤科常见病症 …………………………………… 146

一、颈椎病 …………………………………………………… 146

二、急性腰扭伤 ……………………………………………… 151

三、腰肌劳损 ………………………………………………… 153

四、落枕 ……………………………………………………… 156

五、肩周炎 …………………………………………………… 158

第三节　儿科常见病症 ……………………………………… 161

一、小儿脑瘫 ………………………………………………… 161

二、小儿消化不良 …………………………………………… 164

三、小儿多动症 ……………………………………………… 167

四、遗尿 ……………………………………………………… 170

第四节　妇科常见病症 ……………………………………… 172

一、痛经 ……………………………………………………… 172

二、崩漏 ……………………………………………………… 176

三、多囊卵巢综合征 ………………………………………… 179

　　　　四、月经量少 ·· 183

　第五节　五官科及皮肤科常见病症 ·························· 186

　　　　一、青少年近视 ··· 186

　　　　二、耳鸣、耳聋 ··· 190

　　　　三、变应性鼻炎 ··· 194

　　　　四、带状疱疹 ··· 197

　　　　五、荨麻疹 ··· 201

　　　　六、特应性皮炎 ··· 204

　　　　七、痤疮 ··· 207

第四章　薪火相传 ·· 211

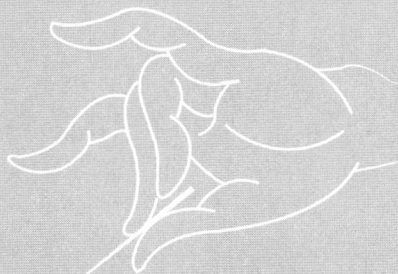

第一章

医家小传

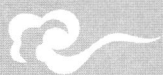

1. 陈全新 男，1933 年出生，广州人，教授、主任医师。曾任中国针灸学会常务理事、广东省针灸学会会长。出生于中医世家，幼承庭训。1955 年从广东中医药专科学校医疗系毕业后，一直在广东省中医院从事中医针灸医教研工作。他作为总主编的专著有 12 部，主编和副主编的专著有 4 部，发表论文 80 余篇。20 世纪 50 年代，被选派参加中国医疗专家组，赴也门为当地人民医治疾患，运用中医针灸治愈不少痿痹顽疾。陈全新教授先后应邀赴多国讲学，在英、美、澳等国大学及研究院受聘为客座教授和学术顾问。

1957 年被评为广东省卫生系统先进工作者；1993 年获"广东省名中医"称号；2002 年入选"第三批全国老中医药专家学术经验继承工作指导老师"；2006 年获中国针灸学会科学技术奖二等奖；2009 年获广东省中医药强省建设突出贡献奖；2016 年获"羊城好医生""南粤最美中医"称号；2016 年"陈全新学术思想、针法体系及其临床应用"获广东省科学技术奖二等奖；2017 年《中医外治疗法治百病丛书》获中华中医药学会学术著作奖二等奖；2017 年获第二届岭南中医临床名匠评选的"终身成就奖"；2018 年"'岭南陈氏针法'的传承及应用研究"获中华中医药学会"李时珍医药创新奖"。

陈全新教授从事针灸临床近 70 年，将古今针刺手法融会贯通，从针刺术前准备到进针法、催气法、行气法、补泻法、临床辨证特点、配方规律及针刺注意事项均有独到见解，创立"岭南陈氏针法"体系，包含飞针法、分级补泻法及导气法，其中，飞针法以"无痛、无菌、准确、快速旋转"为特点，分级补泻法将针刺补泻进行规范化和量化。该技术多次在国内外学术交流现场演示，深受同行赞许。30 多年来，吸引来自英国、美国、日本、法国、澳大利亚、瑞士、加拿大、新加坡、马来西亚等 20 多个国家和地区的留学生与进修医生前来学习，被誉为"飞针绝技传五洲"。

2. 陈秀华 女，教授，主任中医师，医学博士，博士生导师。现任广东省中医院大德路总院传统疗法科主任，陈全新教授学术经验继承人，国家级非遗项目"岭南陈氏针法"代表性传承人，入选"第六批国家级非物质文化遗产代表性传承人"名单。兼任世界中医药学会联合会中医外治操作安全研究专业委员会会长、中国针灸学会非物质文化遗产工作委员会副主任委员、中国针灸学会砭石与刮痧专业委员会副主任委员、中国针灸学会督灸专业委员会副主任委员、中国民族医药学会非物质文化遗产分会和流派传承分会副会长、广东省保健协会针灸分会主任委员、广东省针灸学会皮肤病专业委员会主任委员、广东省归国华侨联合会常务委员等职。

2003 年，在抗击传染性非典型肺炎工作中成绩显著，特记二等功，并荣获"广州抗击非典标兵"称号；2005 年《陈全新针灸经验集》获中华中医药学会科学（著作）奖优秀奖；2007 年获全国首届中医药传承高徒奖；2014 年入选"我推荐、我评议身边好人"活动"中国好人榜"；2015 年获中华中医药学会"康缘杯"中青年创新人才称号；2016 年"陈全新学术思想、针法体系及其临床应用"获广东省科学技术奖二等奖；2017 年《中医外治疗法治百病丛书》获中华中医药学会学术著作奖二等奖；2018 年"'岭南陈氏针法'的传承及应用研究"获中华中医药学会"李时珍医药创新奖"；2023 年《中医特色疗法操作安全指南丛书》获世界中医药学会联合会中医药国际贡献奖—著作奖三等奖，同年获得第七届"敬佑生命·荣耀医者"公益活动"科普人文奖"；2024 年获得"全国非物质文化遗产保护工作先进个人"称号；2025 年入选"第六批国家级非物质文化遗产代表性传承人"名单。

陈秀华教授从事医教研工作 30 余年，致力于痛症、皮肤病、妇科病、失眠焦虑和亚健康领域研究，擅长用岭南陈氏针法治疗中风脑瘫、神经性耳鸣、视神经萎缩、特应性皮炎、不孕不育等疑难杂症。主持课题 12 项，出版专著 42 部，发表论文 118 篇，获国家发明和实用新型专利 8 项，主编出版《图说经络养生》等科普书籍，带领团队发表科普文章 200 余篇，连续 6 年被《家庭医生》评为优秀科普专家，团队被评为优秀科普团队。

作为陈全新工作室负责人，团队建设完备。团队中，广东省名中医 2 人，院内青年名中医 2 人，广东省杰出青年医学人才 1 人，拔尖人才 1 人，广东省中医药专家师承骨干 1 人。在陈全新教授指导下，通过出版专著、授课培训、国际交流、非遗申请、专利成果等形式，推广应用和传承保护"岭南陈氏针法"系列学术成果，使其成为我国针灸学术流派的重要组成部分。

10多年来，先后举办国家级、省级继续教育培训班40余次，培养针灸技术人才5000多名，影响范围达30余个省市区。先后在多家医院设立陈全新名老中医工作室和"非遗"工作站，培养博士、硕士研究生62人，师承弟子74人（其中境外8人）。带领团队开展非遗进校园、上讲台活动，先后在北京中医药大学等18所高等院校、21所中小学和幼儿园授课义诊63次，获得师生广泛赞誉。

作为国家中医药管理局中医适宜技术推广项目，开展失眠、颈椎病、面瘫、多囊卵巢综合征和特应性皮炎五个常见病的临床研究，疗效较显著；该技术在全国17家医疗机构和国际推广应用，获得较好的社会效益和经济效益，被国内外同行广泛接受。以国医大师石学敏院士为组长的专家组认为"陈全新名老中医药专家传承工作室"项目系统挖掘整理和传承了陈全新学术思想及其针法体系，形成一系列创新性学术成果，达到国际先进水平；为名医经验的挖掘整理、传承创新和推广应用提供经验和示范。

陈秀华教授应世界中医药学会联合会、世界针灸学会联合会等学术组织，境外大学、医疗机构和学术团队邀请，先后赴美、英等20多个国家和地区的医学院和国际会议作演讲发言和现场演示，开设延续课程，广泛交流和推广岭南陈氏针法，受到国内外同行的广泛认可，努力推动中医药国际化进程，促进中医针灸学术流派的交流互动。"岭南陈氏针法"已成为岭南中医针灸领域最具代表性的学术流派之一，为中医针灸的国际传播与交流树立了典范。

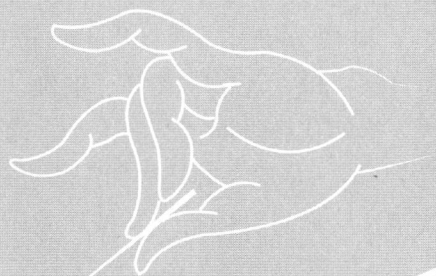

第二章

学术思想

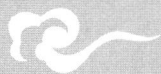

第一节　学术精粹

　　岭南陈氏针法以"阴阳互济、通调和畅"为学术思想，遵循"远近取穴通经络、俞募配穴调脏腑、上下配伍和阴阳、左右思变畅六经"的原则，将"陈氏飞针法""陈氏分级补泻手法"和"陈氏导气手法"融为一体。其中，"陈氏飞针法"以"无菌、无痛、准确、快速旋转"为特点；"陈氏分级补泻手法"受明代杨继洲"刺有大小"之启发，将手法分为补法、泻法和平补平泻三类，并首次对补法和泻法进行量化，分为轻、平、重三级。"陈氏导气手法"通过针向行气、按压关闭、捻转提插、循摄引导等手法，使经气循经传感、飞经走气、通关过节、气至病所，达到速效之目的。

一、通：远近取穴通经络

（一）历史渊源

　　远近取穴首见于《黄帝内经·灵枢》。《灵枢·官针》中提出"远道刺"的含义："远道刺者，病在上，取之下，刺府腧也。"《灵枢·终始》中提到："病在上者下取之，病在下者高取之。"《灵枢·四时气》中提出："腹中常鸣，气上冲胸，喘不能久立，邪在大肠，刺肓之原、巨虚上廉、三里。"《黄帝内经》中论述疾病治疗时注意的选穴原则有病变局部选穴、远部选穴、随证选穴。窦汉卿的《针经指南》也提到，"肩井、曲池，甄权刺臂痛而复射。"可见远近取穴的规律自古既有，历史悠久。《黄帝内经》中的远近配穴规律被后世凝练为"腧穴所在，主治所在""经脉所过，主治所及"。局部取穴体现了"腧穴所在，主治所在"的思想，以调节病变局部经气为主；远端取穴是整体思想的体现，体现了腧穴的远治作用，以及循经穴位"经脉所过，主治所及"的协同作用，有利于沟通机体上下经气，调节全身功能。

（二）理论基础——"标本根结理论"

根结理论首见于《灵枢·根结》，"根"和"结"是古人用"比类取象"这一认识事物的方法，取拟于自然界的树以说明经气起于四肢末端并向上聚散这一特点。"根"为起始，指经气生发之源，为四肢末端的井穴；"结"为归结，指经气的结聚、归结处，即头、胸、腹部。根结是十二经脉之气集中和弥散的部位，根结理论说明了经气活动的上下联系，强调了四肢腧穴对于头身的重要作用。标本理论首见于《灵枢·卫气》，"标"为经气弥散之所，为头面躯干，"本"是经气集中的本源之处，指四肢部位。标部有赖于本部的滋养，标本是经气集中和弥散的部位，标本理论说明了经脉上下相互关联及经气上下相应的本末关系。马莳曰："用针者，若不知穴之根结，则五脏六腑关折枢败，开阖误走，其气阴阳大失，气难复取。"

《灵枢·卫气》云："能知六经标本者，可以无惑于天下。"足见标本根结理论的历史地位及古代医家对其重视的程度。标本根结理论是远近配穴的基础理论，几乎所有根本部的腧穴都有治疗人体头胸腹部病症的作用，这是根本部腧穴的主要应用。《百症赋》中记载"太冲泻唇喝以速愈"，《四总穴歌》中记载"肚腹三里留，腰背委中求，头项寻列缺，面口合谷收"等，均体现了四肢部腧穴的远治作用，这也是远道取穴的依据。

（三）五输穴的使用是远近取穴的体现

陈全新教授在临床治疗上，多运用五输穴来治疗疾病。五输穴是指十二经脉在肘膝关节以下各有五个主要经穴，分别名为井、荥、输、经、合穴，合称五输穴。五输穴在部位的依次分布和脉气流注的深浅上有着明显的规律性，因而其主治作用也有着共同的规律可循。五输穴的产生，也正是对这些主治特点进行归纳、总结、组合、分类的结果。五输穴是阴阳之气出入交会之所，在预防、诊断、治疗上均有重要意义。凡五运六气升降失常而尚未发病者，皆可取五输穴预防。在治疗疾病方面，可根据五输穴的主病特点，单独选用五输穴，也可根据证候虚实，结合五输穴的不同属性及生克关系，按照"虚则补其母，实则泻其子"的原则进行配伍使用。从临床实践来看，按照生克关系配伍使用五输穴，可增强穴位作用，其疗效优于按症单独选用五输穴。

（四）远近取穴应以经络辨证为基础

陈全新教授推崇《灵枢》所言"用针者，必先察其经络之实虚，切而循之，按而弹之，视其应动者，乃后取之而下之"。认为经络学说是中医学理论的重要组成部分，是阐述人体的生理功能、病理变化和脏腑相互关系的学说。它与阴阳、五行、藏象、卫气营血等共同组成中医学的理论体系，并贯穿于病因、病机、诊断和防治等各个方面，对指导内、外、妇、儿各科临床实践，特别是针灸学科，起着重要作用。

1. 由于十二经脉的生理功能不同，因而在病理状态下，均反映出不同的病候，临证时就可根据这些规律，进行审证分经、确定病位。例如，症见肺胀满、咳嗽、气喘，锁骨上窝及肩背、上肢内侧前缘痛是肺经的病候；症见手心热、臂肘挛急、腋肿，甚则胸胁支满，心中澹澹大动，面赤、目黄、喜笑不休是心包经"是动"病候。这是临床上较常用的审证分经诊断法。

2. 可依病变部位辨别病属何经。十二经脉均有专属的循行分布途径，不论是脏腑或经络受病，均可出现相应的病态反应。例如，头痛是一种症状表现，可发生于局部病变，或为整体疾患的并发症。因此，除了根据发病部位辨明病属何经外，还要结合病候，进一步通过四诊、八纲，审证求因，明确诊断。如痛在前额眉棱骨处，多与阳明经有关；项区多与太阳经有关；如痛在头顶部，并见眩晕、心烦善怒、面红目赤、胸胁痛、舌质红、脉弦等症，从经络循布来看，足厥阴"上出额，与督脉会于巅"，可知头痛与肝经有关。

3. 根据不同的证候群、经络循行部位以及属络关系，来辨别病属何经。同一种疾病在不同阶段，会出现不同症状；不同疾病，由于经络的直属和络属关系，也会在同一部位，出现类似症状，这就需要根据经络特点，结合脏腑的病机分析，加以确诊。例如，咳喘、上气症状，可见于肺及肾经病变。手太阴经属肺，肺主气，主肃降，如果肺脏的宣降功能失常，肺气上逆则肺胀满、膨而喘咳的病候出现较早而明显，并可见经脉循行部位缺盆、上肢内侧前缘痛等症。足少阴经虽属肾，但其体内直行经脉从肾上贯膈、入肺中，故肾虚不纳气，也可出现喘咳、上气，但症状往往出现在耳鸣、腰酸、肤肿之后，并可见心如悬旌、惕惕如人之将捕，及经脉循行部位脊股后廉痛等症。

4. 根据局部经络或经穴出现的病候，结合四诊，辨别脏腑经络的症状。十二经脉、奇经八脉、络脉、经筋之间，在反映症状上是互相联系的。有时，脏腑经络的病候还未显现，而局部已可测知，这就是为辨证论治提供了依据。例如，背俞穴、募穴处阳性反应物的循按（脏腑病变在相应的背俞穴、募穴处可摸到索状或圆形微压痛的硬结），十二经知热感度测定，腰骶椎旁诊察灰白色皮屑样痔点，经脉循行部位出现过敏性压痛、热、冷、知觉异常及灰、红色皮疹线等。这些局部的经络异常现象，可为临床辨证提供重要依据。

二、调：俞募配穴调脏腑

（一）文献记载

有关俞募配穴法的记载最早出现在《灵枢·官针》："偶刺者，以手直心若背，直痛所，一刺前一刺后，以治心痹。"偶为双数，此法虽言偶刺，实际上内含前后相对的配穴法，并逐渐演化发展为后世的"俞募配穴法"。之后，《难经·六十七难》："五脏募皆在阴，而俞皆在阳……阴病行阳，阳病行阴。"金元时期著名针灸家窦汉卿《标幽赋》言："岂不闻脏腑病，而求门、海、俞募之微"，俞募相配，一前一后、一阴一阳相互协同，对脏腑病证疗效显著。《素问·奇病论》载有"胆虚气上溢而口为之苦，治之以胆募俞"；《灵枢·五邪》谓"邪在肺，则病皮肤痛……取之膺中外腧，背三节五脏之傍"，即指取肺之募中府及背部肺俞。《针灸甲乙经》卷九第七"腹满不能食，刺脊中，腹中气胀引脊痛，饮食多身羸瘦，名曰食晦，先取脾俞，后取季肋"，此为足太阳膀胱经背俞穴与足厥阴肝经募穴章门相配。

（二）气街理论是俞募配穴法的基础

气街是经气汇聚运行、纵横通行的共同路径，是经络理论的重要组成部分。《灵枢·动输》曰："夫四末阴阳之会者，此气之大络也。四街者，气之径路也。故络绝则径通，四末解则气从合，相输如环。"表明气街是经络之外的横行系统，运行于四肢末端，其作用是在十二经脉气血因猝逢大寒或其他邪气侵袭而受阻时，经气可沿气街循环，而不致中断。气街对十二经脉的直接横向联系，解释了标本根结理论中许多经脉的标部与本部不在本经循行部位上的原因，同时也解释了背俞穴全部在膀胱经第一侧线、募穴多在任脉上的现象。

气街是脏腑经气聚集和通行的场所。俞、募穴和气街理论的关系主要表现在：气街理论阐明了头、胸、腹、背和下肢各经穴在前后、内外之间均有联系的通路；气街的分布是横贯脏腑经络、前后相连的，按横向的形式将脏腑与其在体表的相应部位紧密联系在一起；揭示了脏腑经络之气血除了按十四经所描述的纵向流注形式以外的横向流注规律。俞、募穴是本脏本腑气血流注形式中横向流注生理现象的具体体现。"俞募配穴法"就是在气街理论的指导下产生的。

（三）陈全新教授俞募配穴经验

1. 单独运用俞穴或募穴治疗相应脏腑病　从生理上而言，俞、募穴是五脏六腑之气输注或汇聚的部位；从病理上而言，俞、募穴是五脏六腑和体表之间病气出入的处所；从解剖角度看，俞、募穴的位置对应于相应的脏腑；从经络学的角度看，俞、募穴则是五脏六腑经气横向流注的具体体现。因此，当某一脏腑发生病变时，可取其相应的俞穴或募穴来施术治疗。如肺结核、肺气肿、急慢性支气管炎等可取肺俞或中府治之；遗尿、尿潴留可取中极或膀胱俞治之，等等。虽然俞、募穴均可用于脏腑病的治疗，但应用时还略有区别，即脏病多取背俞为主，腑病多取腹募为主，如心痛、心悸等往往取心俞、厥阴俞为主治疗；而胃痛、呕吐等则往往取中脘为主治疗。就后者而言，是根据俞、募穴与相应内脏的位置关系来应用的。由于募穴较俞穴更接近相应脏腑，经气更易于疏通与调节，故当病情发展较急时，根据"急则治其标、缓则治其本"的原则，应先取募穴。如因前列腺炎引起的急性尿潴留患者，首先应选中极为主以解除尿潴留，当症状缓解后再配以膀胱俞、肾俞等治之。

2. 俞、募同用治疗相应脏腑病　俞、募穴不仅可单独用来治疗脏腑病，还可以气街理论为指导进行配合而运用于临床，这种某一脏腑相关的俞募穴配合使用的方法称为"俞募配穴法"，临床运用甚广，如肝部疾患肝俞、期门合取，大肠疾患大肠俞、天枢均选等皆属俞募配穴法。

3. 五脏俞治疗五官、五体病　根据五脏与五官、五体在生理上的相互联系，当五脏发生病变时，常可影响到相应的五官、五体。背俞穴分布于足太阳膀胱经，膀胱经通于督脉并入络于脑，脑为元神之府，神气的虚实盛衰主要通过五官、五体的功能表现反映出来，故五脏俞穴还可用于治疗相应的五官、五体病。如目疾取肝俞，耳鸣、耳聋取肾俞，痿证取脾俞等均属此类。

综上所述，俞、募穴作为具有特殊意义的一类腧穴，临床运用甚为广泛，对一些相关脏腑病的治疗能收到满意效果。特别是针刺时针感能直达脏腑，使脏腑经络功能得到迅速调整，这是其他许多穴位所不及的。但针刺这些穴位时还须严格掌握角度、深度和方向，以防刺伤重要脏器，造成不良后果。

三、和：上下配伍和阴阳

（一）"从阴引阳，从阳引阴"理论

"从阴引阳，从阳引阴"出自《素问·阴阳应象大论》，原文曰："故善用针者，从阴引阳，从阳引阴，以右治左，以左治右，以我知彼，以表知里，以观过与不及之理，见微得过，用之不殆。"此为针灸临床治疗原则之一。所谓"从阴引阳，从阳引阴"，即病在阳而治其阴，病在阴而治其阳；或从阴而引阳分之邪，从阳而引阴分之气。其中之阴阳也不局限于经脉之阴阳，可指经络、脏腑、表里、气血之阴阳，上下、左右部位之阴阳，等等。

（二）取穴上下配伍以调和阴阳

《灵枢·终始》："病在上者下取之，病在下者高取之，病在头者取之足，病在足者取之腘。"《素问·五常政大论》中也说："气反者，病在上，取之下；病在下，取之上；病在中，傍取之。"十二经脉上下相通，循行有序，由于气血升降失度出现上实下虚、阴盛阳虚等变化，故凡身体上部邪气有余的，可取下部腧穴以引其下行；凡阳气上逆的也可取下部腧穴以引导在上的阳气下行。此即上下配伍调和阴阳之法。

阴阳是自然界的一般规律，阴阳调和则为平人；阴阳失调，则人体易罹患疾病。在临床诊疗中，阴阳辨证为大法，阴阳失调为病因。以下介绍两种阴阳失调特征明显的疾病，来阐述陈全新教授上下配伍和阴阳的学术思想。

1. 平调阴阳治失眠 失眠是一种以睡眠障碍为主的常见病，以经常不能获得正常睡眠为特征，在《黄帝内经》中称为"目不瞑""不能眠""不得卧"等，此病是阴阳气血失调的典型表现。在临床治疗中，陈老的取穴经验为：上肢手少阴心经的神门穴，下肢足太阴脾经的三阴交穴，以及颈后的经外奇穴安眠穴。神门为心经原穴，针刺可益气镇惊、安神定志；三阴交在脾经上，但为足三阴经交会穴，可调理肝脾肾气机，使三阴之经得以平衡而协调阴阳，如《针灸甲乙经》云"惊不得眠……三阴交主之"；安眠穴为经外奇穴，具有宁心安神之效。以上三穴，上下配伍，使阴阳调和而疾病得愈。

2. 泻阳补阴控血压 高血压是一种以动脉血压持续升高为主要表现的慢性疾病，此病多为肝肾阴阳失调所致，即肾阴不足，肝阳上亢。陈全新教授多以太冲、肝俞、风池、百会、太溪、肾俞为主穴进行治疗。泻刺上部之百会、风池可清浮越之阳，泻下部之太冲可平上扰之肝风，补下部之太溪可滋肾阴而潜肝阳。以此泻阳补阴，则阴阳调和而疾病得愈。

四、畅：左右思变畅六经

早在《伤寒论》中就已有关于针灸疗法的记载，这说明张仲景已在用六经辨证指导针灸治疗。以下介绍六经辨证与针灸疗法的关系。

（一）六经辨证是以阴阳为纲的辨证体系

针灸临床常用的辨证方法有八纲辨证、脏腑辨证和经络辨证。陈全新教授认为，六经辨证是既可运用于外感病，又可运用于杂病的辨证体系，包括了其他辨证方法。六经辨证是整体性框架，而八纲、脏腑、经络、三焦、卫气营血辨证是进一步深化的细节内容，使治疗更具可操作性。《伤寒论》的六经辨证就是以阴阳为纲，即用三阴三阳的阴阳两纲总统于六经，首先解决病发于阴还是发于阳的问题；然后进一步探求病位之所在、病情之所属、病势之进退，从而判明表里、寒热、虚实，使八纲辨证贯穿于六经辨证之中。它把八纲落实到脏腑经络上，使八纲辨证和脏腑经络辨证结合起来，尤其以脏腑经络生理病理变化作为物质基础，从而使辨证言之有物。六经辨证实际上是以阴阳为基础，对疾病病机的综合性认识，包括了机体正气的盛衰、内外邪气的强弱、机体的反应程度和病情转归趋势等。

（二）六经辨证指导补泻的运用

《灵枢·根结》："故曰用针之要，在于知调阴与阳，调阴与阳，精气乃光，合形与气，使神内藏。"陈老强调，要根据六经病证特点而施以不同的针灸补泻方法。太阳病针以泻法，泻阳经之热，必要时据"血汗同源"采用针刺放血。阳明病以阳实为主，单针不灸，多予泻法。少阳邪正结存，宜补泻兼施，以和解为主。太阴病以太阴虚寒为主，当温之，故多用灸法补法。少阴病，少阴寒化则重灸，少阴热化则清补兼施或少针多灸。厥阴既可受纳阴气，又能转输阳气，处在阴尽阳生的转化阶段，进退于阴寒之间，根据厥热胜负，或针或灸，补大于泻。三阳证多属表热实证，故多针多泻；三阴证多属里寒虚证，宜多灸少针。掌握了提纲证的针灸辨治，就能知常达变，执简驭繁，达到辨证施治的目的。

五、治神调神

中医学广义之"神"是人体生命活动的外在表现，是脏腑、精、气、血、津液活动外在表现的高度概括；狭义之"神"指精神意识、思维活动。神不能离开人体而独立存在，有形才能有神，形健则神旺，形衰则神惫。《素问·上古天真论》有"形神合一""形与神俱"的理论，《灵枢·平人绝谷》说："神者，水谷之精气也。"《黄帝内经》中"五神脏"理论，提出五脏的功能，决定着情志变化，临床上可根据神的活动变化推断脏腑之盛衰，在治疗神的异常时，亦可调理五脏之病变。神的临床意义重大，因此在针刺治疗时，医家也很重视其作用，《灵枢·本神》曰："凡刺之法，先必本于神"，《标幽赋》提出"凡刺者，使本神朝而后入"等，都是强调在针刺操作中神的运用。经过历代医家的体察、发挥，将"神"总结为"治神"与"守神"，也就是进针时要注意治神，进针后要注意守神。

（一）古代医家对治神与守神的认识

《黄帝内经》中，治神思想是其重要的学术内容之一。针刺是《黄帝内经》用以治疗疾病的主要手段和方法，而调气又是针刺治病的奥妙所在，即"凡刺之道，气调而止"，"用针之要，在于知调阴与阳，调阴与阳，精气乃光，合形与气，使神内藏"，即针刺要通过调气来调节人体的阴阳平衡，使形神相合，达到治病目的，而调气的前提与关键又在于调神、摄神。由于经络内属脏腑，外络肢节，行气血、营阴阳，沟通内外，是联系形神的途径，腧穴又是神气游行出入之处，因此针刺腧穴配合适当手法就能调节整个机体的功能，使经脉气血按正常规律升降出入，从而使患者恢复健康。

对医者来说，针刺的取经、选穴主要取决于其对针灸学的掌握、理解程度和对疾病的认识、判断力，而手法才是针刺调气治病的核心。《黄帝内经》虽然先后提出了数十种具体的手法形式，但同时却说："粗守形，上守神。"也就是说下工泥于形迹，徒守刺法，而上工则应以己之神守患者之神，对此《素问·宝命全形论》亦有重要论述："凡刺之真，必先治神。""故针有悬布天下者五……一曰治神……"即指治神乃是针刺的首要法则。何谓治神？张景岳释曰："医必以神，乃见其形，病必以神，气血乃行，故针以治神为首务。"可见治神包含两方面的含义：一是医者自身必须治神，即针刺时一定要集中精神，专注意念，要神以知，神以用；二是病者也须以神应之，只有二者密切结合，才能"气至而有效"。

何谓医者之治神，《黄帝内经》认为首先医者在针刺前就应静心安神，正如《灵枢·终始》所说"专意一神"，或"徐而安静，手巧而心审谛者"（《灵枢·官能》）方可实行针灸。针刺时则更是："深浅在志，远近若一，如临深渊，手如握虎，神无营于众物。"（《素问·宝命全形论》）《灵枢·九针十二原》进一步指出"持针之道，坚者为宝。正指直刺，无针左右，神在秋毫，属意病者，审视血脉者，刺之无殆……神属勿去，知病存亡"。意思是指针刺操作时，医生必须端正态度，安定心神，全神贯注，不要为其他事务分心，以便了解病情轻重、邪正盛衰。对此，后世医家亦有阐发，如唐代医家王冰认为"虽且针下，用意精微而测量之，犹不知变易""所针得失如从空中见飞鸟之由来，岂复知其所使之元主耶"，即是说针气所到的变化无形无象，几乎是无迹可寻，即使是针刺时精神专一也不一定能抓住气血变化的时机，况且气之往来犹如鸟之群杂而飞，能看到它的起飞，看不到它的杂乱。因此针刺时，精神集中是抓住邪正变化、分辨邪气谷气的关键，以防误补误泻，须知《灵枢·终始》之"邪气来也紧而疾，谷气来也徐而和"。医者只有静下心来，注意患者呼吸血脉的变化，以神御之，才能抓住气血的微妙变化，辨明邪正，候来所候之气，正确补泻，达到"云随风卷，日丽天明"的效果。如果分辨不明，在经气应到之时，误辨为邪气，如王冰所说："见独盛者使谓邪来，以针泻之则反伤真气。"致使经气大乱，补泻适得其反，最终殒绝生灵。可见针刺手法应以"治神为先"，也就是说手法的实施过程中始终贯穿"神"的作用，医生的内在心神和手法外形动作协调合一，才能起到补泻调气之功，即《灵枢·九针十二原》所说"迎之，随之，以意和之，针道毕矣"和《灵枢·小针解》之"调气在于终始一者，持心也"。可见手法得之于心而应之于手也，心为之主，手为之用，法从心出，精神为要。

守神是在针刺治疗中，对医生提出的最基本要求，历代医家都非常重视。《灵枢·九针十二原》中明确提出："小针之要，易陈而难入，粗守形，上守神。"所谓守神，是要求医生在针刺治疗中，应做到精神集中，全神贯注，专心致志地进行操作，体会针感，观察患者的精神气血活动，做到"必一其神，令志在针""神在秋毫，属意病者"，达到前人所形容的"如临深渊，手如握虎""心无内慕，如待贵人"之境界。只有这样，才能通过恰当的补泻手法，促使有余不足之血气恢复平衡，达到"气至而有效"的治神目的。反之，如果医者精神涣散，粗心大意，操作马虎，只知"守形""守关"，那么虽进行了针刺治疗，但疗效不佳，其中原因就不只是选穴的失误，还在于医者手法不正确，不能掌握气至时机，不能产生"得气"感应，"气迟至而不治"，也就达不到补虚泻实的治疗目的。所以，《灵枢·本神》提示："是故用针者，察观病人之态，以知精神魂魄之存亡得失之意。"就是说针刺者要通过观察患者的神态，了解脏腑精气的盛衰，才能施以补泻刺法。《标幽赋》也说："凡刺者，使本神朝而后入；既刺也，使本神定而气随。神不朝而勿刺，神已定而可施。"指出医者用针之际，要使患者宁神凝意，神志专一。至于如何守神，《素问·针解》说："必正其神者，欲瞻病人目，制其神，令气易行也。"张景岳对此解释云："目者，神之窍。欲正病者之神，必瞻其目，制彼精神，令无散越，则气为神使，脉道易行也。"这就是说，针刺治疗时要注意观察患者眼睛，引导其精神专一，意守病所，使经气畅达。

（二）陈全新教授治神与守神经验

陈全新教授十分重视治神与守神，尤其对于患者的情况，认为治神必须根据患者的个体情况实施，而不单单要求医生的神志专一。在治疗前对患者进行心理调整，对于治疗效果大有裨益。陈全新教授治神与守神经验总结如下：

针刺前必须定神和重视心理安慰：医者与患者针刺前均要调整自己的心理状态，患者精神安宁才能显现其真正的脉证之象，医者情绪稳定则可静心分析病情，审察患者形神变化，亦即"静意视义，观适之变"。此外，心理辅导在术前也相当重要，医者要向患者详细宣传讲解针刺效应，让他们了解针刺治疗的常识，并根据患者心理状态的变化、情绪心态进行言语劝导，消除顾虑，增强治疗信心，配合治疗。亦即《灵枢·师传》所说："告之以其败，语之以其善，导之以其所便，开之以其所苦。"

针刺时强调医患合作：进针时术者要全神贯注，目无外视，属意病者，审视血脉，令志在针，意守针尖，迅速穿皮刺入。进针后静候气至，仔细体察针下指感以辨气，合理调整针刺深浅和方向，随时注意患者的任何神态变化，通过医患之间的目光交流，使患者神情安定。并嘱患者心定神凝，仔细体会针刺感觉，配合医者进行操作。正如《素问·针解》所云："必正其神者，欲瞻病人目，治其神，令气易行也。"

针后注意养神：针刺之后嘱患者稍事休息，安定神态，勿大怒、大喜、大悲、大忧，以免神气耗散。如能配合静功、自我按摩、太极拳等养生方法，则可巩固疗效。

综上所述，治神与守神是针灸治疗的基础，应贯穿于针刺操作的全过程。只有心无二用，聚精会神，才能刺穴准确，进针顺利，得气明显，运针自如。

（三）治神与守神的意义

1. 针刺中治神的方法和意义

（1）针刺中配合"治神"的方法：针前准备，有两个方面。①重视患者的"神""气"状态。医生施针前需先观察患者眼神，面部表情，气色变化，姿态动静，语言坦然与否，了解其精神、魂、魄等心理活动，如《标幽赋》所说："凡刺者，使本神朝而后入；既刺也，使本神定而气随。神不朝而勿刺，神已定而可施。"对"大惊大恐者，必定其气，乃刺之"（《灵枢·终始》）。同时观察患者的形体胖瘦、脉象虚实，辨别正气强弱，病邪深浅，分析、推理、判断针刺宜忌，宜补宜泻，宜针宜灸，并以得神失神概括之，预测疗效好坏。②医者应神意相守，平心静气，收敛神思，致意专注，如《标幽赋》所言"目无外视，手如握虎，心无内慕，如待贵人"，以求医者进入"治神"状态，使其达到《灵枢·终始》中"必一其神，令志在针"的境界。陈老明确提出，医患双方施针前应达到思维和情绪统一的状态。

针刺手法：包括进针、行针、留针等过程。①进针时，医患双方入静，医者持针时庄重严肃，做到《灵枢·九针十二原》中的"神在秋毫，属意病者"；进针时先以押手按压所针腧穴之处，适当施以扪、切、推、弹、抓、压、循等手法，以转移患者的注意力，定其心志，减轻患者畏惧心理和对疼痛的敏感程度。从现代心理治疗观点来看，进针手法在一定程度上起到了"系统脱敏疗法"中某些重要环节（如松弛反应）的作用。②行针时得气与否是决定针刺疗效的关键一环。如《灵枢·九针十二原》："刺之要，气至而有效。"神气之相随，气行则神行，神行则气行，故古人曰："夫行针者，贵在得神取气。"可见气至与否与治神紧密相关。古代医家认为，行针时要精神集中，手法灵巧，神寄于思，神现于指，心静指灵，意念在针，同时还要"精思详察"患者的反应，细心捕捉每一丝得气的征兆。倘若经气已至，则应慎守勿失，当补则补，当泻则泻；若经气未至，则须"正其神"，使患者尽快进入"神已朝"的入静状态，再通过暗示诱导，"制彼精神，令无散越，则气为神使，脉道易行"，可望迅速得气。所以行针除了施行手法补泻以保持刺激量外，也包含了治神的内容，并通过治神以助经气行补泻。③留针有催促经气，保持针感的作用，可为医者提供多次行针的方便，也是患者加深意守的重要时机，在某些情况下，尚有加强意念导引、诱发经络感传的作用。

在针刺后调养方面，古代医家要求患者注意心理卫生的内容也颇为丰富。如《素问·刺法论》"其刺如毕，慎其大喜欲情于中""慎勿大怒""勿大醉歌乐""勿大悲伤""心欲实，令少思"等，否则，必使"其气复散"，前功尽弃。

此外，古代医家在《黄帝内经》气质学说中指出，在整个治疗过程中，须根据患者不同个性特点、情绪状态、体质和气质类型，选用不同的针刺方法。其内容与现代心理治疗理论和方法中的某些方面颇为相似，如支持疗法、催眠疗法、行为矫正疗法等。明代杨继洲在《针灸大成》中精辟地指出：治疗心疾，当"静养以虚此心，观变以运此心，旁求博采以扩此心""由是而求孔穴之开合"，便是在针刺过程中，进行自我调整、暗示、放松等心理治疗。这些方法至今在临床上仍有应用价值。

综上所述，在针刺过程中，针前准备、进针、行针、留针等基本步骤均含有入静、松弛、意念导引、意守等"治神"控制程序，后者对排除心理和整个环境因素的多种"噪声"干扰，提高中枢神经系统对机体的调控功能，改善针刺时的个体状态，有不可忽视的重要辅助作用。

（2）针刺配合治神的临床意义：人的心理活动不仅与疾病的发生发展有关，不同的心理状态，还会直接影响人体对针刺的反应，甚至针刺治病的效果。如"心寂则痛微，心燥则痛甚"，即说明疼痛与人心理状态的关系。在治疗上，古代医家提出"住痛移疼"的方法，"以移其神"或

"制其神，令气易行"，分散或转移患者对疼痛的感觉。由此可见，轻视治神可能是针刺引起不良反应的重要原因。《素问·五脏别论》中指出，治病时医生要"……观其志意，与其病也，拘于鬼神者，不可与言至德，恶于针石者，不可与言至巧，病不许治者，病必不治，治之无功矣"。这里强调了患者的心理活动及对治疗所持的态度对治病的重要性。医者必须取得患者配合，双方达到"治神"状态，才能取得预期疗效。

2. 针刺中守神的意义和作用 神不仅主导着人的精神意识、思维情志活动，也主宰着以机体物质代谢、能量代谢、调节适应、卫外抗邪等为特征的脏腑、气血等生理功能活动，同时，精神意识、思维情志活动也是神的外在表现。这充分说明了用针的关键，除了治神以外，还有守神。守神，一是要求医者专心体察针下是否得气，注意患者神的变化和反应，及时施以补泻手法；二是要求患者心定神凝，体会针刺感应，专心于病所，促使气至。

（1）调护精气，守护"元神"：《黄帝内经》中的"神"与西医学所称精神意识的概念相似。《黄帝内经》认为：神之所在，心藏神，脑为元神之府；神之所主，人体一切生命活动的外在表现。故"元神"即指人的精神意识、思维活动、气质修养，以及患者在疾病过程中的心态等。

"元神"虽然是抽象的概念，但却是物质的产物，这种物质即是"精气"。《灵枢·本神》曰："两精相搏谓之神。"《素问·六节藏象论》曰："五味入口，藏于肠胃，味有所藏，以养五气，气和而生，津液相成，神乃自生。"由此可见，神之始生，本源于先天生殖之精，而受后天水谷之精所充养。肾藏精，精成而脑髓生，髓充于脑则谓"元神"，故肾精为生命之原动力。人始生，本乎精血之源，人之既生，由乎水谷之养。非精血无以立形体之基，非水谷无以成形体之壮。水谷之司在于脾胃，肾藏精气有赖于水谷精微的不断化生和充养。因此，调护精气，重在脾肾。《素问·阴阳应象大论》曰："思伤脾……恐伤肾。"高明的针灸医生当时刻注重谨守病机，调护精气，专心致志，刺激适量，勿使患者意志惊恐，情绪紧张，要"手如握虎，如待贵人，如临深渊，如履薄冰"，病者意志平和，神乃自守。另外，要以情胜情，视其人事境迁、贵贱贫富、男妇长少、性格勇怯、文化修养，有的放矢，注重针刺祛邪，勿伐脾胃、应护后天，使化精之源充足，则神乃自守。

（2）调理五脏，气和志达：《素问·宣明五气》曰："五脏所藏：心藏神，肺藏魄，肝藏魂，脾藏意，肾藏志，是谓五脏所藏。""神"是人体生命活动的总称，也是对精神意识、思维活动，以及脏腑、精、气、血、津液活动外在表现的高度概括。神、魂、魄、意、志统属广义"神"的范畴。《黄帝内经》中"五神脏"的理论，提出了五脏不同的功能，直接决定着情志活动，情志活动也反映了五脏的功能情况。在生理情况下，"人有五脏，化五气，以生喜怒悲忧恐"。在病理情况下，上述情志变化，都会影响相关的脏腑功能活动，怒伤肝、喜伤心、忧伤肺、思伤脾、恐伤肾，同样五脏病变也会影响情志的改变。《素问·宣明五气》曰："精气并于心则喜，并于肺则悲，并于肝则忧，并于脾则畏，并于肾则恐。"故临床诊断疾病时，可根据神的活动改变，推断病变所在的脏腑；而在治疗神志病变时，也多着眼于五脏。依据五脏藏神的理论，结合五行相应、五脏生克的关系，采用"悲胜怒""恐胜喜""怒胜思""喜胜忧""思胜恐"的心理治疗，可以疏泄气机，调和气血，从而达到调理五脏的目的。五脏功能正常，则"气和志达，营卫通利"。高明的针灸医生，应善用此理论，做到"必审五脏之病形，以知其气之虚实，谨而调之也"。这样才能使患者"精神进，意志治，故病可愈"。

（3）调理气血，中守神机：《素问·五常政大论》曰："根于中者，命曰神机，神去则机息。"即是说，凡是有生命的血肉之体，生气根于身体之内，以神为活动的主宰，称为"神机"。《素问·六微旨大论》云："出入废则神机化灭，升降息则气立孤危。故非出入，则无以生长壮老已；非升降，则无以生长化收藏。"说明了若内外出入的运动遭到破坏，生命活动就要停止，上下升降运动停止，自然界的各种事物也就不存在。"升降出入，无器不有"，气机的升降规律，也体现于脏腑的各种功能活动，并存在于整个生命活动的始终。

《素问·八正神明论》曰："故养神者，必知形之肥瘦，荣卫血气之盛衰。血气者，人之神，不可不谨养。"《灵枢·营卫生会》曰："血者，神气也。"说明善于养神者，一定要了解机体荣卫血气的盛衰，因为血气是神气的物质基础，不可不谨慎调养。气与血，均是构成人体最基本的物质，"运血者，即是气""守气者，即是血""气为血帅""血为气母，气行则血行"。高明的针灸医生，当谨守气血运行升降出入这一基本运动形式，使气机条达，血行有序，中守"神机"，疾病乃愈。

通过以上三个方面的论述，说明"上守神"的内涵。依据"有诸内，必形诸外"的理论，掌握人体形与神的内在联系及病理变化，运用辨证施治的方法，明其变化所在，予以调之，而不仅仅是"见形治形"而已。

第二节　岭南陈氏针法体系

一、进针法

（一）练针法

针刺的手法必须通过不断练习才能熟练。手法操作熟练者，进针快，透皮时不痛或略感微痛，行针时手法运用自如，患者乐于接受。操作不熟练者，常难以控制针体，进针困难并容易引起痛感，行针时往往动作不协调，给患者带来不舒服的感觉，影响治疗效果。因此在临诊之前，必须先练好指力和手法。毫针的针身细软，如果没有一定指力，就很难顺利进针，以及随意进行捻转、提插等各种手法。因此，良好的指力是掌握好针刺手法的基础。同时，还要练习手法。

1. 常用练针法　一般分三步，针刺手法的练习应先在练针材料上进行。

（1）纸垫、棉球练针法

1）纸垫练针：把细草纸或毛边纸做成长 8cm、宽约 5cm、厚约 2cm 的纸垫，外用棉线呈"井"字形扎紧，做成练针材料。此法主要是练习捻转。练针时以持笔式持针法将针刺入纸垫后，在原处不断地来回做拇指与食、中二指前后交替捻转针柄的动作。要求捻转的角度均匀，运用灵活，快慢自如，一般每分钟可捻转 150 次左右。同时还应进行双手行针的练习，以便临床持续运针时应用。

2）棉球练针：用棉花一握，以棉纱线缠绕为外紧内松，直径约为 6~7cm 的圆球，外包一层白布做成练针材料。因棉球松软，可以做提插、捻转等多种基本手法的练习。捻转练习同纸垫练针法，提插练习则以拇、食、中指持针，刺入棉球后，在原处做上下提插的动作。练习时应使针体垂直，提插深浅适宜。在此基础上，可将提插与捻转配合练习。总的要求是：提插幅度上下一致，捻转角度大小一致，频率快慢一致，以达到得心应手、运用自如的目的。

（2）自身练针法：在进行指力、手法练习的同时，还应进行指感的锻炼。因为针刺纸垫或棉球与针刺人体有根本的差异，为体验不同的手法所产生的不同针刺作用，在通过上法练习，掌握了一定指力和行针手法后，应在自己身上试针，逐渐达到能从指端、针下了解、体会得气与否的细微变化，以便做到临床针刺施术时心中有数，进一步提高操作水平。

（3）相互练针法：在自身练习比较成熟的基础上，模拟临床实际，两人交叉进行试针练习。要求从实际出发，按照规范操作方法，相互交替对练，练习内容与"自身练针法"相同。通过相互试针练习，以便进入"临床实战"状态，不断提高毫针刺法的基本技能。

2. 刺法练习要领　陈全新教授十分重视术者指腕力量的练习，认为这是针刺手法的基础。持之以恒、循序渐进的手法练习，不仅对初学者至关重要，即便是经验有素者仍应坚持不懈，如此才能"手如握虎"，"微推其针气自往，微引其针气自来"，达到预定的得气效应。

（1）指腕力量的练习：毫针针体细软，犹如毛笔之端，没有相当的指力和熟练的技巧，很难使毫针出入自如，减少进针疼痛，防止弯针、滞针和晕针。故行针之法首重指力练习。《灵枢·九针十二原》说："持针之道，坚者为宝，正指直刺，无针左右。"

指力练习，应先练直刺，务求其针体垂直于实物，切勿左右倾斜。较简单的方法是左手持实物（如折叠的毛边纸垫、棉纱球、布团或橡皮块），右手用拇、食、中三指指腹夹持针柄直刺物体，待直刺出入自如后，再练习捻转和提插手法。捻转时要求针尖保持原位不变，切忌上下移动，在指力日进过程中，要不断提高捻转频率，掌握捻针幅度；提插时要保持幅度均匀、起落有度、深浅适宜和针体的垂直，在指力日进过程中，要不断提高提插频率，掌握在小幅度（1分左右）范围内的提插技巧。待运针自如后再练习捻转提插合并运用，并随着指力增加而逐渐加厚纸层，针也可从 0.5 寸改为 1 寸至 2~3 寸。

掌握针刺技术，除要有适当的指力外，还要有腕力的支持和配合。术者指腕力量的练习，是针刺手法的基础。腕力锻炼：可用小线缚半斤重的石块，腕稍仰，指握线端捻搓，以增强腕力。

上述两种方法可交替进行。如熟练后则可在自己身上练习，刺肌肉较丰厚的足三里、曲池、合谷等穴，通过实践体会针感。当运针感到捻转轻快，提插自如，无明显痛感时，则指力和运针操作基本功已初步掌握，可在老师指导下进行临床实习。

（2）押手与刺手协同配合：针刺操作一般是左右手的协同操作（协助进针手为押手，持针手为刺手）配合完成的。在进行指力练习时应左右手同时练习。

1）押手练习：将押手五指自然分开，按在桌面上或书本上，进行向前、后、左、右的反复推压，以练习手指和手腕的力量。然后将押手的拇指或食指放在书本或小沙袋上做向前、后、左、右的推揉和向下的按压，以练习拇、食指的指力。练习押手的指力是为在针刺时，押手能扪清穴位处肌肉的厚薄、穴位的深浅，并且有协助刺手进针时所需的押按协调的持久力量。

2）刺手练习：先用刺手拇、食二指或拇、食、中三指捏持针柄，在空中向上下、左右、前后等方向横向、斜向、直向反复进退，以练习手腕的灵活翻转和持针向几个方向进针的速度。然后以押手持纸垫，右手拇、食、中指持1~2寸长毫针的针柄，如执笔状持针，使针尖垂直地抵在纸垫上，用刺手拇指与食、中二指前后交替地捻动针柄，并逐渐地施加一定的压力，持针穿透纸垫后另换一处。反复练到针体可以垂直刺入纸垫，针体不弯，不摇摆，进退深浅自如时，说明指力已足，可继续进行针刺手法的练习。

（3）不同手法的练习：捻转手法的练习，可先练拇指的力量。即右手拇、食指持针，食指不动，拇指向前、向后均匀捻针。待拇指力量日渐增大以后，再练食指，右手拇、食指持针，拇指不动，食指向前、向后均匀捻针。然后，再用拇、食指交互前后，往返搓捻针柄，使针体左右旋转，反复连续不断。在练习本法时，要求针尖保持原位不变，切忌上下移动。同时，在指力日进过程中，要不断提高捻针的频率，掌握捻针幅度，逐步达到运针自如的境界。

待捻转手法纯熟以后，再练习提插手法。右手三指持针，在物体内上下提插，提针和插针时要保持幅度均匀、起落有度、深浅适宜和针体的垂直。同时，在指力日进过程中，要不断提高提插频率，掌握在小幅度（1分左右）范围内提插行针，用力上提和下插，待上下提插行针自如以后，再练习紧按慢提或慢按紧提的补泻手法。

捻转、提插练习以后，可练习颤法和捣法。颤法，即要求将快速而小幅度的捻转、提插相结合，用腕力带动手指，使针体颤动。捣法又称雀啄术，在进针后，用快速小幅度的提插手法，上下捣动针体，务求针尖在少许范围内上下移动。在指力日进过程中，要不断提高捣针和颤针的频率，达到每分钟150~200次。其他如弹、飞、刮、搓、摇等手法，均应在实物上专门练习，持之以恒，循序渐进，才能做到手法纯熟、指力日进。

练习指力，除在实物上进行之外，还可采用徒手练习的方法，随时随地练习。如经常搓捻右手拇食指，或颤动手腕，或拇食指端捏紧上下捣动等。还可采用五指排开，按压桌子，前、后、左、右推揉按压的方法，来练习指力。

练习时要全神贯注，用力于指端，达到"如临深渊不敢堕也，手如握虎欲其壮也"的境界，才易于长进。所谓"指力"并不单纯是指的力量，而是一种内在的气力，这种"气力"只有在全神贯注、运全身之力于指腕时才能产生和日益增强，这点和写字绘画的功夫相似，不是单靠用劲就能提高的。所以古代针灸家都非常强调练针必先调神，《素问·宝命全形论》"凡刺之真，必先治神"，《灵枢·本神》"凡刺之法，先必本于神"都有此含义。因为，针刺的目的是要使针下得气，欲能得气于针端，须贯神气入指力，达到最佳效应。而现时练指力者，多求刺之痛少、快捷，而忽略了这一要点。

（二）针刺前的准备

陈全新教授对临床施治十分重视，从术前准备、针具和体位的选择到针刺角度、深度及注意事项，详列了一整套针刺操作规程。规范化的针刺操作可有效防止医疗事故的发生，对进修生、实习生从事针灸临床工作给予很大的指导。

针具选择提倡用一次性针灸针。术前除根据病情及刺入部位，选择适当长度的针外，还需检查针具质量，只有排除裂纹、缺口、锈点、弯曲、针尖起钩的针才能使用。

在整个治疗过程中，要做到精神集中，细致认真，这是保证治疗顺利进行、防止事故发生的有效措施。

做好术前的解释工作：对于初次接受针刺治疗的患者，应让他们了解针刺治疗的常识，以消除顾虑，增强治疗信心，配合治疗。精神过于紧张、饥饿、疲乏、酒醉的患者，不宜立即给予针刺，以防发生晕针。

1. 患者的体位　患者在治疗时所处的体位是否合适，对于正确定取腧穴和顺利进行针刺操作有一定影响。为了显露针刺部位便于操作，患者应采取较为舒适安稳的体位。体虚、久病或精神紧张的患者，尽量采用卧位。在留针或操作时不可随意改变体位，以免引起疼痛或弯针、断针等事故。

（1）选择体位的原则

1）应以医者能正确取穴，操作方便，患者肢体舒适，并能持久为总的原则。

2）在可能的情况下，尽量采用一种能够暴露针灸处方所列穴位的体位。

3）凡给患者针刺，不论采取什么姿势都必须让患者精神安定，肢体放松，肌肉松弛，自然舒适。由于治疗需要和某些穴位的特点而必须采取不同的体位时，应注意患者的体质和病痛情况。如患者有肢体畸形，或肢体疼痛剧烈，活动受限者，应根据情况灵活选用适宜的体位，不能勉强。

4）针刺操作时，不论取什么穴位都必须让患者有所依靠，适当支撑，决不能悬空而刺。故凡刺前要靠后，刺后要依前，刺左要扶右，刺右要托左。针上下肢、手足穴位时，要在将肢体安置妥当后再刺。一般可采取卧位，尤其对体质虚弱、小儿、过敏或精神紧张者，有晕针史和初次受针的患者，采用卧位可以防止晕针的发生。

5）嘱患者尽量把体位放得舒服自然，并在留针时间内不可随便移动肢体，以免发生弯针、折针、滞针等。

6）在天气寒冷或室温较低时，针刺操作宜注意减少皮肤的暴露面，或适当减少留针时间，以防受凉或并发他症。

7）对患有精神病狂躁不安，或癔症发作、昏迷躁动等不合作的患者，要有熟练的助手或合适的随员等帮助固定体位后方可施针，以防意外。一般仅运用适当手法，达到目的即可快速出针，不宜置针久留。

（2）针刺常用的体位：主要分为卧位和坐位两大类。

1）卧位：适于全身各部位腧穴的针刺，并且患者舒适安全，分为仰卧、侧卧和俯卧。

仰卧位：适于取头、面、颈、胸、腹部腧穴和上肢掌侧、下肢前侧、手足等部位的腧穴。用此姿势在针刺膝关节以下腧穴时，应以物垫高一些，以免肌肉紧张或膝部强直不适。

侧卧位：适于取一侧头、面、颈、胸、腹、臀部及上下肢外侧、足部等腧穴。

俯卧位：适于取后头、项、肩、背、腰、臀部腧穴及上肢的部分腧穴。

2）坐位：按针刺部位不同，可选用如下坐位。

仰靠坐位：适于取前头、颜面、颈前及上胸部的腧穴。

俯伏坐位：适于取后头、项、肩、背部的腧穴。

侧伏坐位：适于取侧头、面颊和耳前后部的腧穴。

正坐托颐位：适于取头顶部、项部的腧穴。尤以针刺风府、风池等穴时为宜，既便于针刺操作，也可避免头部摆动不稳。

取上肢部穴位时，还可采用如下坐位。屈肘仰掌位：适于取上肢前臂掌侧和手掌部的腧穴。伸肘仰掌位：适于取肘关节掌侧面的腧穴。屈肘俯掌位：适于取前臂背侧及手背部的腧穴。屈肘拱手位：适于取前臂桡侧的腧穴。

2. 定穴和揣穴　针刺前医者必须将施术的腧穴位置定准，腧穴的定位简称"定穴"。医者以手指在穴位处进行揣、摸、循、按，找出具有指感的穴位，称为"揣穴"。《针灸大成》指出："凡点穴，以手揣摸其处……按而正之，以大指爪切掐其穴，于中庶得，进退方有准也。"

腧穴定位的准确与否，直接关系到针刺的疗效。在针刺前，医者要根据针灸处方选穴的要求，按照腧穴的定位方法，逐穴进行定取。为求得定穴的准确，可用手指按压、捏掐等，以探求患者的感觉反应。一般来说，按压局部酸胀感较明显处即是腧穴所在。可用指甲轻掐一个"十"字纹，作为针刺的标记。

3. 无菌操作　施用针刺必须注意严格消毒灭菌。针刺前的消毒灭菌范围应包括针具器械、医生的手指和患者的施针部位等。

（1）针具消毒：过去针具消毒，由于受科技条件所限，多采用如下消毒方法。

高压蒸气消毒：将修整好的针具用纱布包扎好，放在密闭的高压蒸气锅内消毒，一般在 $1.0\sim1.4kg/cm^3$ 的压力，$115\sim123℃$ 的高温下，保持 30min 以上即达消毒要求。

煮沸消毒：将针具用纱布包扎好后放入清水锅内，进行煮沸。一般在水沸后再煮 15~20min，亦可达到消毒目的。因此法不需特殊设备，在基层单位较为常用，但容易使针尖变钝。如在水中加入碳酸氢钠形成 2% 浓度的溶液，可以提高沸水温度至 120℃，且有降低沸水对针具腐蚀的作用。

药物浸泡消毒：可将针具放在 75% 酒精溶液内浸泡 30min，取出擦干后即可应用。也可置于 0.1% 苯扎溴铵（新洁尔灭）加 0.5% 亚硝酸钠的器械消毒液内浸泡 30min 后，擦干使用。

直接与毫针接触的针盘、镊子等也需进行消毒。随着社会发展与科技进步，近年已采用密封消毒一次性针具，可以更有效地防止交叉感染。

（2）医者手指消毒：在针刺前，医者要用洗手液将手洗刷干净，才可持针操作。

（3）腧穴部位皮肤的消毒：在患者需要针刺的穴位皮肤上用 0.5% 的碘伏棉球涂擦或 75% 的酒精棉球涂擦，擦时应从腧穴部位的中心点向外绕圈擦拭。或先用 2.5% 的碘酊棉球涂擦，待稍干后再用 75% 酒精棉球涂擦脱碘。穴位皮肤消毒后，必须保持清洁，防止再污染。

（4）治疗室内消毒：针灸治疗室内的消毒，包括治疗台上用的床垫、枕巾、毛毯等物品，要按时换洗晾晒，如采用一人一用的消毒垫布、垫纸、枕巾则更好。治疗室也应定期消毒净化，保持空气流通，环境卫生洁净。

（5）注意事项

1）目前针灸消毒存在的主要问题：对进针无菌操作认识不足。针刺疗法是将针刺进穴位至一定深度，穿透皮肤、肌层，而某些部位、穴位下为脏器，如操作消毒不严，引起感染，将导致严重后果。古代用手指夹持针体进针是一种污染操作，当时由于科技条件所限，是可以理解的，但时至今日，目前大部分医院使用的都是经消毒灭菌的一次性针具，有些操作者仍沿用古法，只经酒精棉球擦后就持针体进针，根本达不到严格消毒的目的。针刺消毒不严引起感染，不但增加患者痛苦，也不利于推广针灸，取得世界医学的认同。

为避免操作污染，医者只能用刺手握持针柄，而不能持针体捻刺，这就要求操作者必须加强基本功锻炼，特别是指力锻炼，如用长针进针，替代办法是用消毒干棉球或镊子夹持针体刺入穿皮后再捻进。

2）强化手部卫生：清洁洗手是防止交叉感染和自我保护的重要环节。首先要求医生在施术前用肥皂水认真清洗双手，工作时不戴饰物，遵守七步洗手法，用洗手液快速有力揉搓的时间不得少于10~15秒，手指各指的侧面和指关节背面、指甲下面要清洗到位，并在流动水下反复冲洗，用清洁毛巾擦手或烘干，禁止手清洗后在工作服上擦干。当手皮肤有伤口时要注意有效地戴手套进行保护。

4. 押手的运用

（1）知为针者信其左——针刺前揣穴的重要性："知为针者信其左"语出《难经·七十八难》，原文曰："知为针者信其左，不知为针者信其右，当刺之时，必先以左手压按所针荥俞之处，弹而努之，爪而下之，其气之来，如动脉之状，顺针而刺之。"这里《难经》强调的是左手在进针之前于所针的腧穴上按压、弹努、爪切，以促使局部经气隆盛的重要性。后世医家又有所发挥，左手的应用已不仅限于进针之前，而是在整个针刺过程。现在的很多医生在研究针刺手法时，只注重右手的应用，而忽视了左手的作用。陈老在临床中体会到，左手的应用在针刺过程中十分重要，有时甚至是影响针刺疗效的关键所在。《难经》以是否重视左手的应用作为判断一个针灸医生技术好坏的标准，是有其深刻的理论和实践依据的，应该引起针灸医生的高度重视。

（2）几种常用的押手辅助手法

揣摸：以手指反复触摸腧穴部位，根据局部的骨性标志、肌腱、肌肉纹理及动脉搏动等情况以确定穴位。《针灸大成》释此法为："揣而寻之。凡点穴，以手揣摸其处，在阳部筋骨之侧，陷者为真。在阴部郄腘之间，动脉相应。其肉厚薄，或伸或屈，或平或直，以法取之。"

按压：以拇指或食指按压腧穴或其上下，询问患者有无酸、麻、胀、痛反应，或察知局部有无结节、包块及条索状物，或用以暂时阻滞经气，引导气至病所。

爪切：以拇指或食指的指甲或指尖切压腧穴局部，以宣散局部气血、减轻进针时的疼痛，或引导准确进针。

弹努：以拇指弹拉中指，使中指搏击穴位，或以食指交于中指，令食指弹击穴位，以激发经气，使腧穴局部经气隆盛。

循摄：循，指将食、中、无名三指平直以三指掌面于穴位上下揉按，使气血循经而来，多用于针后不得气的患者；摄，指以拇指指甲于穴位上下循经切按，用于邪气阻滞经气不行者。循摄两法多同时应用。

（3）揣穴的作用

准确取穴：人体的经穴和经外奇穴，皆有固定的分寸，这是准确取穴的基础。但是，不同的个体之间，气血输布存在着一定差异，因此取穴也不能一成不变。《针灸大成》有"宁失其穴，勿失其经"之说，说明取穴有一定的灵活性，宜因人而异；除此之外，还提出："在阳部筋骨之侧，陷者为真；在阴部郄腘之间，动脉相应。"这为关节附近和解剖标志比较明显部位处的腧穴提供了方便的定位方法。但仍有很大一部分穴位，既不位于关节附近，又缺乏明显的解剖标志，这些部位的腧穴可在骨度分寸的基础上，辅以押手揣摸手法以确定穴位。凡腧穴处，按压时多有酸胀、发麻或疼痛反应，有的可触及皮下的结节或条索状的反应物，有的则表现为按压该处，患者感觉舒适或症状即见减轻，针刺这些部位，则有较好的针感和疗效。虽然这些部位与常规的定位方法之间存在一些差异，而这也正是有经验的临床医生取得独特疗效的窍门之一。例如，取背俞穴治疗内脏病证，虽然可以脊椎棘突下的凹陷作为解剖标志，但旁开1.5寸的宽度因人而异，不好把握。《灵枢·背腧》说："……欲得而验之，按其处，应在中而痛解，乃其输也。"这就是寻找敏感点或能立即使疼痛缓解的有效点的方法。在这些部位进针，多能立见良效。

激发经气：对一些体质虚弱或针感比较迟钝的患者，可于进针前在腧穴处或其上下采用弹努手法，以激发经气。在肌肉较为丰厚的足三里、丰隆、大肠俞、肾俞等处施行弹努手法后，有时可见局部肌肉隆起，此时进针，多有较好的针感。对进针后不得气者，除右手的提插捻转等行针手法外，同时配合左手的循摄手法，在腧穴上下抚摩或轻轻拍击，常可很快获得满意的针感。

减轻进针痛感：如何避免或减轻进针时的疼痛是针灸界长期研究而未能完全攻克的难题，即使现在普遍采用的快速进针手法，仍然只能缩短进针时疼痛的持续时间，而不能完全避免进针时的刺痛感。因为皮肤上的神经末梢分布十分丰富，进针时不可避免地会有所触及。如果进针前采用爪切手法，在进针部位切压，可以明显降低神经末梢的敏感性，最大限度地减少进针时的疼痛。《标幽赋》中所谓"左手重而多按，欲令气散，右手轻而徐入，不痛之因"，即是此法。

（三）持针法

1. 刺手与押手　毫针操作时，一般将医者持针的右手称为"刺手"，按压穴位局部的左手称为"押手"。《灵枢·九针十二原》记述的"右主推之，左持而御之"，说明刺手的作用主要是掌握针具，施行手法操作。进针时运力于指尖，使针迅速进入皮肤；行针时施用适当的提插、捻转等手法。押手的作用，主要是固定穴位皮肤及局部体位，使毫针能够准确地刺中腧穴。进针时，刺手与押手配合得当，动作协调，可以减轻痛感，行针顺利，并能调整和加强针感，提高治疗效果。

2. 现代常用的持针法　有下面四种。

（1）拇、食指持针法：用右手拇指和食指持住针柄，进行针刺。

（2）拇、中指持针法：用右手拇指及中指持住针柄，进行针刺。

（3）拇、食、中指持针法：用右手拇、中二指持住针柄，食指放在针柄末端之上，稍用力下压帮助进针。此法较上二法为好。

（4）执笔式持针法：用右手拇、食、中三指持住针柄，以无名指抵住针身，或以拇、食指持住针柄，中指抵住针身。前法适用于1.5寸以上长的毫针，后法适用于1.5寸以下的稍短毫针。中指或无名指夹持针柄，可在进针时帮助着力，保持针身的挺直有力，防止弯曲，使着力点集中在针尖上，以保证进针的顺利。本法易于迅速进针，可以减少患者疼痛。技术熟练者一般多用此法。

《灵枢·九针十二原》说："持针之道，坚者为宝，正指直刺，无针左右，神在秋毫，属意病者。"古人对于持针的要求是很严格的，持针要牢固端正。手指要做到劲直有力，只有正确地持针，才能保证进针和进针后手法的正确运用。

（四）陈氏进针法

进针操作包括在选定的穴位上穿皮，并刺入一定深度，探找到适当的针感（得气）。古代和现代进针的形式颇多。综合起来，常用的有以下两种。刺入进针法：刺手用拇、食、中指指腹夹持针体，将针迅速压入皮下后，再将针捻入肌层。捻转进针法：刺手用拇、食、中指指腹握持针柄，将针往返缓慢捻进穴下。综合而论，这两种刺法，前一种的优点是进针迅速，但由于持针手直接触及针体，如消毒不严，易引起感染；而后一类刺法刺手不直接接触针体，可有效防止感染，但进针速度较慢，如患者不合作（尤其是小儿），便造成困难。

针灸疗法是一种专门的治疗技术，初用时，由于针刺操作较复杂，掌握熟练手法较困难，所以常常在进针时由于操作欠熟练（过快或过慢）而引致患者痛苦，甚至引起滞针或晕针现象。这种不正确的治疗操作，不但增加患者的痛苦，也严重削弱了患者对针刺治疗的信心；同时，由于针刺是一种外来刺激，减弱了大脑皮层的反射及调节机制，也直接或间接地削弱了针刺应有的治疗效果。因此，在进行针灸治疗时，如何使进针手法熟练，达到无痛或尽量减少疼痛发生，并且避免感染，是临床上迫切需要解决的问题。

陈全新教授长期致力于无痛进针法的研究，他对古今进针法作了详尽分析比较，经过长时间的临床探索，在20世纪50年代初创造出"牵压捻点法"和"压入捻点法"两种无痛进针法。50年代后期，又在上述无痛进针法的基础上进一步创新，应用电针机原理，创造出"透电进针法"。

如果说上述进针法是陈老受窦汉卿《标幽赋》"左手重而多按，欲令气散，右手轻而徐入，不痛之因"的启示所创，那么70年代他的快速旋转进针法则是受何若愚《流注指微赋》"针入贵速，既入徐进"的影响而独创。该法集多种刺法优点于一身，刺入迅速，痛感极微，深受患者欢迎。陈老多次在国内外学术交流会上现场示范表演，得到同行称道，被日本针灸师代表团誉为"飞针"，认为其是一项高超的医疗技术。自此陈氏飞针法蜚声海外，吸引了来自世界各地的留学生和进修生前来学习，为弘扬中医学作出了贡献。

1. 无痛进针法

（1）概述：无痛进针法是 20 世纪 50 年代陈老在当时苏联"无痛分娩法"和我国梁洁莲"无痛注射法"的启发下，经过较长时间的临床实践而创新的进针法，包括"牵压捻点法"和"压入捻点法"两种。

掌握该法除了具有熟练的技术外，还需多方配合，其中较重要的就是患者的合作。治疗过程中注意事项如下：①充分做好治疗前的宣教工作，患者往往认为"扎针必痛"，尤其是第一次接受治疗的患者，因此医者必须态度和蔼，给予患者充分解释，消除其"必痛"观念，争取其对治疗的信心及治疗时的合作，这一点非常重要。②患者体位必须舒服且适合针刺，最好是采取半卧位，这样可使患者在治疗过程中得到休息，令针刺部位的肌肉尽量松弛，有利于进针，也可减少因局部肌肉紧张而产生过敏痛；另外，这一体位可全面观察患者在治疗时的反应，以防晕针或其他意外事故的发生。③注意避开痛点。人体皮肤上分布着一些特别敏感的痛点，如果我们进针时能注意避开，则能有效减少疼痛发生。根据临床实践，如在进针时针尖一接触到皮肤表面，患者即感到特别疼痛，则可能刺中痛点，这时应把针提出，转扎另一方向。进针时在刺激点旁须加押手（押手须消毒，同时不能接触针体及针尖部），这样一方面可借加压而减轻末梢神经痛感的产生；另一方面可固定局部体位，以利进针及防止患者移动。④进针时应采取轻捻转，捻转角度不宜过大，以不超过 120° 为宜，否则易引起"下入肉缠针"，产生"大痛之患"。⑤进针时应检查针体，不能用弯曲、针尖过锐或过钝的毫针。最好采用针质柔韧而短小的不锈钢针。

（2）操作要点

1）牵压捻点法：这种手法适用于一般刺激点及身体各部进针，是参照古法之平掌押手法及单刺手捻转手法综合改进而成。因此，可避免古法进针时消毒不严格的缺点，也改进了单刺手捻入易产生痛感之缺陷。

操作方法：找到准确的刺激点后，经过严格消毒，左手平伸五指，重按压于刺激点旁皮肤上（手指绝不能接触已消毒的刺激部位）。之后，将食、中指指尖分开，按压在刺激点旁，其他各指则重按，同时将局部体位固定（重按压皮肤的目的，是有意识地制造出一种定位错觉，使患者分散注意力，避免过度紧张，令肌肉松弛；另外，可使受刺激部表皮末梢神经受压，产生局部麻痹感，以防进针时过敏痛觉的产生），然后用右手拇、食、中三指指尖扶持针体，使针体垂直。进针时，首先用针尖轻轻接触皮肤，如无特别痛感发现（没触到痛点），则用均匀的捻转轻点压手法，将针尖轻轻捻入皮层，捻转角度以不超过120°为佳。经过较短时间的捻转后，由于针尖细小，加上左手牵引致局部皮肤紧张、末梢神经感觉减弱和精神被分散等因素，因此可在一较短的时间内完成穿皮，同时也能有效抑制痛感产生。当针尖透过皮层时，持针手即有一种抵抗力减弱的感觉，这时即可把压在刺激点旁的中、食指略向内挤拢，右手则将重心移于针尖部，把针稍向上提，以减少进针时皮肤裹针现象，然后用较快的捻转手法，把针捻入肌肉内，一直到寻得适当针感为止。

2）压入捻点法：这种手法适用于需要长针刺激时（如针环跳穴），较敏感的患者用之亦佳。本法是参照古法之"拇、食指押手"和刺入捻转法综合改进而成，也能避免手不消毒造成污染和突然刺入易产生疼痛的缺点。

操作方法：找到准确的刺激点，消毒后，以左手拇、食指指尖，将消毒干棉球对叠扶持针体，露出少许针尖，然后右手在已消毒刺激点皮肤周围，用由轻而重的均匀力按压（手绝不能按在已消毒的刺激点部皮肤），其目的也是分散患者注意力，使患者产生一种定位错觉，同时也可使受压部位肌肉松弛，按压5~6次后，施术者即用夹持针的左手，随着右手按压的同时，将针尖轻快地压入皮内，随即用较重的力按压不动，使受刺激部产生麻痹感，以抑制痛觉产生，这时右手仍可照前法多按压几下。由于患者受短暂错觉影响及痛觉神经敏感度减弱，注意力已不集中在针刺点，这样便有利于压入穿皮的进行，从而达到迅速且无痛进针的目的。穿皮以后，左手拇、食指指尖仍扶持棉球，将针体固定支持，五指仍均匀地加压于表皮上，但以拇、食指为重心，同时把该部皮肤分开，这时右手则用拇、食指与中指指尖扶持针柄，仍用均匀捻转、点压进针手法进针，将针继续捻入肌肉内。当针体到达一定深度后，则可除去支持针体的棉球，左手仍在刺激点旁，适当加压、分开皮肤、固定局部体位，一直到寻得适当针感为止。

以上两种操作手法，是参照古法改进而成，主要是应用刺激点旁押手和运用均匀捻转、点压手法进针。因此，可借错觉影响，分散患者注意力，减弱末梢神经敏感度，在避免污物接触针体的无菌操作原则下达到无痛进针的效果，经临床验证是确实可行的。

2. 透电进针法 20 世纪 50 年代后期，陈老在也门中国针灸专家组工作期间，继续致力于进针法的研究。他在无痛进针法的基础上，应用电针机原理，发明了一种"透电进针法"。这种新的进针法主要是借着"透电押手"，使针刺局部末梢神经产生短暂麻痹感，从而更有效地消除针刺时的过敏痛觉，达到无痛进针的目的。其方法如下：

（1）器材构造：按照不同的身体部位，采用不同的透电工具。一般躯干、肢体等肌肉丰厚部，宜用"方形透电器"；头及骨骼附近，则宜用体积较小的"管形透电器"。

1）方形透电器：长方形，中有一圆孔，内镶有透电的铜片或铁片两片，金属片中各系导电电线一根，其构造分两部分。

方形板：可用一般薄板或其他不导电塑料胶片制成，共两片，长约 6cm，宽约 4cm，厚约 0.1cm。在两片方形板中各挖一直径 1.5cm 圆孔，底层的板面尚需挖一藏电线的浅沟。

导电金属片：共两片，传导阴阳电极用。制作时可把两片金属片反叠，压成弧形，末端钻一孔（系电线用）镶于下层方形板圆孔中，金属片下层（接触肌肉面）须弯曲，使其微隆起，以便于连接透电。

安装：把系有电线之两片金属片镶于圆孔中，但须两端分离，以避免接触，损坏电机，然后把上层方板盖上，四周用小螺丝钉固定即成（图 2-1）。

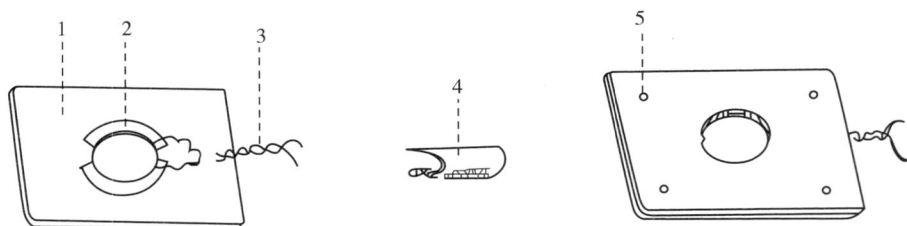

图 2-1 方形透电器制作图示
1. 方形板；2. 金属片；3. 电线；4. 金属片；5. 小螺丝钉及装成图

2）管形透电器：为便于临床使用，可将电针机的导电夹子进行改装（夹子须有柄，透电时握持用）。先把夹子上页（附加页）连轴心一起拔除，随即把余下底页前端稍弯曲成半月形状（两个夹子不能接触），然后把两个改装的导电夹子用不透电的胶线并连、扎牢便成（图2-2）。

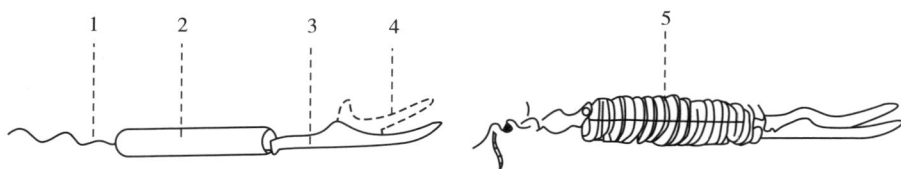

图 2-2　管形透电器制作图示
1. 电线；2. 夹柄；3. 金属夹下页；4. 金属夹上页；5. 绕扎塑料带及装成图

电源选用：可采用电针机原有设备的电源。

（2）注意事项

1）使用电针机前应检查该机电源输出是否正常（一般打开电源开关后指示灯亮或把透电金属片置于指尖，扭开输出旋钮，增加电量至有麻痹感即可）。

2）进针时使患者采取适当体位（最好取卧位以便得到休息），并同时作适当术前解释（尤其是第一次接受治疗的患者），以消除其畏惧心理，争取配合。

3）穴位按常规消毒后，选取适当透电器（头、关节、骨骼周围经穴取管形透电器，躯干、四肢肌肉丰厚部取方形透电器），用左手把透电器接触面置于经穴旁，稍加按压，并固定局部肢体，然后用右手拨转"电流调节"开关，从零度按顺时针方向转动（转动时需注意电量必须渐渐增加，不能突然把电量增加至最大，因过度的剧烈刺激易引起病员体位移动及畏惧），同时须细心探询患者反应，至局部有较麻痹及触压感，而患者无所苦为度，这时可将电量固定，右手取针捻刺。

4）进针时刺手必须指力均匀，轻快地捻压刺入，角度不宜大于120°。在进针时由于透电而致局部末梢神经知觉减弱，加上轻快捻进，故此进针常颇顺利，往往针已透进皮肤而病者常无知觉，能有效地消除疼痛。

当针尖透过皮肤后，则可把电源关闭，除去透电器，再用捻转手法，把针捻到适当深度，探找到适当感觉（酸、麻、痹、胀、触电）为止。

3. 快速旋转进针法——飞针　该法是陈全新教授综合多种针刺法的优点，经过多年研究，在"无痛进针法"和"透电进针法"的基础上改进并独创的一种进针方法。其特点是，进针时用拇、食、中三指指腹握持针柄，拇指内收，食、中指同步外展，将针快速转动，在针处于快速转动的同时，通过腕指力将针旋转刺入皮下（图2-3）。

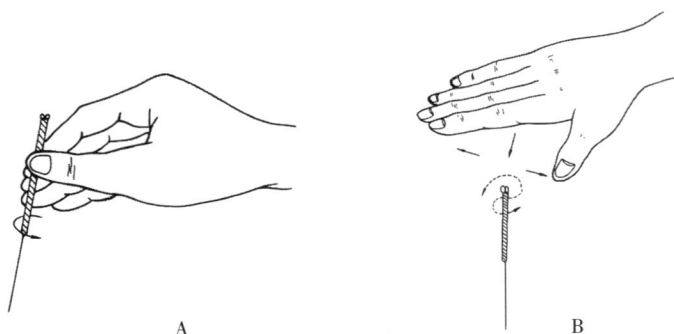

图 2-3　快速旋转进针法
A. 持针与捻转；B. 旋转与刺入

这种进针法由于针是快速旋转刺入，故穿透力强；加之刺入迅速，所以痛感极微；由于持针手不接触针体，故可达到防止污染的效果。

（1）操作：飞针法进针迅速，但必须具有相当的指力方能运用自如，一不当心，就会使针折弯，或反弹坠地，其原因是指腕力运用不协调，没有掌握好针距。运用好飞针法，其要点有三：一是持针要紧；二是旋转针柄要快而有力；三是透针入皮时的最佳距离为针尖距皮肤 0.2~0.3寸。大多数穴位均可应用飞针法进针，因为即使在肌肉发达的下肢进针，用 1 寸毫针也可得气，进针过深，穿过经脉，反而不易得气。

持针手用拇指指腹，食、中指指尖握持针柄，斜放在穴位旁，押手将已消毒的穴位旁皮肤牵张，并固定针刺部，进针时刺手拇指内收，食、中指同时相应伸展，此时针高速转动，当针处于快速旋转并抵达穴位时，通过腕、指力将旋转的针弹刺入穴位内。"快速旋转进针法"对常用的

0.5~1 寸毫针特别适合。殷门、环跳、秩边、承扶等肌肉丰厚处的穴位，用长针时则可用消毒镊子代替刺手，或用消毒干棉球夹持针体下端，将针尖迅速刺入皮下后，再行捻转刺入。

（2）练习："飞针"进针要达到轻快而准确，必须使指、腕和前臂协同配合。练习步骤可分为以下四个阶段：

1）徒手练习：主要是锻炼腕、指的配合，上肢肌肉放松，拇指指腹平放在稍弯曲的食、中指指腹前端，当拇指向后拉的同时，食、中指则向前推（这是推动针旋转的动作），随着惯性向前后伸展，如鸟展翅飞状，手指可产生摩擦的声响。此阶段主要是锻炼腕力、指力及动作的协调能力。经反复练习，如指及腕动作协调，则可转入第二阶段捻针练习。

2）捻针：将针先插在纸垫或结实的棉垫上，刺手的拇、食、中三指如上法将针柄转动，目的是增强指力，使动作协调。这是进针的基本功，必须坚持锻炼，一般一天练习 3 次，每次 20min，坚持 1 个月。

3）持针垂直旋转刺入：这是飞针的初级动作。开始时可选用 0.5 寸毫针，针尖距刺入点 0.2~0.3 寸垂直旋转刺入，达刺入点前加速旋转并放针（如放针过早则刺入力量不足，不能破皮；放针太慢则形成反弹力或弯针），以后可随熟练程度改用 1 寸毫针。垂直旋转刺入主要是锻炼指、腕力的进一步配合和控制刺入点的准确。此阶段需练习 3 个月的时间。

4）摆动旋转刺入：这是利用腕、指摆动的惯性，增强刺入的力量，操作时持针斜放在刺入点旁，当手向刺入点移动时，持针指即搓动，针旋转至高速并达刺入点时，随着刺手向前移动的惯性，用指、腕将针弹刺入穴内。

指、腕力配合是相辅相成的，推进与刺入时机必须适当，才能达到穿刺力强与落点准确的效果。

（3）飞针法重视指力的运用：初学针刺者，都要经过一个指力练习阶段。什么叫"指力"？《黄帝内经》等古代针灸书籍中没有"指力"一说。1961 年出版的中医学院试用教材《针灸学讲义》中首次正式使用了"指力"这个概念："使用毫针，必须首先锻炼指力。因为进针时，如指力偏强，则针身每易弯曲；偏弱则不易刺入，且痛感较强。所以指力稳健匀称，进针才能迅速顺利，减轻痛苦。"这里没有给"指力"下一个严格的定义，仅指出"指力"应稳健匀称，练"指力"的目的是进针迅速顺利，减轻痛苦。文中将弯针归于"指力偏强"，把不易刺入和疼痛归于"指力偏弱"，可见这里说的"指力"主要指的是手指的力量。随后几个版本的《针灸学》将其定义为"医者持针之手的力度"。由于对"指力"的认识偏于"手指的力量"，导致学生在练"指力"时只注重手指力量的锻炼，采用抓沙袋、练握力等方法，忽视了更重要的技巧练习，因而事倍功半。

陈老认为，"指力"应指整个针刺过程中手指操作的技巧，包括持针方法、进针时的用力方向、针刺角度、行针力度和频率及手指的耐力等。从临床实践可知，能否顺利进针并不完全取决于手指力量的大小，而是取决于手指力量是否作用在针尖上，取决于用力方向是否与进针方向一致。如果方向一致，则稍一用力就可轻巧地进针；若方向不一致，用力方向与针体之间有一夹角，则作用力分散，针尖受力小，难以透过皮肤，且容易弯针并导致疼痛。因此，在进行指力练习时，应将重点放在持针、进针和行针技巧的训练上。持针应以拇、食、中三指夹持针柄。练习进针时，注意力应集中于针尖，尽量使用力方向与针体一致，然后三指稍用力，将针尖刺入纸垫或棉垫，反复进行，先练直刺，后练斜刺和平刺，速度不必太快，用力也不宜太大，否则易致弯针。练习提插和捻转时手法宜平稳匀称。提插应以腕力为主，要注意练习不同的提插幅度和频率。捻转时可用拇指掌面和食指桡侧面持针，以食指的前后运动带动针体运动，这样可以提高捻转速度。捻针速度一般应在每分钟 200 转以上。同时还应注意耐力和双手行针的练习。

4. 进针时疼痛减少的原因　陈全新教授长期致力于无痛进针法的研究，其发明的"飞针"进针法，使毫针透皮的疼痛感大大减少，原因主要为以下几方面。

（1）感觉形式的传递和传入纤维的粗细有明显关系。研究表明，针刺时产生的刺痛是由较细的 A（δ）纤维传导的；而针刺前的循、扪、按、压产生的触压觉主要是由较粗的 A（β）、A（γ）纤维传导的，且上行传导速度远快于 A（δ）纤维。根据闸门控制学说，非疼痛信号能够抑制在脊髓和三叉神经核中疼痛信号所兴奋的神经元。因此，针刺前粗纤维 A（β）、A（γ）的兴奋可抑制针刺时较细纤维 A（δ）的冲动传导，从而达到无痛或疼痛轻微的目的。

（2）痛觉的产生与刺激的强度和时间相关：在同样的刺激强度下，延长刺激时间可使痛觉增强。这是因为在痛刺激作用下，从外周神经到大脑皮层的神经传导通路都会产生相应的神经冲动。刺激时间长，产生的神经冲动频率高，维持时间长；反之，刺激时间短，产生的神经冲动有限，持续时间也短，痛觉强度就低。因此，快速进针有利于减轻针刺时的疼痛。选用较细、尖而圆滑的针可减小针刺面积，在一定程度上易于快速进针，减小刺激的时间效应总和，从而减轻或避免进针疼痛。

（3）心理因素对痛觉有重要影响：如过去的经验、情境、注意、情绪、暗示、个性和自制力等，有些是可以控制和利用的，有些则无法控制。就可利用的"注意"来说，注意转移，即形成另外的、不同于针刺的强注意兴奋灶。脑干下行抑制系统在疼痛调制中的作用的研究结果显示：PAG–RVM 系统的激活可通过增强 SG 细胞的抑制性功能，减少脊髓背角疼痛信号的传递。激活这一系统的简单措施就是形成较强的注意，即根据注意选择的特点，引导患者注意其他事物而非针刺。注意的生理基础是大脑活动的普遍激活，这是和提高大脑皮层紧张度的网状结构的兴奋（激活）相联系的。强注意兴奋灶的形成，可以基于患者的咳嗽或其他话题的对话等。

5.无痛进针还需注意的问题

（1）针刺前对患者，尤其是初诊者进行耐心细致的解释工作，消除其畏针怕痛的紧张情绪，取得患者的信任与合作。

（2）认真检查针具，应使针具保持挺直锐利，减少进针的阻力和对组织的损伤。如针尖变钝、弯曲等，进针时容易产生疼痛。

（3）医者手法应熟练，进针时押手与刺手要密切配合，动作协调一致，指力要轻、稳，进针速度要快。

（4）对精神过度紧张的患者，进针时应转移或分散其注意力。例如，先以押手爪切被刺腧穴皮肤，右手持针轻放于穴上，通过与患者交谈，分散其注意力，再将毫针刺入皮下。

（5）进针时应避开瘢痕、皮肤皱褶、毛孔等处，尤其应避开皮肤痛点。进针前可先以针尖用同等的轻压力接触患者欲刺部位皮肤，如疼痛则将针尖稍移动，在患者不感觉疼痛或无感觉的部位进针。

二、补泻手法

（一）独创陈氏分级补泻法

临床实践证明，针刺补泻手法必须随着机体发病过程中正邪相争，盛衰消长转变而调整，并结合不同个体的生理、病理状态给予相适应的补或泻的治疗量。也就是说，在整个治疗过程中，必须贯穿辨证论治的原则。如果离开了这个原则去理解和运用补泻手法，一种倾向是给它披上"只能意会，不能言传"的神秘色彩；而另一种倾向是将灵活的补虚泻实原则，片面地理解为"轻、重刺激"，将补泻手法看成是一种机械的操作。显然，这两种认识都是不对的。要达到补虚泻实的目的，在施用补泻手法时，应根据中医学辨证论治的原则，从整体观念出发，按照不同的生理病理状态而决定（如病情、体质、年龄、情志、住所气候环境等因素，以及针下气至盛衰情况等），将补虚泻实的原则性和当时的病况结合起来，而不能墨守成规，一成不变。

基于上述原则，陈老经过多年的临床实践和总结，将徐疾、捻转等补泻法加以提炼改进，执简驭繁，创造了一套规范、行之有效、简便易行的独特针刺补泻手法——分级补泻手法，即根据患者不同的生理病理状态，将补泻手法各分为三级：轻补、平补、重补与轻泻、平泻、重泻。不同的补泻，除了体现在不同的操作手法外，还有其不同的主客观指征，现介绍如下：

补刺手法：在针刺得气的基础上，运针以慢按轻提（缓缓按入，轻快提出），小角度（180°~270°）捻针为主，留针15~20min。根据不同病情及针下气至情况，可分为3级。

轻补：慢按轻提运针，并结合刮（拇指或食指指甲在针柄上下刮动）或弹针。

平补：慢按轻提运针，同时结合小角度轻捻针。

大补：慢按轻提运针，同时结合快速小角度捻针及提插。

补刺的主客观指征：针下现得气，针感向近端（或沿经）扩散，或现微温感，或可见针刺部肌肉有轻微颤动，针下徐缓。行针的强度以患者有相对舒适感为度，刺后病情有所改善。

泻刺手法：在针刺得气的基础上，运针以速按慢提（较快而重地按入，提针较慢），较大角度（360°或以上）捻针为主，留针 20~30min 或视病情需要而适当延长，根据不同的病情及针下气至情况，可分为 3 级。

轻泻：速按慢提运针，结合较大角度捻针及提插。

大泻：速按慢提运针，结合大角度捻针及较重力提插。

平泻：行针操作介于轻泻与大泻手法之间。

泻刺的主客观指征：针下现得气，针感向远端（或沿经）扩散，或感针下微凉，或可见针刺部肌肉、肢节轻微跳动，针下沉紧。施用泻刺手法针感较强，但以不超过患者的耐受量为度。刺后病情有所减轻。

平补平泻：在针刺得气的基础上，运针以缓进缓退为主，以中等度捻针（不超过 360°），施用手法后以患者有较强针感而无明显不适为度。

以上是在一般情况下施用补或泻、平补平泻手法的操作。但在某些特殊情况下（如昏迷），患者不能配合治疗，操作者必须细致观察客观指征，以疗效为主要依据。正如《灵枢·小针解》指出："为虚与实，若得若失者，言补者必然若有得也，泻则怳然若有失也。"可见古代医家已注意到用临床疗效来评定补泻标准。这种以疗效作为检验手法的标准，正是中医学辨证施治的精髓，在陈老的分级补泻法中得到继承和发扬。

（二）历代医家对针刺补泻法的论述

针刺补泻最早见于《灵枢·九针十二原》："凡用针者，虚则实之，满则泻之，宛陈则除之，邪胜则虚之。"《灵枢·经脉》又曰："盛则泻之，虚则补之。"这是针刺补泻的基本原则。

《灵枢·小针解》曰："徐而疾则实者，言徐内而疾出也。疾而徐则虚者，言疾内而徐出也。"这说明进针慢，少捻转，出针快为补；进针快，多捻转，出针慢为泻。王冰解释道："徐出谓得经气已久，乃出之。疾按谓针出穴已，速疾按之，则真气不泄，经脉气全，故徐而疾乃实也。疾出针，谓针入穴已，至于经而疾出之，徐按谓针出穴已，徐缓按之，则邪气得泄，精气复固，故疾而徐乃虚也。"张景岳在《类经》里说："徐出针而疾按之为补，故虚者可实；疾出针而徐按之为泻，故实者可虚。"

《灵枢·九针十二原》说："往者为逆，来者为顺，明知逆顺，正行无问。逆而夺之，恶得无虚，追而济之，恶得无实。迎之随之，以意和之，针道毕矣。"指出逆经气来时而施术，为迎为泻；顺经气去时而施术，为补为随。《灵枢·小针解》曰："迎而夺之者，泻也；追而济之者，补也。"指迎着经气循行的方向而针刺，是泻法；顺着经气循行的方向而针刺，是补法。

以后《难经》《医学入门》又提出来其他补泻手法，如疾徐、迎随、捻转、提插、开阖、呼吸 6 种手法。这是补泻的基本手法，又称为单式手法，可以单独应用，也可以有机地结合起来用。对于邪气实证宜行泻法，针刺宜深，捻转、提插的幅度宜大，频率宜快，用力需重，重提轻插，逆经而刺，在患者呼气时出针，出针后摇大其孔，不予揉按；反之，对于正气虚证宜行补法，针刺宜浅，捻转、提插的幅度宜小，频率宜慢，用力需轻，重插轻提，顺经而刺，在患者吸气时出针，出针后揉按其孔。

杨继洲在《针灸大成》中注解《素问·离合真邪论》时，将呼吸、捻转、开阖等手法结合而用，并归纳总结提出了复式手法，如烧山火、透天凉等，这些复式手法由疾徐、提插、九六、开阖 4 种单式手法组成。

此外，还有一种手法叫平补平泻，它是一种中等刺激量的针刺法，在进针得气后，给予平缓刺激，即使用"徐入徐出"的手法，缓缓地提插或刮针柄。这种手法具有调节有关脏腑器官功能的作用，使其协调平衡。

（三）如何施行针刺补泻

1. 针刺补泻的原则　古人在长期的医疗实践中，观察到疾病的产生和发展过程普遍存在机体或器官组织功能的"有余"和"不足"现象。针对这种病理上的虚和实，《灵枢·经脉》提出"盛则泻之，虚则补之，热则疾之，寒则留之，陷下则灸之"的治疗原则。针刺补虚泻实就是从临床具体情况出发，针对不同患者、不同病情、不同时间，选用恰当的经络穴位，运用适当的补泻方法，对正气虚弱的病证，起到扶正（补）的作用；对病邪偏盛的病证，起到祛邪（泻）的作用。掌握好补泻手法是针灸取效的关键。

2. 施行补泻的依据

（1）明辨经络：施行针刺首先要熟悉经络理论。《灵枢·本输》说："凡刺之道，必通十二经络之所终始，络脉之所别处……"针灸的作用主要是调理气血以达到扶正祛邪的目的。临床上辨证施治，都不能离开经络。例如，针刺深浅与病邪留于经络的浅表或深层有关；上病下取、下病上取或左病取右、右病取左的刺法，与经络的整体联系有关，从而强调经络理论的重要性。

（2）审察形神：针灸治疗前必须诊察患者体质，以及形态的强弱与神气的盛衰。张介宾说："形者神之体，神者形之用，无神则形不可活，无形则神无以生。"张志聪又提示："知形之肥瘦，则知用针之浅深。能知形之肥瘦，气之盛衰，则针不妄用，而神得其养也。"患者平素体质的强弱及阴阳属性，可作为施治的参考和依据。

（3）辨别虚实：针灸施治之前，必须明辨虚实，即通过四诊合参对病证作出正确诊断。在针灸治疗方面，更须审察其经络的虚实情况，以及针刺穴位时指下感觉以分虚辨实。经络的虚实现象，可以从切循、按弹及针下感应等方面加以辨别，凡表现麻痹、厥冷、陷下、瘦弱、针下空虚及感觉迟钝现象为虚；表现疼痛、红肿、硬结、肥大、针下紧涩及感觉过敏等现象为实。针刺补泻的另一特点是，将针刺入穴位后细心体察指下气血正邪活动的状态，结合虚实情况而施行补泻。

3. 影响针刺补泻效果产生的因素　针刺补泻效果的产生，主要取决于以下三个方面。

（1）机体的功能状态：毫针刺法属于外治法范畴，只是一种影响机体反应的外部因素，起决定作用的是人体本身的功能状态。人体处于不同的病理状态时，针刺可以产生不同的作用而收到补和泻的不同效果。当机体的正气虚愈呈虚证时，针刺相应的腧穴可起到补虚的作用；当机体处于实证、闭证等呈邪盛状态时，针刺相应的腧穴又可起到清热、启闭等泻实的作用。如胃肠痉挛疼痛，其证属实，针刺可以收到解痉止痛之效；胃肠蠕动缓慢而弛缓，呈虚证时，针刺又可增强胃肠蠕动而使其功能恢复正常。这种针刺的调整作用，是与机体正气的盛衰和功能状态密切相关的。

（2）腧穴的特性：腧穴的主治作用不仅有其普遍性，而且某些腧穴还具有相对特异的治疗作用。如关元、气海、足三里等穴具有强壮作用，多用于补虚，扶助正气；少商、中冲、十宣等穴具有泻邪的作用，多用于泻实，疏泄病邪。故临床应在掌握腧穴共性与特性的基础上，根据患者的体质、病情、病位等综合辨证，选取合适的穴位，采用适当的治法和针刺手法，才能收到良好的补泻效果。

（3）针刺手法：上述影响针刺补泻作用的因素，主要是指在针刺入人体腧穴后，机体在针刺基本手法操作中发生的双相良性调节反应。而运用特殊而适当的针刺补泻手法，不仅可使这种良性的调整作用加速、加强，还可以人为地改变和控制机体的反应状态，引出更适宜于调整机体阴阳平衡的针刺感应。因此，同一患者，在同一时间、同一孔穴内针刺，由于手法的操作方式由行针基本手法改用特殊的针刺补泻手法，患者的机体反应也会发生相应的改变，或出现特定的针刺补泻反应。这也是针刺基本手法与特殊补泻手法的主要区别。

4. 注意事项 一般而论，补法均以轻捻、慢按轻提为基本操作，捻针频率较慢，幅度较小，留针时间短；而泻法则以速按慢提为主，捻针幅度较大，留针时间较长。某些补泻手法，大多来自不同年代的个人临床总结，由于受到当时历史条件的限制，精粗混杂是可以理解的。而现在，我们要通过临床实践加以验证，去粗存精，去伪存真。例如，纯属寓意的"呼吸补泻"和"开阖补泻"，无实际的临床价值，可舍弃之。又如"以口温针为补"，这种污染的针法，今天更是不可取。因此，补泻的手法和运用，是一项很值得重视和探讨的内容。

（四）分级补泻手法对体表原穴电流阻力变化情况的观察

20 世纪 80 年代，陈全新教授继续致力于针刺补泻手法的研究。他采用经络测定仪，测定分级补泻手法对 40 例体表原穴电流阻力变化情况，作为观察的一项参考指标。

实验表明：①十二经原穴电阻的改变和相应脏腑的病证有密切关系。如测定的低数低于平均数 1/3 或 1/2，多表示该经病属虚；反之，则多表示病属实。②对虚证用补刺可使该经低数上升或超过平均数，而实证用泻法则可使该经高数下降或接近平均数。从测定数的变化可以理解为补泻手法是通过调整脏腑阴阳而起到补虚泻实的作用。

举例：

聂某，女，27岁。诊断：慢性肾炎（肾阳虚）。

十二经原穴测定平均数为23.1（肾经低数为10）。经用平补刺右复溜，测左侧肾经低数渐上升至30，退针后仍保持25。治疗后眩晕、腰痛均改善。

文某，男，26岁。诊断：胆绞痛（胆火郁结）。

十二经原穴测定平均数为42（胆经高数为80），经用大泻左阳陵泉，右侧胆经渐下降至45。当泻刺操作期间（并用导刺手法），患者自觉有麻痹感自足外侧抵胁下，刺后5min则痛顿失。

（五）补泻的不及与过之实例分析

临床实践证明，补泻手法施用适当与否，对疗效有直接影响。补或泻刺过之（过量刺）或不及（不足量刺）而导致治疗失败，甚至引起病情恶化的事例屡见不鲜。现举例如下：

有一何姓女患者，年40岁，因病内服0.25g氯霉素后全身出疹，翌日则现不完全肢体瘫痪，初诊时由家人背负来诊。症见神志清，形体虚胖，面色灰暗无华，语言低沉，并伴心悸、眩晕等。

体检：心肺正常，腹平软，肝脾未及，血压90/60mmHg，四肢皮肤微凉，肌张力明显减退，肢体不能自主提举，皮肤感觉存在，未发现病理神经反射，舌淡，苔薄白，脉沉细。证脉合参，诊断为痿证。治用补益气血，乃为之温灸百会，补刺曲池、足三里等穴。当针刺进穴内3分许，则现气至，患者自感酸麻向指趾扩散，稍加慢按轻提补法反应尤强，并渐感针刺部有轻微烘热，可见针刺循经远端指趾微颤动，故在卧针期间只间歇用轻补的刮针法，强度以患者有舒适感为度。针灸后病者眩晕减，肢体活动稍改善。五诊后患者可自行持杖步入诊室。第六诊由他医治疗，在刺法上用烧山火补法，以图加速肢体功能的恢复，运针时患者肢体搐动，操作者仍按古法行针，因患者不能忍受致汗出、心悸而中断，术后患者感遍身皆痹，原已康复的活动功能顿失，需由家属背负离院。下诊，仍用原轻补法调治一周才渐有起色，再治月余而愈。

这一例在治疗中病情突然恶化的事实说明，虽然同一患者，用相同的治则，但在具体运用时脱离了整体辨证的原则，忽视了个体差异性，所用的刺法虽同属补的范畴，但却犯了"过之"之忌，不但达不到治疗目的，反而导致病情逆转恶化。

另外，"不及"的刺法，也同样达不到预期的效果。例如，中暑昏厥证，患者表现为神昏肢厥，面色苍白，脉微若绝，血压下降，甚至血压不可测知，从辨证来看，均属一派虚象，治则应"虚则补之"。但在施治时，如果补刺的量脱离了针下气至情况和当时的病情，只用一般的补法，收效必然甚微，需用大补刺法，方能奏效。陈全新教授曾治一例杨氏患者，男，24岁，因中暑昏厥而急救，经用常规补刺人中、内关、足三里、涌泉等穴，发现针下均虚；再用催气辅助，疗效仍不显著。通过病机分析，顿悟此病由于暑伤心阳、阳气外脱而起，脏腑经络气血气化功能衰弱，故用常规补刺法，已不足以挽回欲脱之阳气，必须运用大补针刺，才能激发和旺盛脏腑经络气血功能，达到回阳救脱之目的。遂转用慢按速提与小角度捻转、提插相结合的大补法。经持续运针数分钟，病情明显好转，始见脉起，肢暖汗止，继而神志渐清，待血压回升才留针。留针期间，间歇用上法运针，至病情稳定后才退针。以后运用同样补法治疗多例脓毒症休克患者均取得较好疗效。

三、行气法

（一）陈氏行气法

针刺得气后，采用相应手法使针感沿经脉循行路线向病所或远处传导的现象，称为循经感传和气至病所。而促使循经感传的针刺手法称为行气法。包括捻转、提插、针向以及循摄、引导、按压、关闭等手法内容，临床上可根据具体情况结合应用。陈全新教授十分重视行气手法，认为气至病所是取效的关键。常用以下几种运针行气的方法。

1. 针向行气　针刺达到一定深度，行针得气后，将针尖朝向病所（或欲传导之方向），再次刺入或按针不动，常可促使经气朝该方向传导。《针灸问对》说："得气，便卧倒针，候气前行，催运到于病所。"一般来说，针尖方向与针感传导方向相一致。临床上可在进针时即将针尖直指病所，然后行针得气，得气后再用行气手法逼气上行至病所。

2.捻转提插　以针向行气为基础，施小幅度快速提插捻转，可促使针感循经传导。《针灸问对》说："将针提按，或进或退，使气随针到于病所。"《针灸大成》说："内捻针使气下行至病所""外捻者令气向上而治病"，即是其例。

3.按压关闭　充分运用押手，按压针柄或按压针穴上下，以使针感向预定方向传导。按压针柄法，即术者用中指和无名指放在针柄之下，食指按压针柄，持续按压10~20min，此法需在针向行气基础上进行，其用力大小可根据得气感应的强弱程度来决定。按压针穴法，即用左手拇指按压针穴上下，关闭经脉的一端，并向经脉开放的一端缓缓揉动，向针尖加力的方法。《金针赋》说"按之在前，使气在后；按之在后，使气在前。"即按压针穴上方，可促使针感向下传导；按压针穴下方，可促使针感向上传导。

4.循摄引导　本法可在进针前或进针得气后应用。在进针前，先循经脉路线用拇指指腹适当用力按揉1~2遍，再用左手拇指指甲切压针孔，直至出现酸麻胀感沿经传导，再行进针。在进针得气后，可将左手4个手指（拇指除外）垂直放在皮肤上，呈一字形排开放在欲传导的经脉上，在行针（捻转提插）的同时一起加力揉动，或逐次反复加力。各指位置在经脉路线上亦可以不固定，而是在其适当部位（如较大穴区或针感放散受阻部位）进行循摄按揉。前者可用于头面及距病所较近的针穴处，后者则用于距病所较远的远道穴位。

（二）历代医著对行气法的论述

综观历代有关文献，针刺手法大都以进退、提插、捻转，以及针刺方向、深浅为基本内容，通过临床实践逐步充实、完善，确定下来种种适合于临床实际的针刺手法，如各种单式、复式补泻手法，以及辅助手法，等等。

1.循摄行气法　《金针赋》云："循而摄之，行气之法。"操作时用押手拇指、食指、中指三指指腹在所刺穴位的经脉循行路线上下往来轻柔循按，促使经气运行，气至病所。其作用为激发经气，促使经气运行、气至病所，临床上多用于经气不足，气虚滞涩不行或得气后气行缓慢的虚证患者。

2. 弹针行气法 《针经指南》说："弹者，凡用针时，可用大指甲轻弹针，使气疾行，如泻，不可用也。"《针灸大成·经络迎随设为问答》说："弹而努之者，是用指甲弹针，令脉气膹满，而得疾行至于病所也。"操作：用大指指甲轻弹针柄，促使气至病所。临床常用于虚证难以得气，气行缓慢者。

3. 深浅行气法 以病位深浅，病证虚实寒热而定深浅刺法，《医学入门》云："凡除寒热病（浅），宜于天部行气；经络病（中），宜于人部行气；麻痹疼痛（深），宜于地部行气。"临床上也常依据得气与补泻要求定深浅，针刺后浅部不得气，宜插针至深部以催气；深部不得气，宜提针至浅部以引气。有些补泻手法要求先浅后深，或先深后浅等。

4. 提插行气法 又称提按法，具有催气、行气，促使针感扩散，气至病所的作用，为行针的基本手法。常结合在"龙虎龟凤"四法中。古代医家在《难经·七十八难》"推而内之是谓补，动而伸之是谓泻"的启发下，将提插法应用于针刺补泻，或偏重于提，或偏重于插以调和阴阳之气。

5. 捻转行气法 《灵枢·官能》中"切而转之""微旋而徐推之"为行针的基本手法，其配合提插以催气，配合针向和呼吸以行气，临床应用时，需根据辨证调控捻转角度大小与指力轻重，并配合提捻法、动法、摇针法等复合手法，最终实现导气至病所的治疗目的。单向捻针又称搓针法，多用于实证和体质壮实者。

6. 针向行气法 行针得气后，根据针感强弱及其传导方向等情况，及时调整针向，以催促气至病所。《针灸大成·经络迎随设为问答》说："转针向上气自上，转针向下气自下，转针向左气自左，转针向右气自右。"《金针赋》中的"青龙摆尾"、《针灸问对》中的"纳气法"，均是行针过程中变换针向以行气，从而促进针感传导的方法，临床常配合提、弩、按、推、捻等辅助手法应用。

7. 按压行气法 《金针赋》："按之在前，使气在后；按之在后，使气在前，运气走至疼痛之所。"行针得气后，按压针穴上下，控制针感传导方向，以获气至病所之效。临床上作为辅导手法，多与针向调气法配合，用于治疗各种疼痛。

8.导气法　有两种含义：①通过意念的诱导，使医患之气相结合于针下，而行调气之法。即通过心理诱导调整患者的精神状态，使之接受针刺治疗，此所谓神与气相随，易于得神取气。②《灵枢·五乱》："徐入徐出，谓之导气，补泻无形，谓之同精，是非有余不足也。"指出进针后均匀地提插捻针，针感舒适以得气为度，不具有补泻效应，其作用在于引导脏腑经络中互扰的清浊之气，恢复正常的阴阳平衡。

（三）现代医家对行气法的认识

气至病所是为人们所公认的提高针治疗效的重要因素。经临床大量观察、研究证实，通过激发经气，可以控制感传，使其直达病所，达到气至效速、针下痛止的目的。这也是行气法的关键所在。

行气法与"气至病所"："气至病所"是指在针刺后经气从刺激点开始到达病所的一种针刺手法，古今医家都很重视。《黄帝内经》明确提出"刺之要，气至而有效"，强调了在针刺治疗中，"气至病所"对于临床效果的重要性。

1.现代"气至病所"激发方法　"气至病所"关系到临床疗效，但是，在临床实践中，出现"气至病所"的情况较少，主要是由于"气至病所"须在"得气"和"循经感传"的基础上实现。20世纪70年代的一项调查结果显示，"循经感传"的出现率在人群中只有1%左右，而使"气至病所"成为可能，也是研究经络应用的一个主题。

激发"气至病所"的方法很多，传统的针刺手法就是其中之一。有人结合治疗，观察28例患者，采用反复轻微捻针伴以小幅度快速提插的手法激发，所得气感传导多在局部（92.8%），超过两个关节的仅占7.2%。刺激持续30min后，气感传导局限于局部的明显减少（25.0%），超过两个大关节者明显增多，达67.8%。在接受第1次治疗的当天，气感传导超过三个大关节者不多（28.5%），而经过30~40次激发后超过三个大关节者明显增多，达到85.7%。如果配合传统手法，如推、按、循、扣等来控制气感的传导方向会使"气至病所"率明显提高。除上述手法外，用循经加热与电针刺激相结合的方法，效果亦很显著。此外，用热水浴、提高室温、气功入静等方法也可激发"气至病所"。

从"气至病所"的几个重要特征以及其激发来看，"气至病所"现象并不是一种单纯的主观感觉现象，它是具有明确客观效应的，而且其特征的存在不是孤立的，而是与人体各方面功能的调节过程密切相关。

2."气至病所"的现代研究　"气至病所"可以提高临床疗效，那么，其作用的途径是什么呢？

"气至病所"作为重要的经络现象，早已引起广大科学工作者的关注。特别是进入20世纪70年代，许多不同专业的研究者，运用现代化科学技术，从多个角度对循经感传形成的机制进行了由浅入深的积极探讨，取得了非常可喜的成就。总结归纳研究成果，至目前为止，可将诸论点分为两大派别，一种是"中枢兴奋扩散"观，另一种是"外周动因激发"观。当然，也有一些学者持中立态度，将上述两者综合起来分析问题，也具有一定的科学性。无论是中枢观还是外周观，都是根据临床观察和实验结果产生的，各自有其科学依据。

（1）中枢兴奋扩散观：持此类观点的学者认为，循经感传的基本过程是在中枢神经系统内进行的，也就是说，感传最后达到"气至病所"的实质就是兴奋在中枢神经系统（特别是大脑皮层）内的定向扩散，虽然感传循行于外周，实际则在中枢。以下是一则临床的现象，用以证明该观点的正确性：

幻肢感传现象的存在。1961年北京医学院（现北京大学医学部）对15名截肢患者中的12例有幻肢痛或患肢感的患者，针刺其断肢残端上的穴位仍能引起循经感传，并可通达已不存在的肢体末端，这一现象是发生在已失去外周物质基础的情况下，说明此时的循经感传主要是中枢因素发挥作用的结果。有人测查了55例截肢病员的残肢，发现有循经感传并通向幻肢者34例（61.82%）。这些出现于幻肢的幻经感传，同样具有循经性、可阻滞性和慢速传导等一般循经感传的特性。所以，幻肢感传是中枢观的最有力证据。

但实际上，目前仍存在许多用中枢学说观点无法解释的问题。例如，按现在的神经解剖和神经生理学中关于体感传入系统功能定位的知识，很难对足三阳经、任督二脉等跨越身体多个部位的感觉传导路线作出合理解释。

（2）外周动因激发观：持该观点的学者认为，循经感传现象的本质可能是体表存在某种沿经脉路线传导的"动因"（如生物电、化学递质或机械波等），该动因通过逐次激活外周神经末梢或特定组织结构，引发神经冲动序列化传递至中枢，最终形成主观感知的循经感传路径。

在临床上，截瘫患者身上出现的"跨越式"传导也恰能说明在体表某些失去感觉的区域内，仍有某种依照其固有路线而进行的传递过程继续进行，只是该区的传导未被大脑所感知，一旦传导跨出感觉障碍区后，又再度被高级中枢感知。这说明产生感传的物质结构基础不在中枢而在外周。

循经感传可被机械压迫、液体注射及冷冻降温等直接作用于外周的理化因素所阻断，也是反驳"中枢观点"的有力证据。

但是该观点也只是一种设想，尚待进一步证实。因为它无法解释幻肢感传、自发感传和气功诱发入静可以提高感传，以及情绪变化对感传也有影响等许多事实。因此，探求"气至病所"的机制，有待我们进一步研究。

"气至病所"作为一种临床现象，如何正确地激发控制这种现象，对提高临床疗效有着重要意义。

（四）实现气至病所的注意事项

陈全新教授认为施行行气法的前提是患者体质较好，对针刺较敏感，如果是体质较弱不易出现感传者，除了行气手法的应用，还应注意一些问题。运用行气法必须以针刺得气为基础，只有通过针刺激发了人体经脉之气，才有行气之可能。要想激发经气，使针刺感应达到病所，应注意以下几点。

1. 明确诊断，确定疾病属经　经脉本身具有"经脉所过，主治所及"的生理功能，同时每条经脉又有其所属的脏腑和证候表现。要想达到经气行至病所，就应掌握经络的基本理论，辨清疾病的属经，运用以症定经、以经治病的法则，使病、经、穴相应，才能激发失调的经气，实现气至病所。

2. 分清虚实，给予适当刺激　疾病有虚实之分，机体有弱强之不同，要想使行气成功，达到气至病所，就必须根据患者体质、疾病的具体情况，给予恰当的针刺。一般针下以轻度或中度得气为宜，即患者自觉针下酸、麻、胀，医者指下无沉紧或有少许沉紧感，只有这样才能唤起机体反应，激发经气，使气血调达，经气通畅，针感沿经上下而远达于病所。反之，不分疾病虚实、机体强弱、墨守成规，一味追求手法、刺激量，均给予重度得气，不因人施针，则不利于激发经气至病所。

3.针刺方向准确，深度适当　能否出现感传，使气行至病所，与针刺的深度、方向有一定关系。一般使针刺感应进入病区，需将针尖斜向病所。如《金针赋》所说："退针至人之分，待气沉紧，倒针朝病，进退往来。飞经走气，尽在其中矣。"这样可使感传走向病所。掌握针刺方向后，还应注意针刺深度，过深过浅均不合适。针刺过浅，针仅进入皮肤或浅筋膜等组织，一般只会有轻胀感；针刺较深，四肢部腧穴多出现向远端的触电样放散感。临床实践证明，要想激发经气，使感传循经进入病所，就必须将针刺入一定的深度。《灵枢·官针》说："已入分肉之间，则谷气出。"可见将针刺于肌层内是产生感传较为有效的深度。据临床统计，针刺四肢部穴位出现感传者，根据部位不同，其深度分别在5~30mm。较为缓慢的放散性循经感传也多出现于肌层之中，进一步证明"经脉十二者，伏行分肉之间"是有一定道理的。

4.掌握时机，慎守勿失　如前所说，行气法是以针刺得气为基础的，故在运用行气法时，应细心体会针下的细微变化。一旦针下得气，就应及时配合行气手法，激发经气循经感传。施行气手法时还要随时注意察气，调整针感的性质，针刺的深浅，尽量使针下保持酸、麻、胀感。针感循经上行时，则应持续小幅度捻转、震颤针体，使经气趋向病所。

在行气的操作过程中还应注意保持环境安静，患者无干扰。术者要全神贯注地认真操作，患者应宽衣解带，身心放松，并仔细体察针感，给医者以积极的配合。

陈全新教授曾治一12岁女孩，患者平素体弱，近月因低热、眩晕、腹部不适，以后则渐现右侧肢体软瘫，诊见患者神情怠倦、面色无华、患肢肤冷、知觉脱失、抬举无力，舌淡、苔薄黄腻，脉沉细。按症脉合参：患者体质本虚，气血不足，复因湿热邪郁积阳明，致气机凝滞，宗筋失束而成痿证。根据古人"治痿独取阳明"经验，针用补法刺手、足阳明经曲池、足三里等穴，但针下均虚，经三诊效不显，细思患者气血虚弱，脏腑经络功能必然低下，故虽用补法，短时难以旺盛气机，乃于治前先用手循按手、足阳明经，并悬灸心、肝、脾、膈、肾等俞穴，然后再针刺。经反复"催气"辅助后，针感渐现，而疗效日显。当针下气能循经向远端扩散时，病情已大减。最后治疗三疗程（30次）而获痊愈。以后依此法治疗多例针下虚的病证，均取得较满意的疗效。

通过临床实践观察，发现古人关于"气速效速，气迟效迟，气不至不治"的说法有一定依据，但也不是绝对的。如能从整体治疗观念出发，用积极的催气措施，促使脏腑经络气血功能旺盛，就可有效地带动病变的不利因素向有利的方向转化，掌握治疗上的主动权。

四、针刺得气

得气，出自《素问·离合真邪论》："吸则内针，无令气忤，静以久留，无令邪布；吸则转针，以得气为故。"在针刺过程中采用相应手法，使患者针穴局部和所属经脉出现某些感觉，并取得一定疗效的反应，古时称为"得气"或"气至"，现在则称为"针刺感应"，简称针感。

（一）陈全新教授针刺得气经验

1.针感明显，疗效确切　陈老在针刺过程中十分重视得气这一环节，认为针感明显，效果就好。《灵枢·刺节真邪》："用针之类，在于调气。"针刺的根本作用在于通过针刺腧穴，激发人体内的正气，调整阴阳的偏盛偏衰状态，从而达到防治疾病之目的。针刺后针下气至或出现传导，往往说明经气畅通，气血功能良好，并通过经脉、气血的通畅，调整了元神，使元神发挥其主宰功能，则相应的四肢百骸、阴阳脏腑功能亦可平衡协调，消除病痛，此即"阴平阳秘，精神乃治"。因此，针刺得气是取得预期疗效的前提，即前人所说的"针刺贵在守神得气"。《灵枢·九针十二原》曰："刺之要，气至而有效。效之信，若风之吹云，明乎若见苍天。"形象地描述了针刺得气与疗效的关系。

由于针刺所得之气是人体正气、真气等反应，从针刺得气情况的速迟，可以推知机体正气的盛衰，从而判断疾病好转或恶化趋向，或针治疗效的快慢，对病情的转归预后能有一基本了解。《金针赋》说："气速效速，气迟效迟。"《针灸大成》也说："针若得气来速，则病易痊而效亦速也；气若来迟，则病难愈而有不治之忧。"一般来说，得气迅速多是人体正气充沛、经气旺盛的表现。正气足，机体反应快，获效相应也快，病易于痊愈。经气迟迟不至者，多是人体正气虚弱衰退的表现，神气不能及时相应，机体反应必然迟缓、获效相对也慢，病不易向愈。若经反复运用各种行针候气等手法后气仍不至者，多属机体正气衰竭，预后多不良。临床常可见到，初诊时针刺得气较迟或不得气者，通过针刺等方法治疗以后，逐渐出现得气较速或有气至现象，说明机体正气渐复，疾病向愈。

另外，针下所得之气尚有正气、邪气之分，医者可以通过细心慎审针下的感觉，分辨出是人体正常功能反应之正气，还是病理反应之邪气。根据正邪之不同，辨别人体气血、阴阳等的盛衰情况，可作为进一步确立补泻手法的参考依据。因此，得气既是采用补泻手法的前提，也是产生补泻作用最基本的先决条件。

2. 得气具有医患双方两方面的表现　陈全新教授认为得气是由医患双方在针刺过程中分别产生的主观感觉与客观效应组成的，可通过各种临床表现而察知。

（1）患者的主观感觉：在针刺之后，患者针穴局部和所属经脉路线上可出现不同性质的针感，主要有酸、胀、重、麻、凉、热、痒、痛，局部肌肉松弛或紧张，甚而有上下传导的触电感、水波样感和气泡样感，有时还可出现蚁走样感或跳跃样感等。

（2）术者的手指触觉和客观诊察：施术者通过自身的手指触觉，常可掌握针下得气的情况。通过术者持针的手指触觉，在针刺得气后常有一种"如鱼吞钩饵"的感觉出现，此时针下由原来的轻松虚滑慢慢变为沉紧重满。充分运用押手的指感，亦可辨析得气的情况，如可触知肌肉紧张、跳动和搏动感，所谓"如动脉状"者即是得气征象。

3. 多用催气法促使得气　催气法是针刺入穴位后，通过相应手法，促使经气流行、气至针下的方法。常在针刺未得气时应用。陈老对于催气法运用颇有心得，常用循经循按和循经悬灸的方法。循经循按是在未得气时，循经脉轻柔地来回往返循、按，可催使针下得气，是按摩与针刺配合的过程。循经悬灸常用回旋悬灸法，艾条熏灸针穴四周，或循经来回移动，并配合行针，促使针下得气。

（二）历代医著对得气的论述

1.影响得气的因素　　影响针刺得气的因素很多，主要与患者体质、医生的医术医德以及环境因素有关。

（1）得气与患者的关系：针刺得气与患者的精神状况、体质强弱和机体阴阳盛衰关系密切。新病、体质强壮、病证属实者，针后出现感应较快、较强；久病体衰、病证属虚者，针后得气感较慢、较弱，甚至不得气。

另外，《灵枢·行针》中指："重阳之人，其神易动，其气易往也。"此种人阳气偏盛，神气敏感，容易为针所触动，针刺得气较为迅速，并可出现感传。"阴阳和调，而血气淖泽滑利，故针入而气出疾，而相逢也。"此种人是指阴阳之气基本协调、平和者，气血润泽通畅，身体较为健康，故针刺时反应既不迟钝，又不过度敏感，得气较为适时而平和。而"阴气多而阳气少"则属于阴气偏盛者，此种人多需经过一定的行针过程后方有反应，或出针后针感仍然明显存在。这些论述和见解已被我们临床实际情况所证实，可作为针刺得气快慢与否的参考。另外，因为疾病的关系，可以发生某一部分感觉不正常现象。如中风半身不遂者的患侧肢体大多只有痛感而没有酸麻感；面瘫者患侧的面部感觉较为迟钝；患有慢性风湿病者，可有某一部分局部感觉迟钝，对针刺得气反应不敏感；而肢体麻痹者的患侧肢体一般没有针下沉紧的感觉。因此，对不同的患者，不同的针刺部位，有不同的得气要求，不应不分情况一律要求针下出现同样的针刺感应。在针刺过程中，由不得气逐渐轻微得气，得气慢而渐快，是病情好转的表现；反之，则为病情加重的征象。

（2）得气与医生的关系：《灵枢·邪气脏腑病形》："中气穴，则针游于巷。"取穴不准，操作不熟练，都是影响针刺得气的因素。若医生在施术时精神不集中，注意力分散，不能"治神"，也会影响针刺得气。

（3）得气与环境的关系：环境因素无时无刻不在对机体产生影响。

在春夏季节，气候温暖，针刺容易得气；秋冬季节，气候寒冷，针刺较慢或不易得气。正如《素问·八正神明论》所述："天温日明，则人血淖液而卫气浮，故血易泻，气易行；天寒日阴，则人血凝泣而卫气沉……是以因天时而调血气也。"一般而言，在气候较为温暖的情况下，针刺容易得气；而在气候较为寒冷时，针刺得气较慢或不易得气。同时，针刺时环境的好坏也可以对得气产生影响。临床诊疗时环境安静，病者体位舒适、放松、自然，空气清新，针刺容易得气；反之，诊疗环境噪乱，干扰较多，患者采用强迫、不适的体位，空气恶浊等，针刺则不易得气。

2.针刺不得气的处理　针刺时，如不得气或得气较迟时，要采取相应措施，促进得气，以提高疗效。

（1）候气法：《针灸大成》曰："用针之法，候气为先。"当针下不得气时，需取留针候气的方法等待气至；亦可采用提插、捻转等手法，以待气至。前者为静留针候气法，后者为动留针候气法。正如《古本难经阐注》所说："若久留针而气不至，则浮刺于卫分，左转以待其气。"

（2）纠偏法：针刺不得气或得气迟缓，可能是因腧穴的体表定位不准，或针刺入腧穴的角度、方向、深度和强度不适所致。腧穴是脏腑、经络之气输注于体表的特定部位，刺中腧穴是得气的前提条件。针刺得气既要取穴准确，更要掌握熟练的针刺手法。

（3）益气法：对于少数机体虚弱，正气不足，而致针刺不易得气的患者，在其强身保健的腧穴上加强补益手法；或在腧穴上采用温针法、艾灸法温经行气；或针药并用，使正气渐复，经络气血通畅，机体达到"阴平阳秘"的正常状态后，即易得气。

3.催气法　催气法是针刺入穴位后，通过相应手法，促使经气流行、气至针下的方法。常在针刺未得气时应用。陈会《神应经》首倡催气之法，他说："用右手大指及食指持针，细细动摇进退，搓捻其针如手颤之状，是谓催气。"常用的催气手法有行针催气、押手催气、熨灸催气三种。

（1）行针催气法：包括适度的捻转、提插、颤法（震颤术）、捣法（雀啄术）、飞法（凤凰展翅术）和弹针、刮针等。徐出徐入的导气法和平针法，亦属此范畴。一般而言，频率快、幅度大、用力重者，针感可疾速而至且较为强烈；频率慢、幅度小、用力轻者，针感徐缓而至且不甚强烈。颤、捣、飞法针感明显，弹、刮之术针感较为平和。

（2）押手催气法：包括爪切、循、摄、按揉穴位等方法，弹穴法亦属此范畴。这些方法在未得气时应用，可催使针下得气；如在得气后应用，又可促使经气流行、上下传导。一般而言，上述方法都应和行针催气法结合使用，这是按摩与针刺配合的过程。循、按法作用相对缓和，爪切、摄法则作用较强。

（3）熨灸催气法：熨法指温热物体（如炒盐、炒药、热水袋）用布包裹后贴敷于穴位、经脉，或上下来回移动，以促使针下得气的方法。灸法，常用回旋悬灸法，艾条熏灸针穴四周，并配合行针，促使针下得气。上述两法常用于虚证、寒证。

4.守气法　在针刺得气后，慎守勿失、留守不去的方法，即为守气法。《灵枢·九针十二原》指出："粗守形，上守神……粗守关，上守机，机之动，不离其空，空中之机，清静而微。"说明上工治病重在守神，着重了解疾病内部气血的变化情况，针刺治病的关键在于掌握气至的时机，给予适当的补泻手法。《灵枢·小针解》说："上守机者，知守气也。机之动不离其空中者，知气之虚实，用针之徐疾也。空中之机清净以微者，针以得气，密意守气勿失也。"论述了守神和守机的重要性，首次提出了"守气"和针刺得气后密意守气的思想。说明守气法具体应用时，应仔细辨认针下气至，得气时不要随便改变针刺方向和深度，宜手不离针，持针不动，针尖不要偏离已得气之处。或用治神法贯气于指，守气勿失，令经气陆续而至，绕于针下。《针灸大成》说："宁失其时，勿失其气。"针灸界有"得气容易守气难"之说，都说明得气宜"不离其空中"，慎守其"清净以微"之机者。

《素问·宝命全形论》不仅指出了针刺守气的重要性，而且详细论述了守气方法。指出"经气已至，慎守勿失，深浅在志，远近若一，如临深渊，手如握虎，神无营于众物"。《素问·针解》对上文亦进行了解释："经气已至，慎守勿失者，勿变更也；深浅在志者，知病之内外也；近远如一者，深浅其候等也；如临深渊者，不敢惰也；手如握虎者，欲其壮也。神无营于众物者，静志观病人，无左右视也。"

临床常用的守气法有以下三种。

（1）推弩守气法：左手用力按压或关闭穴位，右手握针，使针尖持续顶着有感应的部位，推弩针柄或拇指向前、向下用力，使针尖不脱离感觉，维持一定时间。多用于补法守气。

（2）捻提守气法：左手用舒张进针法将针刺入，得气后放松押手，使针尖拉着有感应的部位向外或向后捻提，维持一定时间。多用于泻法守气。

（3）搬垫守气法：针下得气后，将针柄搬向一方，使针尖朝向病所，用手指垫在针体与穴位之间，顶住有感应的部位，维持一定时间。本法补泻均可使用。

（三）得气理论探讨与经验之谈

陈全新教授认为针刺手法的核心是以"得气"为主。如《灵枢·九针十二原》所说："刺之要，气至而有效，效之信，若风之吹云，明乎若见苍天，刺之道毕矣。"得气是由医患双方在针刺过程中分别产生的主观感觉与客观效应组成的。如果取穴及刺法得当，当体内经气与针连接而现得气（针感）时，除接受针刺者感到针刺部有酸、麻、胀、痹、重压感在局部或向远端肢节扩散外，操作者也可感到针下沉紧、冲动、针体转动有吸力，并可见针刺部附近的肌肉抽动，或经脉循行部的肌肉、肢节跳动，这些都是"得气"的指征。特别是后两项可感知的客观指征，对判断不能合作的患者（如昏迷患者或儿童）是否得气，具有重要的临床意义。

1. 患者主观感觉　不同性质的针感，与机体反应、病证性质和针刺部位有密切关系，并与相应手法的操作有关。

酸感，多见于局部，有时亦可放散至远端，特别在深部肌层、四肢穴位处多见，腰部次之，颈、背、头面、胸腹少见，四肢末梢一般无酸感出现。胀感，较多见于局部，多在酸感出现前感知，时而呈片状向四周放射，犹如注射药液所呈现的物理压迫感，常见于四肢肌肉丰厚处。重感，即沉重的感觉，犹如捆压似的，多见于头面、腹部，以局部为主，基本上不放射。麻感呈放射状态，多见于四肢肌肉丰厚处，有条状、线状或带状等。痛感多见于局部，以四肢末端或痛感敏锐处为重，如十二井穴、人中、涌泉、劳宫等。在针尖缓慢穿过表皮、手法不当、针尖触及骨膜或血管时亦可出现痛感。

触电样针感：呈放射状，可快速放散至远端，多见于四肢敏感穴位。当针尖刺及神经干时亦可产生触电样感觉，并引起肢体搐动，可能让患者感到不适。

水波样或气泡串动样感觉：常在四肢和肌肉丰厚处出现，会循经上下传导，可让患者感到舒适。

痒感和蚁走感：常出现在留针期间，皮肤瘙痒难忍，犹如虫蚁上下行走。

跳跃感：指肌肉跳动或肢体不随意上下拍动，为较强手法刺激后所出现的一种针感。

2. 医者的感觉　望、触、问诊是术者辨析得气的常用方法，在临床上可结合应用。如应用透天凉手法后，皮肤温度会有所下降，患者诉局部有吹凉风似的感觉；用烧山火或其他可诱导热感的手法后，皮肤温度会有所上升，患者诉局部或全身有温热感觉，甚而可出汗湿润、面部烘热等，这都需要通过仔细诊察而得知。

施术者随时注视病人的面部表情，是及时掌握手法轻重和得气程度的方法。针感徐缓而至，患者感觉舒适，面部呈现平稳坦然的表情；针感紧急而至，过于强烈，患者不堪忍受时，面部则可出现痛苦的表情，如皱眉、咧嘴，甚而呼叫啼哭，此时术者须立即停针观察。

在针刺过程中，针刺得气还可通过一些客观征象表现出来，如肌肉颤动、蠕动和肢体抽搐、跳动等。这些针感的表现与针刺得气的性质、手法刺激的强度有关。手法轻柔时，可见针处局部紧张或肌肉颤动；手法较重时，肌肉或呈搐动样；手法很重时，则可见肢体上下抽搐。如用强手法针刺三阴交、极泉穴治疗上下肢瘫痪时，可见上下肢连续抽动。又如施以行气针法时，针刺肩髃可触及腕部肌肉颤动，针刺环跳时可触及踝部昆仑穴处肌肉颤动等。

值得指出的是，有些患者在针刺后虽然没有明显的针感，但临床症状有所改善，功能有所恢复，称为"隐性气至"。这种现象常出现在远端取穴和耳针、腕踝针、眼针、头针等施术过程中。在治疗中风偏瘫，取对侧顶额前斜线，行抽气法或进气法时，针下有吸针感，局部并无明显感觉，而患者肢体运动功能迅速恢复，即是其例。因此，我们强调"气至而有效"，并不是要求每个患者都要有强烈的针感，而是要在针刺适度、取穴得当的前提下，寻求有效的得气感应，从而提高疗效。从这个意义说，"有效即得气"的观点无疑是正确的。

3. 不得气原因　针下虚，如扎豆腐，患者受针部位毫无感觉是不得气的现象。针下气至不显，除了要考虑穴位与刺法是否准确外，还要注意个体的差异性。一般而论，体质强壮、对针刺敏感或不耐针刺的患者，针感多明显强烈；体质弱、气血虚、对针刺反应迟钝或耐受针刺的患者，针下气至多不明显，甚而微弱不现。如刺数穴，一部分得气而另一部分没有针感，这显然是取穴或刺法不当，应加以校正。但如果针下各穴皆无针感，且针下均虚，这种情况多见于气血虚衰或严重的病证，针灸对这类患者的疗效也较差。

五、行针法

（一）概述

陈全新教授的针刺操作包括很多内容，从进针、探寻针感（寻气）、施用补泻手法到退针，都有不同的操作手法，临床上常综合使用，现介绍如下：

进：即将针从浅层刺入深层（包括穿皮，探寻针感和施用补泻手法）。操作时可缓慢捻进或迅速垂直刺入，主要根据病情和刺入部位而定。

留：即针刺得气以后，将针体留置于穴内一定时间。留针在临床上有三种意义：一是候气，针感不明显时，稍留针等候气至，即《素问·离合真邪论》所说："静以久留，以气至为故，如待所贵，不知日暮。"二是保持针感，使气血调和，特别对发作性疾病如支气管哮喘、心绞痛等有解痉镇痛的作用。三是留针期间，根据病情需要再给予适量的刺激，以增强疗效。根据留针期间是否间歇行针，可分为静留针法和动留针法。

捻：即将针来回捻转。捻转是进针或退针常用的操作手法，同时也是催气和施用补泻的手法。一般来说，捻针角度不宜过大，且应往返回旋，以免引起滞针和疼痛。

捣：即将针快速上下提插，以增强刺激的操作方法。主要用于催气、行气，也称"雀啄术"。一般提插的幅度大、频率快，刺激量就大；反之，提插的幅度小、频率慢，刺激量就小。采用这种手法时，要注意患者反应，以免因刺激过强而引起晕针。同时，还要注意刺入部位，如针刺部位内有脏器时，不应捣刺（如期门、哑门等穴），以防刺伤脏器，引起医疗事故。分布在体表器官周围的穴位（如睛明、球后穴等），以及表浅的穴位（如百会、印堂等穴），均不宜用捣法，防止刺入过深，损伤器官，或刺入骨膜，增加患者痛苦。

颤：即进针后以小幅度、高频率捻转提插，如手颤般震动针体。是催气、行气的辅助手法。也称"震颤术"。

搓：即单向搓转针柄，使肌纤维适度缠绕针体，利用其牵拉作用以激发经气，加强针感与补泻作用。

飞：即用手持针，搓捻针柄，搓捻后立即放手离开针柄，一搓（捻）一放或三搓（捻）一放，如飞鸟展翅状的辅助手法。主要用于催气、行气。

刮：即用拇指指腹轻压针柄顶端，以食指或中指的指甲沿针柄由下而上频频刮动针柄，促使得气。《素问·离合真邪论》有"抓而下之"之法，姚止庵注云："抓，以爪甲刮针也。"这种运针法刺激较轻，可作为留针期间增强针感的辅助手法，也可作为补或平补手法的操作，适用于对针刺敏感的患者。

弹：即用手指轻轻弹动针柄或针尾，使针体微微震动，以加强针感，助气运行。此法多在获得针感后或在留针期间使用。《素问·离合真邪论》有"弹而怒之"之法，其后《针灸问对》亦说"如气不行，将针轻弹之，使气速行"。本法有催气、行气的作用，适用于得气迟缓的患者；对针下滞涩不得捻转者，轻弹数下也可使之转为和缓。

退：指术后将针退出穴位的方法。《金针赋》说："出针贵缓，太急伤气。"《针灸大成》指出："如出针至于天部之际，须在皮肤之间留一豆许，少时方出针也。"也就是说，退针不能一拔而去，宜将针缓慢捻转上提，待针尖至皮下后，稍作停留（防止骤然急拔引起患者恐惧或针口出血），然后将针退出，随即用消毒棉签按压针孔，并稍加揉按，以防出血并消除针孔不通感。

（二）临床常用行针手法

行针手法包括基本手法和辅助手法两类。

1. 基本手法　行针的基本手法是针刺的基本动作，常用的有提插法和捻转法两种。临床既可以单独应用，也可以相互配合运用。

（1）提插法：是将针刺入腧穴的一定深度后，进行上提下插动作的操作手法。把针由浅层向下刺入深层为插，从深层向上引退到浅层为提，如此反复上下的纵向行针手法即为提插法。在提插时运用指力要均匀一致，不宜幅度过大或频率过快，并应根据患者的体质、病情、腧穴所在的部位和医者所要达到的针刺目的，灵活调节提插幅度的大小、层次的有无、频率的快慢，以及操作时间的长短等。一般提插的上下幅度以 3~5 分为宜。通常认为，提插幅度大、频率快，刺激量就大；提插幅度小、频率慢，刺激量就小。

（2）捻转法：是将针刺入腧穴的一定深度后，以右手拇指、中指、食指持住针柄，进行前后的来回转动的操作手法，这种反复一前一后的行针手法称为捻转法。捻转的角度大小、频率的快慢、操作时间的长短，也应根据患者的体质、病情、腧穴和医者所要达到的治疗目的灵活运用。一般来说，捻转角度大、频率快，刺激量就大；捻转角度小、频率慢，刺激量就小。捻转的角度一般在 180°~360°。必须注意，捻转时不能只向单方向转动，否则针身容易被肌肉纤维等缠着，引起患者局部疼痛，或导致滞针、出针困难等。

2. 辅助手法　辅助手法是针刺时为了促使得气或为加强针感，用以辅助行针的一些操作方法。常用的辅助手法有以下几种：

（1）循法：是将针刺入腧穴一定深度后，以右手或左手的手指在所刺腧穴的周围或沿经脉循行径路，进行轻柔、徐和的上下循按或循摄。本法在未得气时应用，可以激发经脉中经气的运行，宣发气血，使之容易得气，有行气、催气的作用，适用于得气迟缓的患者。当针下邪气过盛，使针感过于沉紧或出现滞针时应用之，可使针下气血宣散而针感徐和。

（2）刮法：在针刺不得气时用之可以激发经气，促使得气。对已得气者可以加强针刺感应的扩散。也有病在下向下刮，病在上向上刮，以行气驱于病所之法。还有得气后由上至下刮为补，自下至上刮为泻之说。

（3）摇法：又称为摇针柄法、摇柄法。是将针刺入腧穴的一定深度后，用右手持针柄画圆如摇橹状或左右轻轻摇动。此法主要可以促进行气。如直立针身而摇，可加强针感，或由深而浅直立地将针随摇随提，用以出针泻邪。如卧倒针身，针尖指向病所，执而不转，一左一右，不进不退而轻轻慢摇，往往可以促使针感向病所方向传导。

（4）震颤法：又称为震法。针刺入一定深度后，用右手持针作小幅度的快速提插，如手指颤动之状。此法亦用于行气，可加强针感。

（5）搓法：又称为搓柄法。是将针刺入腧穴的一定深度后，用右手拇、食、中指持住针柄，如搓线状将针单向捻转二至三周，或五至七周，搓时大指向前或向后均可，应与提插法配合应用，以免肌肉纤维缠绕针身引起疼痛。如《针灸大成》所说："凡转针如搓线之状，勿转太紧，随其气而用之。若转太紧，令人肉缠针，则有大痛之患。"此法有行气、催气的作用。在控制针感传导时，可将针尖指向病所，然后应用搓法，多有促使针感传导之效。也有随搓随插为补，随搓随提为泻之说。

临床针刺时一般是以提插、捻转为基本操作方法，并根据具体情况选用不同的辅助手法。如刮柄法、弹法，可应用于一些不宜作大幅度捻转的腧穴；飞法，可应用于肌肉丰厚处的腧穴；摇法、震颤法、搓法可应用于浅表部位的腧穴。

（三）行针手法归类和历代医家对此的认识

现将有关运针手法的内容集中在一起，以捻转、提插、摆动三方面的动作为线索，从手法形成、操作、后世演化及临床意义几方面进行归纳和分析。

1. 捻转为主的手法　捻转运针的记载最早见于《黄帝内经》，如《灵枢·官能》："泻必用员，切而转之……补必用方……微旋而徐推之。"《素问·八正神明论》中记载："吸则转针……故命曰泻。"这里将捻转的轻重不同归结为"补"和"泻"。窦汉卿《针经指南》手指补泻十四法中有"捻"和"搓"，捻分为左转和右转，搓是指单向捻转，所谓"似搓线之状……"《神应经》："用食指连搓三下，略半分许，谓之三飞一退"，其中的"飞"就是搓。《金针赋》中"左捻九而右捻六"的"龙虎交战"手法是捻转补法与泻法相结合的手法。近代针灸家有的把"龙虎交战"手法分为热法与凉法，其操作方法与原意大致相同。《针灸大成·神针八法》描述的"凤凰展翅"和"饿马摇铃"手法则是以捻针幅度大小与速度快慢不同而分别补泻。

关于捻转的幅度，汪机曾明确指出："以食指横纹至指梢为则，捻针以大指、食指相合，大指从食指横纹捻上，进至指梢为左，为补；从指梢捻下，退之横纹为右，为泻。"捻转手法在临床上应用很广，不仅用于行针补泻，还用于帮助进针和进针后的催气、行气以及出针。

2. 提插为主的手法　提插类手法的最早记载见于《灵枢·官能》："泻必用员……伸而迎之，摇大其穴，气出乃疾。""补必用方……微旋而徐推之。"其中"伸"就是提的意思，"推"就是插的意思。《难经·七十八难》所说"得气，因推而内之，是谓补；动而伸之，是谓泻"，则具体表明了插和提的动作。"提""插"二字首见于《金针赋》。

以提插为主结合深浅层次和九六数组成了一系列手法，后世所谓的综合补泻手法或复式手法如"烧山火""透天凉"就是代表。这两种手法的记载以《金针赋》为最早，其操作主要由徐疾法中的三进一退或一进三退和提插法中的紧按慢提或紧提慢按结合九六数等法组成。现代针灸家提取烧山火、透天凉手法中提插补泻的核心内容，形成了各种热补凉泻手法，有的不拘九六数，有的则把三个层次简化为一个层次，有的加上其他手法。或用高频率的提插法，名为雀啄法，其操作是当针尖达到一定深度后，将针体提出插下，犹如雀之啄食，频频急速上下运动，专用于刺激穴位。

提插法在临床上的应用也相当广泛，常与捻转法相结合，有催气、行气、散气等作用。

3. 摆动为主的手法　摆动类手法作为一种独立的手法，在《针经指南》手指补泻十四法中有"弹"与"盘"两种。《金针赋》阐述为"弹则补虚""肚腹盘旋"。弹即弹动针柄，主要起催气作用。盘法仅用于肚腹软肉处，分左盘和右盘，可解痉挛。弩法据其文字描述也可归入摆动类手法。《针灸问对》曰："下针至地，复出人部，补泻务待气至，如欲上行，将大指、次指捻住针头不得转动，却用中指将针腰轻轻按之四五息久，如拔弩机之状。"弩法有行气、引气作用，可促使经气循经扩散传导，直达病所。《金针赋》中飞经走气四法之一的"青龙摆尾"也属于摆动类手法，与盘法比较，盘法是作循环之状的摆动，而"青龙摆尾"是作一左一右的摆动。

4.提插、捻转、摆动相结合的手法

（1）提插与捻转相结合的手法：《金针赋》描述的"子午捣臼"手法是典型的提插与捻转同时操作的手法，其作用为导引阴阳之气，补泻兼施，又有消肿利水的作用。现代报道，有人将这种手法分化为热补和凉泻法。震颤法是以手指颤动针身的一种手法，是一种高频率的提插与捻转相结合的手法，用于催气。

（2）捻转与摆动相结合的手法：代表手法为《金针赋》中飞经走气四法之一的"白虎摇头"法。《针灸问对》认为"进则左转，退则右转，然后摆动是也"。临床应用以行气为主，兼能泻实，有清热泻火、祛风化痰之功。

（3）提插与摆动相结合的手法：《医学入门》始立刮法说："将大指爪从针尾刮至针腰，此刮法也……又云，病在上刮向上，病在下刮向下。"刮法是常用的催气、守气手法。向上刮有一种提力，向下刮有一种插力，同时可带动针柄摆动。

（4）提插、捻转、摆动相结合的手法：《金针赋》记载的"赤凤迎源"手法就是此类手法的代表，操作顺序是将针刺入深层，得气后再上提至浅层，得气后再插入中层，然后用提插捻转，结合一捻一放，针杆飞旋摆动，形如赤凤展翅飞旋，有通行经气的作用。

（四）陈全新教授对行针法的认识

陈全新教授对针刺手法颇有研究，擅用手法催（候）气、行气、补泻，认为因人、因病、因时恰如其分地运用补泻手法是针刺取效的关键，而得气是施用补虚泻实手法的前提和基础。他指出：针下气不显，除了要考虑取穴及刺法是否准确外，还要注意个体差异性。一般而论，体质弱、气血虚的患者针下气至多迟而弱，需要运用捻、捣、刮、弹等催气措施，促使脏腑经络气血功能旺盛。得气后运针导气，使气至病所是刺法的重要内容，针刺治病必须在正确辨证基础上，采用不同的补泻手法才能取得较好的疗效。他指出：针灸医学发展至今已有两千多年的历史，其中精华糟粕并存。古代文献对针刺法的论述，直到现在，大多数仍有实用价值。但由于书中文义深奥不易通晓，有些过于繁琐，难以操作，有些属推理性，缺乏实用价值（如以奇偶数、男左女右等区分补泻便是）。而近代医学仅用轻、中、重刺激来区分补泻似乎又过于简化，况且若以轻刺激为补，则难以解释"烧山火"这种刺激量较强的温补手法。因此，陈老认为有必要将古今针刺手法融会贯通，去芜存菁。合理的补泻手法，应根据辨证论治的原则，从整体观念出发，按照个体不同的生理、病理状态而决定，把补虚泻实的原则性和当时的病情灵活地结合起来，根据病情变化而相应地增减补或泻的治疗量。基于此认识，陈老结合临床实践，独创分级补泻手法，获得了国内外同行的一致认可。

六、重视押手的作用

1.针前　押手在针刺前的作用体现在准确取穴、激发经气、减轻进针痛感等方面，在上文"针刺前的准备"已有详述，此处略过。

2.进针　根据穴位的特殊部位及针刺的特殊要求，押手在进针时的作用体现在以下几个方面：

（1）协助进针：如提捏进针法，针印堂时，需用押手将印堂处皮肤捏起进针；舒张进针法，针腹部穴位时需用押手拇、食指或食、中指将所针穴位处的皮肤撑开，利于进针；夹持进针法，用长针针刺时，有时需用押手将针夹持以协助进针。

（2）暴露穴位：如针睛明，需用押手将眼球推向外侧；针八邪、八风，用押手将指（趾）分开，更易于进针；丘墟透照海，进针过程中需用左手缓慢小幅度地轻摇踝关节以利于进针。

（3）固定肢体：如给小儿针刺，需用押手将患者头或四肢固定，以防进针时患儿哭闹，出现断针、弯针、误针等情况。

3.行针　行针是进针后施行手法的阶段，押手的作用体现在如下几点。

（1）配合刺手进针，完成进针操作：针刺操作手法中的双手进针法都是押手配合刺手共同完成进针操作的。如指切进针法、夹持进针法等。在指切进针法中，押手的主要作用是找准并固定腧穴，配合刺手进针；夹持进针法中押手主要起固定针身，防止弯针，协同刺手进针的作用。《灵枢·九针十二原》中对刺手和押手在进针操作时的配合作了精辟论述，指出："右主推之，左持而御之。"在单手进针的操作中，常以刺手的中指切住并固定腧穴，刺手的中指代替了押手的作用。

（2）配合刺手行气，引导刺手进针：明代针灸家杨继洲的"龙虎升降"法，就是押手配合刺手的行气之法。此针法的操作是：先将针用右手大指向前捻入穴内，再用左手大指向前捻针，得气后左右转动针体，并下按上提（升降）。在刺手进行斜刺或横刺操作时，针刺入肌层或皮下以后，用押手拇指或食指轻按穴下针身处，刺手反复捻转针柄，以激发经气的到来。在运用"腕踝针"法或"皮三针"法操作时，常采用平刺，针尖刺入皮下约 0.1~0.2cm 后，刺手将针身放平，使针身紧贴皮肤表面，然后用押手拇指或食指轻按在针尖处，以引导刺手持针沿皮下缓缓刺入，押手拇指或食指随针尖移动而移动，直至达到一定深度。

（3）改变经气运行方向，促使气至病所：针法娴熟的医生在针刺操作过程中能运用调气和运气之法，调节和控制针刺感应向一定方向扩散和传导，使针刺感应趋向和到达病痛部位，提高针刺疗效。控制针刺感应向一定方向扩散和传导，主要通过刺手行针的同时，配合押手手指按前或按后的操作方法来实现。如要使经气向上运行，刺手在行针的同时，可用押手拇指紧压在针刺穴位下方 1~3 寸处阻滞经气下行，从而达到经气上行的效果；如要使针刺感应向下传导，刺手在行针的同时，可用押手拇指紧压在针刺穴位上方 1~3 寸处阻滞经气上行，从而达到针感下行的目的。明代名医徐凤在《金针赋》中指出"欲气上行，将针右捻；欲气下行，将针左捻"，"按之在前，使气在后；按之在后，使气在前，运气走至疼痛之所"。

4. 出针　出针虽为针刺最后阶段，押手亦体现了比较好的作用。

（1）出针时扪按针孔，完成补泻操作：针刺出针时，补泻的实施，主要是通过押手对针孔的扪按快慢来完成的，如补泻手法中的"徐疾补泻""开阖补泻"等。徐疾补泻，《素问·针解》说："徐而疾则实者，徐出针而疾按之；疾而徐则虚者，疾出针而徐按之。"开阖补泻，《素问·刺志论》指出："入实者，左手开针空也，入虚者，左手闭针空也。"

（2）揉按针孔，预防局部气滞血瘀：出针后，押手轻轻地揉按针孔局部肌肤，可防止针刺中血管后针孔处出血，亦可有效预防针孔局部发生气血瘀滞现象，还可避免经气从针孔处外泄。

（3）按揉针穴远处，解除滞针现象：针刺过程中，由于患者过于紧张或针刺手法太重等因素，可能会发生滞针现象，出现针穴周围肌肉痉挛，使针体很难拔出。此时，可用押手轻、匀、慢地揉按距针穴较远部的腧穴局部，以分散患者高度紧张的精神状态，缓解针穴局部肌肉的紧张程度，使针穴局部肌肉松缓，刺手则可较易拔出针体。

第三节　针灸临证歌诀参悟

一、玉龙歌

扁鹊授我玉龙歌，玉龙一试绝沉疴，
玉龙之歌真罕得，流传千载无差讹。
我今歌此玉龙诀，玉龙一百二十穴，
看者行针殊妙绝，但恐时人自差别。
补泻分明指下施，金针一刺显明医，
伛者立伸偻者起，从此名扬天下知。
中风不语最难医，发际顶门穴要知，
更向百会明补泻，即时苏醒免灾危。

按：顶门穴即囟会穴，与百会皆为督脉穴，百会又为督脉与足太阳经交会穴。督脉"总督诸阳"，为"阳脉之海""阳脉之都纲"，督脉上有各阳经所交会之穴；另，督脉"行于后背正中，上至风府，入属于脑"，而"脑为元神之府""脑为髓海""头为诸阳之会"，故百会与囟会可治中风昏迷不语，使之苏醒免灾。

鼻流清涕名鼻渊，先泻后补疾可痊，
若是头风并眼痛，上星穴内刺无偏。

按：上星乃督脉穴，督脉"总督诸阳"，而"头为诸阳之会"，故上星可治鼻渊头风。

头风呕吐眼昏花，穴取神庭始不差，
孩子慢惊何可治，印堂刺入艾还加。

按：神庭乃督脉穴，督脉入于脑，而脑为髓海，故神庭可治髓海不足之头风呕吐眼昏花。印堂为督脉穴，处两眉之间，有安神定志之效，故可治小儿慢惊风。

> 头项强痛难回顾，牙疼并作一般看，
>
> 先向承浆明补泻，后针风府即时安。

按：承浆，任脉穴，乃任脉与足阳明经交会穴；风府，督脉穴，乃督脉与阳维脉交会穴；督脉"行于后背正中，上至风府"，足阳明经"入上齿中"，故承浆、风府合用可治疗头项强痛、牙痛。

> 偏正头风痛难医，丝竹金针亦可施，
>
> 沿皮向后透率谷，一针两穴世间稀。

按：丝竹空属手少阳三焦经，为三焦经终点之穴，于"眉后陷中"（《针灸大成》）；率谷属足少阳胆经，乃足少阳、足太阳之交会穴，于"耳上入发际寸半"。此二穴均位于侧头部，属少阳脉，少阳脉行于头身外侧部，故此二穴可治偏头痛，丝竹空透率谷尤效。

> 偏正头风有两般，有无痰饮细推观，
>
> 若然痰饮风池刺，倘无痰饮合谷安。

按：风池，属足少阳胆经，为足少阳、阳维脉之交会穴，于耳后脑空下，可祛风除湿散寒；合谷，手阳明大肠经之原穴，脏腑经气留止的部位，手阳明经筋上额角络头。故风池治有痰饮之偏正头风，合谷治无痰饮之偏正头风。

> 口眼㖞斜最可嗟，地仓妙穴连颊车，
>
> 㖞左泻右依师正，㖞右泻左莫令斜。

按：地仓、颊车，均属足阳明胃经，均位于面颊部，地仓透颊车可治口眼㖞斜。

> 不闻香臭从何治？迎香两穴可堪攻，
>
> 先补后泻分明效，一针未出气先通。

按：迎香，手足阳明交会穴，位于鼻翼外缘，手阳明经上夹鼻孔，故可通鼻窍。

> 耳聋气闭痛难言，须刺翳风穴始痊，
>
> 亦治项上生瘰疬，下针泻动即安然，
>
> 耳聋之症不闻声，痛痒蝉鸣不快情，
>
> 红肿生疮须用泻，宜从听会用针行。

按：听会，足少阳胆经之穴，位于耳屏切迹前。

偶尔失音言语难，哑门一穴两筋间，

若知浅针莫深刺，言语音和照旧安。

按：哑门，督脉穴，为督脉与阳维脉之交会穴。

眉间疼痛苦难当，攒竹沿皮刺不妨，

若是眼昏皆可治，更针头维即安康。

按：攒竹，足太阳膀胱经穴，于眉头陷中；头维，足阳明胃经穴，于额角发际处。

两睛红肿痛难熬，怕日羞明心自焦，

只刺睛明鱼尾穴，太阳出血自然消。

按：睛明，足太阳膀胱经穴，于目内角；太阳，经外奇穴，于眉后陷中。

眼痛忽然血贯睛，羞明更涩最难睁，

须得太阳针血出，不用金刀疾自平。

心血炎上两眼红，迎香穴内刺为通，

若将毒血搐出后，目内清凉始见功。

强痛脊背泻人中，挫闪腰酸亦可攻，

更有委中之一穴，腰间诸疾任君攻。

按：人中，又名水沟，督脉穴，督脉"行于后背正中，上至风府"；委中，足太阳膀胱经之合穴，膀胱腑之下合穴，足太阳脉"夹脊抵腰中，入循膂""其支者，从腰中，下夹脊，贯臀，入腘中"。

肾弱腰疼不可当，施为行止甚非常，

若知肾俞二穴处，艾火频加体自康。

按：肾俞，足太阳膀胱经穴，肾之背俞穴。

环跳能治腿股风，居髎二穴认真攻，

委中毒血更出尽，愈见医科神圣功。

按：环跳，足少阳胆经穴，为足少阳、太阳交会穴，于髀枢中；居髎，足少阳胆经穴，为足少阳、阳跷脉交会穴，于髂前上棘下；委中，足太阳膀胱经之合穴，膀胱腑之下合穴。

膝腿无力身立难，原因风湿致伤残，

倘知二市穴能灸，步履悠然渐自安。

按：风市，足少阳胆经穴，于大腿外侧中部。

髋骨能医两腿疼，膝头红肿不能行，

必针膝眼膝关穴，功效须臾病不生。

按：髋骨，经外奇穴，于梁丘左右旁开1.5寸；膝眼，经外奇穴，于膝关节伸侧面，髌韧带两侧之凹陷中；膝关，属足厥阴肝经。当胫骨内上髁的后下方，阴陵泉后1寸，腓肠肌内侧头的上部。

寒湿脚气不可熬，先针三里及阴交，

再将绝骨穴兼刺，肿痛登时立见消。

按：足三里，足阳明胃经之合穴，胃腑之下合穴；三阴交，足太阴脾经穴，为足三阴经（肝、脾、肾）的交会穴；绝骨，又名悬钟，足少阳胆经穴，八会穴之髓会。

肿红腿足草鞋风，须把昆仑二穴攻，

申脉太溪如再刺，神医妙绝起疲癃。

脚背疼起丘墟穴，斜针出血即时轻，

解溪再与商丘识，补泻行针要辨明。

行步艰难疾转加，太冲二穴效堪夸，

更针三里中封穴，去病如同用手抓。

按：昆仑，足太阳膀胱经穴，于足部外踝后方，当外踝尖与跟腱之间的凹陷处；申脉，足太阳膀胱经穴，八脉交会穴，通阳跷脉，位于外踝直下凹陷中；太溪，足少阴肾经之原穴、输穴，于内踝尖与跟腱之间的凹陷处；丘墟，足少阳胆经原穴，于足外踝前下方，当趾长伸肌腱的外侧凹陷处；解溪，别名草鞋带，属足阳明胃经穴，于足背横纹中央凹陷中，当姆长伸肌腱与趾长伸肌腱之间；商丘，足太阴脾经穴，于内踝前下方凹陷中，当舟骨结节与内踝尖连线的中点处；太冲，足厥阴肝经之输穴、原穴，于足背侧，第一、二跖骨结合部之前凹陷处；足三里，足阳明胃经之合穴，胃腑之下合穴；中封，足厥阴肝经穴，当足内踝前，商丘与解溪连线之间，胫骨前肌腱的内侧凹陷处。

膝盖红肿鹤膝风，阳陵二穴亦堪攻，

阴陵针透尤收效，红肿全消见异功。

按：阳陵泉，足少阳胆经之合穴，八会穴之筋会，胆腑之下合穴，于腓骨小头前下方凹陷处；阴陵泉，足太阴脾经之合穴，于胫骨内侧髁后下方凹陷中。

腕中无力痛艰难，握物难移体不安，

腕骨一针虽见效，莫将补泻等闲看。

按：腕骨，手太阳小肠经之原穴，于手掌尺侧，当第 5 掌骨基底与钩骨之间，赤白肉际凹陷处。

急疼两臂气攻胸，肩井分明穴可攻，

此穴元来真气聚，补多泻少应其中。

按：肩井，手少阳三焦经穴，乃手少阳、阳维之交会穴，于肩上，当大椎穴（督脉）与肩峰连线的中点。

肩背风气连臂疼，背缝二穴用针明，

五枢亦治腰间痛，得穴方知疾顿轻。

按：五枢，足少阳胆经穴，于下腹部，当髂前上棘的前方，横平脐下 3 寸处。

两肘拘挛筋骨连，艰难动作欠安然，

只将曲池针泻动，尺泽兼行见圣传。

按：曲池，手阳明大肠经之合穴，于肘横纹外侧端，屈肘，当尺泽与肱骨外上髁连线中点；尺泽，手太阴肺经之合穴，于肘横纹中，肱二头肌腱桡侧凹陷处。

肩端红肿痛难当，寒湿相争气血狂，

若向肩髃明补泻，管君多灸自安康。

按：肩髃，手阳明大肠经，位于肩部，上臂向前平伸时，当肩峰前下方凹陷处。

筋急不开手难伸，尺泽从来要认真，

头面纵有诸样症，一针合谷效通神。

腹中气块痛难当，穴法宜向内关防，

八法有名阴维穴，腹中之疾永安康。

按：内关，手厥阴心包经之络穴，八脉交会穴，通阴维脉，于前臂掌侧，腕横纹上 2 寸，掌长肌腱与桡侧腕屈肌腱之间。

腹中疼痛亦难当，大陵外关可消详，

若是胁疼并闭结，支沟奇妙效非常。

按：大陵，手厥阴心包经之输穴、原穴，于腕掌横纹的中点处；外关，手少阳三焦经之络穴、八脉交会穴，通阳维脉；支沟，手少阳三焦经之经穴。

> 脾家之症最可怜，有寒有热两相煎，
> 间使二穴针泻动，热泻寒补病俱痊。
> 九种心痛及脾疼，上脘穴内用神针，
> 若还脾败中脘补，两针神效免灾侵。

按：上脘，属任脉，于前正中线脐上5寸处；中脘，任脉穴，胃之募穴、八会穴之腑会。

> 痔瘘之疾亦可憎，表里急重最难禁，
> 或痛或痒或下血，二白穴在掌后寻。

按：二白，经外奇穴，于腕掌侧远端横纹上4寸，桡侧腕屈肌腱的两侧，一肢2穴。

> 三焦热气壅上焦，口苦舌干岂易调，
> 针刺关冲出毒血，口生津液病俱消。

按：关冲，手少阳三焦经的井穴。

> 手臂红肿连腕疼，液门穴内用针明，
> 更将一穴名中渚，多泻中间疾自轻。

按：液门，手少阳三焦经之荥穴，属水；中渚，手少阳三焦经之输穴，属木。

> 中风之症症非轻，中冲二穴可安宁，
> 先补后泻如无应，再刺人中立便轻。

按：中冲，手厥阴心包经之井穴；人中，属督脉，为督脉、手足阳明之交会穴。

> 胆寒心虚病如何？少冲二穴最功多，
> 刺入三分不着艾，金针用后自平和。

按：少冲，手少阴经之井穴，属木。

> 时行疟疾最难禁，穴法由来未审明，
> 若把后溪穴寻得，多加艾火即时轻。

按：后溪，手太阳小肠经之输穴，属木，八脉交会穴之一，通督脉。

> 牙疼阵阵苦相煎，穴在二间要得传，
> 若患翻胃并吐食，中魁奇穴莫教偏。

按：二间，手阳明大肠经之荥穴，五行属水；中魁，经外奇穴，于手中指背侧近侧指关节的中点处。

> 乳鹅之症少人医，必用金针疾始除，
>
> 如若少商出血后，即时安稳免灾危。

按：少商，手太阴肺经之井穴，属木。

> 如今瘰疬疾多般，好手医人治亦难，
>
> 天井二穴多着艾，纵生瘰疬灸皆安。

按：翳风穴，属手少阳三焦经，位于耳垂后方凹陷，而三焦经"系耳后，直上出耳上角，从耳后入耳中，出走耳前"，故此穴可治耳聋、气闭、耳鸣、瘰疬诸证；天井，乃手少阳三焦经之合穴，而"所入为合，合主逆气而泄"，又三焦经"从膻中，上出缺盆，上项"，故天井亦可治瘰疬、瘰疬。

> 寒痰咳嗽更兼风，列缺二穴最可攻，
>
> 先把太渊一穴泻，多加艾火即收功。

按：列缺，手太阴肺经之络穴，八脉交会穴，通任脉；太渊，手太阴肺经之输穴、原穴，八会穴之脉会。

> 痴呆之症不堪亲，不识尊卑枉骂人，
>
> 神门独治痴呆病，转手骨开得穴真。

按：神门，手少阴心经之输穴、原穴。

> 连日虚烦面赤妆，心中惊悸亦难当，
>
> 若须通里穴寻得，一用金针体便康。

按：通里，手少阴心经之络穴，通手太阳小肠经。

> 风眩目烂最堪怜，泪出汪汪不可言，
>
> 大小骨空皆妙穴，多加艾火疾应痊。

按：大、小骨空均为经外奇穴，位于拇指、小指背侧指间关节。

> 妇人吹乳痛难消，吐血风痰稠似胶，
>
> 少泽穴内明补泻，应时神效气能调。

按：少泽，手太阳小肠经之井穴，"绕肩胛，交肩上，入缺盆"，又"井主心下满，阳井金"。

> 满身发热痛为虚，盗汗淋淋渐损躯，
>
> 须得百劳椎骨穴，金针一刺疾俱除。

按：百劳椎骨，即颈百劳，为经外奇穴。百，意为多；劳，虚劳。

该穴可主治多种虚劳之证。

忽然咳嗽腰背疼，身柱由来灸便轻，

至阳亦治黄疸病，先补后泻效分明。

按：身柱为督脉穴，位于第三胸椎棘突下，督脉总督一身之阳气；至阳，督脉穴，位于第七胸椎棘突下，督脉与足厥阴肝经相接。

肾败腰虚小便频，夜间起止苦劳神，

命门若得金针助，肾俞艾灸起遭迍。

按：命门，督脉穴，位于第二腰椎棘突下；肾俞，足太阳膀胱经穴，肾之背俞穴。

九般痔瘘最伤人，必刺承山效若神，

更有长强一穴是，呻吟大痛穴为真。

按：承山，足太阳膀胱经穴，膀胱经"从腰中，下挟脊，贯臀，入腘中"；长强，尾骨端下，督脉之络穴，亦为督脉、足少阳、足少阴经交会穴。

伤风不解嗽频频，久不医时劳便成，

咳嗽须针肺俞穴，痰多宜向丰隆寻。

按：肺俞，足太阳膀胱经穴，肺之背俞穴；丰隆，足阳明胃经之络穴，通脾经，善化脾失健运之痰饮。

膏肓二穴治病强，此穴原来难度量，

斯穴禁针多着艾，二十一壮亦无妨。

按：膏肓，足太阳膀胱经穴，当第四胸椎棘突下旁开3寸。

腠理不密咳嗽频，鼻流清涕气昏沉，

须知喷嚏风门穴，咳嗽宜加艾火深。

按：风门，足太阳膀胱经穴，乃足太阳、督脉交会穴，善祛风疏风。

胆寒由是怕惊心，遗精白浊实难禁，

夜梦鬼交心俞治，白环俞治一般针。

按：心俞，足太阳膀胱经穴，心之背俞穴；白环俞，足太阳膀胱经穴，位于第四骶后孔旁。

肝家血少目昏花，宜补肝俞力便加，

更把三里频泻动，还光益血自无差。

按：肝俞，足太阳膀胱经穴，肝之背俞穴，肝藏血；足三里，足阳明胃经之合穴，胃腑之下合穴，脾胃为气血化生之源。

脾家之症有多般，致成翻胃吐食难，

黄疸亦须寻腕骨，金针必定夺中脘。

按：腕骨，手太阳小肠经之原穴；中脘，属任脉，胃之募穴，八会穴之腑会。

无汗伤寒泻复溜，汗多宜将合谷收，

若然六脉皆微细，金针一补脉还浮。

按：复溜，足少阴肾经之经穴；合谷，手阳明大肠经之原穴。

大便闭结不能通，照海分明在足中，

更把支沟来泻动，方知妙穴有神功。

按：照海，足少阴肾经穴，八脉交会穴，通阴跷脉；支沟，手少阳三焦经之经穴，属火。

小腹胀满气攻心，内庭二穴要先针，

两足有水临泣泻，无水方能病不侵。

按：内庭，足阳明胃经之荥穴，属水；足临泣，足少阳胆经之输穴，属木，八脉交会穴，通带脉。

七般疝气取大敦，穴法由来指侧间，

诸经具载三毛处，不遇师传隔万山。

按：大敦，足厥阴肝经之井穴，属木。

传尸劳病最难医，涌泉出血免灾危，

痰多须向丰隆泻，气喘丹田亦可施。

按：涌泉，足少阴肾经之井穴，属木；丰隆，足阳明胃经之络穴。

浑身疼痛疾非常，不定穴中细审详，

有筋有骨须浅刺，灼艾临时要度量。

劳宫穴在掌中寻，满手生疮痛不禁，

心胸之病大陵泻，气攻胸腹一般针。

按：劳宫，手厥阴心包经之荥穴，五行属火；大陵，别名鬼心，乃手厥阴心包经之输、原穴，五行属土。

哮喘之症最难当，夜间不睡气遑遑，

天突妙穴宜寻得，膻中着艾便安康。

按：天突，别名玉户、天瞿，属任脉，位于颈部，当胸骨上窝中央；

膻中，属任脉，心包募穴、八会穴之气会，可宽胸理气、通利气道、降痰宣肺。

> 鸠尾独治五般痫，此穴须当仔细观，
> 若然着艾宜七壮，多则伤人针亦难。

按：鸠尾，别名神府，乃任脉之络穴，通督脉。

> 气喘急急不可眠，何当日夜苦忧煎，
> 若得璇玑针泻动，更取气海自安然。

按：璇玑，任脉穴，位于胸骨上窝中央下1寸，可宽胸利肺、止咳平喘。气海，属任脉，调畅气机。

> 肾强疝气发甚频，气上攻心似死人，
> 关元兼刺大敦穴，此法亲传始得真。

按：关元，属任脉，乃足三阴与任脉之会、小肠募穴；大敦，足厥阴肝经之井穴，五行属木，应于肝，专主厥阴风木之病以及经脉所过阴器、小腹之疾。

> 水病之疾最难熬，腹满虚胀不肯消，
> 先灸水分并水道，后针三里及阴交。

按：水分，任脉穴，可通调水道、理气止痛，主治腹泻等疾病；水道，足阳明胃经穴，脐中下2寸，前正中线旁开2寸，可清湿热、利膀胱、通水道。

> 肾气冲心得几时，须用金针疾自除，
> 若得关元并带脉，四海谁不仰明医。

按：关元，属任脉，乃足三阴与任脉之会、小肠募穴；带脉，足少阳胆经穴，乃足少阳胆经与带脉交会穴，通调气血，温补肝肾，主治带脉及妇人经带疾患。

> 赤白妇人带下难，只因虚败不能安，
> 中极补多宜泻少，灼艾还须着意看。

按：中极，任脉穴，乃足三阴经、任脉之会，膀胱之募穴，功善补肾气、利膀胱、清湿热。

> 吼喘之症嗽痰多，若用金针疾自和，
> 俞府乳根一样刺，气喘风痰渐渐磨。

按：俞府，足少阴肾经穴，于锁骨下缘旁开2寸，可利气、止咳、平喘；乳根，足阳明胃经穴，当乳头直下，乳房根部，可燥化脾湿。

> 伤寒过经犹未解，须向期门穴上针，
>
> 忽然气喘攻胸膈，三里泻多须用心。

按：期门，足厥阴肝经穴，足太阳、厥阴、阴维之会，肝之募穴，功善健脾疏肝，理气活血，主治消化系统疾病；足三里，足阳明胃经之合穴，胃腑之下合穴。

> 脾泻之症别无他，天枢二穴刺休差，
>
> 此是五脏脾虚疾，艾火多添病不加。

按：天枢，足阳明胃经穴，乃大肠之募穴，主治胃肠病证。

> 口臭之疾最可憎，劳心只为苦多情，
>
> 大陵穴内人中泻，心得清凉气自平。

按：大陵，别名鬼心，乃手厥阴心包经之输、原穴，五行属土；人中，即水沟，督脉穴。

> 穴法深浅在指中，治病须臾显妙功，
>
> 劝君要治诸般疾，何不当初记玉龙。

二、百症赋

百症腧穴，再三用心，囟会连于玉枕，头风疗以金针。

按：囟会，为督脉穴，督脉"行于后背正中，上至风府，入属于脑"，而"脑为元神之府"；玉枕，足太阳膀胱经穴，位于后头部。

悬颅颔厌之中，偏头痛止，强间丰隆之际，头痛难禁。

按：悬颅，足少阳胆经穴，可降浊除湿，主治偏头痛，目赤肿痛，齿痛；颔厌，属足少阳胆经，乃手足少阳、足阳明之会。强间，属督脉，可清头散风、镇静安神；丰隆，足阳明胃经之络穴，可沉降胃浊。

原夫面肿虚浮，须仗水沟前顶，耳聋气闭，全凭听会翳风。

按：水沟，属督脉，乃督脉、手足阳明之会，可醒神开窍，清热息风；前顶，属督脉，在头部，可清头散风。听会，属足少阳胆经，清降寒浊；翳风，属手少阳三焦经，乃手足少阳之会，可益气补阳，主治头面五官疾患，瘰疬。

面上虫行有验，迎香可取，耳中蝉噪有声，听会堪攻。

按：迎香，属手阳明大肠经，乃手、足阳明经的交会穴，可疏散风热、通利鼻窍，主治各种颜面疾患；听会，属足少阳胆经，清降寒浊。

目眩兮支正飞扬，目黄兮阳纲胆俞。

按：支正，手太阳小肠经之络穴，络心，沟通心经与小肠经气血；飞扬，足太阳膀胱经之络穴，络肾。胆俞，属足太阳膀胱经，胆之背俞穴；阳纲，属足太阳膀胱经，胆俞外 1.5 寸，二穴合用可疏肝利胆，清热化湿。

攀睛攻少泽肝俞之所，泪出刺临泣头维之处。

按：少泽，手太阳小肠经之井穴，五行属金；小肠经"其支者，从缺盆循颈，上颊，至目锐眦""其支者，别颊上䪼，抵鼻，至目内眦"。肝俞，属足太阳膀胱经，为肝之背俞穴；头临泣，足少阳胆经穴，降浊升清，主治头面五官病证；头维，属足阳明胃经，乃足阳明、足少阳之会，当额角发际上 0.5 寸。

目中漠漠，即寻攒竹三间，目觉眈眈，急取养老天柱。

按：攒竹，属足太阳膀胱经，当眉头陷中；三间，手阳明大肠经之输穴，五行属木，善疏调手阳明大肠经气血，可泄热止痛，利咽。养老，手太阳小肠经之郄穴，可充养阳气；天柱，足太阳膀胱经穴，后头骨正下方凹处。

观其雀目肝气，睛明行间而细推，审他项强伤寒，温溜期门而主之。

按：睛明，属足太阳膀胱经，乃手足太阳、足阳明、阴跷、阳跷五脉交会穴，当目内眦角稍上方凹陷处；行间，足厥阴肝经之荥穴，属火。温溜，手阳明大肠经之郄穴，乃气血深聚之处，可清热理气；期门，足厥阴肝经之募穴，可募集天之中部的水湿风气。

廉泉中冲舌下肿疼堪取，天府合谷，鼻中衄血宜追。

按：廉泉，任脉穴，乃任脉、阴维脉之交会穴，当结喉上方舌骨上缘凹陷处；中冲，手厥阴心包经之井穴，属木，又手厥阴心包经别"手心主之正，别下渊腋三寸，入胸中，别属三焦，出循喉咙，出耳后，合少阳完骨之下"（《灵枢·经别》）。天府，属手太阴肺经，调肺气、清上焦、疏经络；合谷，手阳明大肠经之原穴，可镇静止痛，通经活络，清热解表。

耳门丝竹空，住牙疼于顷刻，颊车地仓穴，正口㖞于片时。

按：耳门，属手少阳三焦经，当耳屏上切迹的前方下颌骨髁突后缘，可开窍聪耳，泄热活络；丝竹空，属手少阳三焦经，当眉梢凹陷处。手少阳三焦经"其支者，从膻中上出缺盆，上项，系耳后直上，出耳上角，从屈下颊至顺；其支者，从耳后入耳中，出走耳前，过客主人前，交颊，至目锐眦。"颊车，属足阳明胃经，在面颊部，咀嚼、肌肉隆起时出现的凹陷处，可祛风清热，开关通络，透地仓治疗口眼歪斜；地仓，属足阳明胃经，乃阳跷与手足阳明之会，可舒筋活络，活血化瘀。

喉痛兮液门鱼际去疗，转筋兮金门丘墟来医。

按：液门，手少阳三焦经穴，于手背部，当第4、5指间指蹼缘后方赤白肉际处，可降浊升清；鱼际，手太阴肺经之荥穴，"荥主身热"，主治肺系热性病证。金门，乃足太阳膀胱经之郄穴，郄穴为经气深聚之部位，阴郄多治血证，阳郄多治急性痛证，此穴可补阳益气，疏导水湿；丘墟，足少阳胆经之原穴，可生发风气。

阳谷侠溪，颔肿口噤并治，少商曲泽，血虚口渴同施。

按：阳谷，手太阳小肠经之经穴，属火，手太阳小肠经"其支者，从缺盆循颈上颊，至目锐眦，却入耳中；其支者，别颊，上顺，抵鼻，至目内眦，斜络于颧"。侠溪，足少阳胆经之荥穴，属水，足少阳胆经"其支者，别锐眦，下大迎，合于手少阳，抵于顺，下加颊车，下颈"。少商，手太阴肺经之井穴，宣肺利咽、泄热醒神；曲泽，手厥阴心包经之合穴，属水，清热镇痉、降逆止呕。

通天去鼻内无闻之苦，复溜祛舌干口燥之悲。

按：通天，足太阳膀胱经穴，清热除湿；复溜，足少阴肾经之经穴，属金，可补肾益阴，温阳利水。

哑门关冲，舌缓不语而要紧，天鼎间使，失音嗳嚅而休迟。

按：哑门，属督脉，乃督脉与阳维脉之会；关冲，手少阳三焦经之井穴，主治咽喉肿痛、头痛、热病。天鼎，属手阳明大肠经，在胸锁乳突肌后缘，当结喉旁，可清咽、散结、理气化痰；间使，手厥阴心包经之经穴，属金。

太冲泻唇喝以速愈，承浆泻牙疼而即移。

按：太冲，足厥阴肝经之输穴、原穴；承浆，属任脉，乃任脉与足阳明胃经的交会穴，当颏唇沟正中凹陷处，可生津敛液、舒筋活络。

项强多恶风，束骨相连于天柱，热病汗不出，大都更接于经渠。

按：束骨，足太阳膀胱经之输穴，疏经活络，散风清热，清利头目；天柱，足太阳膀胱经穴，当后头骨正下方凹陷处，主治肩膀肌肉僵硬、酸痛。大都，足太阴脾经之荥穴，五行属火；经渠，手太阴肺经之经穴，五行属金，"经主喘咳寒热"。

且如两臂顽麻，少海就傍于三里，半身不遂，阳陵远达于曲池。

按：少海，手少阴心经之合穴，当肘横纹内侧端与肱骨内上髁连线的中点处；手三里，手阳明大肠经穴，可疏经通络，消肿止痛，清肠利腑。阳陵泉，足少阳胆经合穴，八会穴之筋会，胆腑之下合穴；曲池，属于手阳明大肠经合穴，可清热解表、疏经通络。

建里内关，扫尽胸中之苦闷，听宫脾俞，祛残心下之悲凄。

按：建里，任脉穴，在前正中线上，当脐中上 3 寸；内关，手厥阴心包经之络穴、八脉交会穴之一，通阴维脉，可宁心安神、理气止痛。听宫，手太阳小肠经穴，乃手、足少阳和手太阳三经之会，小肠经与心经相表里；脾俞，足太阳膀胱经穴，脾之背俞穴，当第 11 胸椎棘突下，旁开 1.5 寸。

久知胁肋疼痛，气户华盖有灵。腹内肠鸣，下脘陷谷能平。

按：气户，足阳明胃经穴，在胸部，当锁骨中点下缘，距前正中线 4 寸；华盖，在胸部，当前正中线上，平第 1 肋间，肺居心（君）之上，为五脏之华盖。下脘，任脉穴，乃任脉与足太阴之会；陷谷，属足阳明胃经之输穴，属木，可清热解表，和胃行水，理气止痛。

胸胁支满何疗，章门不用细寻，膈疼饮蓄难禁，膻中巨阙便针。

按：章门，足厥阴肝经穴，脾之募穴，八会穴之脏会；膻中，属任脉，乃心包之募穴、八会穴之气会；巨阙，属任脉，乃心之募穴，在腹部前正中线上，当脐中上 6 寸处。

胸满更加噎塞，中府意舍所行，胸膈停留瘀血，肾俞巨髎宜征。

按：中府，属手太阴肺经，乃肺之募穴，横平第 1 肋间隙，锁骨下窝外侧，前正中线旁开 6 寸，可调理肺气，止咳镇痛；意舍，属足太阳膀胱经，与脾俞相平，当第 11 胸椎棘突下，旁开 3 寸，脾舍意。

胸满项强，神藏璇玑已试，背连腰痛，白环委中曾经。

按：神藏，足少阴肾经穴，当第 2 肋间隙，前正中线旁开 2 寸；璇玑，任脉穴，当前正中线上，胸骨上窝中央下 1 寸，可宽胸利肺、止咳平喘。白环俞，属足太阳膀胱经，位于第 4 骶椎棘突下旁开 1.5 寸，可外散腰臀之热；委中，乃足太阳膀胱经之合穴、膀胱之下合穴，当腘横纹中点处，"腰背委中求"。

脊强兮水道筋缩，目眩兮颧髎大迎。

按：水道，属足阳明胃经，当脐中下 3 寸，前正中线旁开 2 寸处；筋缩，属督脉，当第 9 胸椎棘突下凹陷处，位于两肝俞穴中间，属木，可平肝息风、宁神镇痉。颧髎，属手太阳小肠经，乃手少阳、手太阳之交会穴，位于目外眦直下颧骨凹陷处，可祛风消肿；大迎，足阳明胃经穴，位于下颌角前方，咬肌附着部前缘，当面动脉搏动处。

痉病非颅息而不愈，脐风须然谷而易醒。

按：颅息，手少阳三焦经穴，可通窍息风、镇惊止痛；然谷，足少阴肾经之荥穴，属火，善升清降浊、平衡水火。

委阳天池，腋肿针而速散，后溪环跳，腿疼刺而即轻。

按：委阳，属足太阳膀胱经，三焦之下合穴，可益气补阳；天池，属手厥阴心包经，乃手厥阴、足少阳之会穴，当第 4 肋间隙，前正中线旁开 5 寸。后溪，手太阳小肠经之输穴，八脉交会穴（通督脉）；环跳，属足少阳胆经，穴近髋关节。

梦魇不宁，厉兑相谐于隐白，发狂奔走，上脘同起于神门，

惊悸怔忡，取阳交解溪勿误，反张悲哭，仗天冲大横须精。

按：厉兑，足阳明胃经之井穴，属金，可清胃安神、苏厥醒神；隐白，足太阴脾经之井穴，属木，调血统血，扶脾温脾，清心宁神，温阳回厥。上脘，属于任脉，位于上腹部，前正中线上，脐上 5 寸处，和中降逆、利膈化痰；神门，手少阴心经之输、原穴，属土，可补益心气，安定心神。阳交，属足少阳胆经，阳维脉之郄穴，配四神聪、大陵、内关，有宁神定志的作用，主治癫狂；解溪，足阳明胃经之经穴，属火，舒筋活络，清胃化痰，镇惊安神。天冲，足少阳胆经穴，耳根后缘直上入发际 2 寸，可益气补阳；大横，属足太阴脾经，乃足太阴与阴维脉之交会穴，与脐平，距脐中 4 寸。

癫疾必身柱本神之令，发热仗少冲曲池之津。

按：身柱，督脉穴，补气壮阳；本神，足少阳胆经穴，可除湿降浊。

少冲，手少阴心经之井穴，属木；曲池，手阳明大肠经之合穴，属土，"合治内腑"，可清热解表、散风止痒、消肿止痛、调和气血、疏经通络。

岁热时行，陶道复求肺俞理，风痫常发，神道须还心俞宁。

按：陶道，督脉穴，为督脉、足太阳之会，可补益肺气；肺俞，足太阳膀胱经穴，肺之背俞穴。神道，督脉穴，当第5胸椎棘突下凹陷处，可壮阳益气；心俞，属足太阳膀胱经，心之背俞穴，当第5胸椎棘突下旁开1.5寸处，可散发心室之热，主治心与神志之病变。

湿寒湿热下髎定，厥寒厥热涌泉清。

按：下髎，足太阳膀胱经穴，适对第4骶后孔，可疏导水液，健脾除湿；涌泉，足少阴肾经之井穴，属木，可开窍、泻热、降逆。

寒栗恶寒，二间疏通阴郄暗，烦心呕吐，幽门闭彻玉堂明。

按：二间，手阳明大肠经之荥穴，五行属水，可解表，清热，利咽，主治头面五官疾患等；阴郄，手少阴心经之郄穴，当尺侧腕屈肌腱桡侧缘腕横纹上0.5寸，可沟通心肾，主治心痛、惊悸、骨蒸盗汗、吐血、衄血、暴喑等疾病。幽门，足少阴肾经穴，位于脐中上6寸，前正中线旁开0.5寸处，可升清降浊、降逆和胃；玉堂，属任脉，当前正中线上平第3肋间隙，在胸骨体中点，可宽胸理气、止咳利咽。

行间涌泉主消渴之肾竭，阴陵水分去水肿之脐盈。

按：行间，足厥阴肝经之荥穴，属火，当第1、2趾间趾蹼缘后方赤白肉际处；涌泉，足少阴肾经之井穴，属木，可开窍、泻热、降逆。阴陵泉，足太阴脾经之合穴，属水，可健脾利水、通利三焦；水分，任脉穴，当前正中线脐上1寸，可分流水湿、通调水道、理气止痛。

痨瘵传尸，趋魄户膏肓之路，中邪霍乱，寻阴谷三里之程。

按：魄户，足太阳膀胱经穴，在背部，当第3胸椎棘突下旁开3寸，可外散肺脏之热；膏肓，属足太阳膀胱经，于第4胸椎棘突下旁开3寸，可散热排脂。阴谷，足少阴肾经之合穴，五行属水，补肾培元、清热利湿；足三里，足阳明胃经之合穴、胃腑之下合穴，五行属土，可生发胃气、燥化脾湿，主治胃肠病证、下肢痿痹、神志病。

治疸消黄，谐后溪劳宫而看，倦言嗜卧，往通里大钟而明。

按：后溪，手太阳小肠经之输穴，八脉交会穴（通督脉），清心安神，通经活络，强化督脉阳气；劳宫，手厥阴心包经之荥穴，五行属火，可散热燥湿。通里，手少阴心经之络穴，络小肠，可通经活络、养血安神、沟通心肾；大钟，足少阴肾经之络穴，可益肾平喘、调理二便。

咳嗽连声，肺俞须迎天突穴，小便赤涩，兑端独泻太阳经。

按：肺俞，足太阳膀胱经穴，肺之背俞穴；天突，属任脉，当胸骨上窝中央，可宽胸理气、通利气道、降痰宣肺。兑端，督脉穴，当上唇的尖端。

刺长强于承山，善主肠风新下血，针三阴于气海，专司白浊久遗精。

按：长强，尾骨端下，督脉之络穴，亦为督脉、足少阳、足少阴经交会穴；承山，足太阳膀胱经穴，运化水湿，固化脾土。三阴交，足太阴脾经穴，乃足三阴经（肝、脾、肾）之交会穴，能调补肝、脾、肾三经气血，健脾和胃、调补肝肾、行气活血、疏经通络；气海，属任脉，肓之原穴，当脐中下 1.5 寸，善利下焦、补元气、行气散滞，可益气助阳、调经固经。

且如肓俞横骨，泻五淋之久积，阴郄后溪，治盗汗之多出。

按：肓俞，属足少阴肾经，乃冲脉、足少阴之会，可理气止痛，润肠通便；横骨，属足少阴肾经，乃冲脉、足少阴之会，当脐中下 5 寸前正中线旁开 0.5 寸，可益肾助阳、调理下焦、清热除燥。阴郄，手少阴心经之郄穴，可沟通心肾，主治心痛、惊悸、骨蒸盗汗、吐血、衄血、暴喑等疾病；后溪，手太阳小肠经之输穴，八脉交会穴（通督脉），清心安神，通经活络，强化督脉阳气。

脾虚谷以不消，脾俞膀胱俞觅，胃冷食而难化，魂门胃俞堪责。

按：脾俞，足太阳膀胱经穴、脾之背俞穴，当第 11 胸椎棘突下，旁开 1.5 寸；膀胱俞，属足太阳膀胱经，乃膀胱之背俞穴，可利膀胱、强腰脊。魂门，属足太阳膀胱经，在背部，当第 9 胸椎棘突下旁开 3 寸，与肝俞相平，可疏肝理气，降逆和胃；胃俞，属足太阳膀胱经，乃胃之背俞穴，可健脾、和胃、降逆。

鼻痔必取龈交，瘿气须求浮白。

按：龈交，属督脉，在上唇内，唇系带与上齿龈的相接处，可清热、开窍、醒神。浮白，属足少阳胆经，乃足太阳、少阳之会，可散风止痛，理气散结。

大敦照海，患寒症而善蠲；五里臂臑，生疬疮而能治。

按：大敦，足厥阴肝经之井穴，五行属木，应于肝，专主厥阴风木之病以及经脉所过阴器、小腹之疾；照海，足少阴肾经穴，八脉交会穴，通阴跷脉。手五里，属手阳明大肠经，可通经散瘀止痛，主治咳嗽、肘臂疼痛挛急、瘰疬；臂臑，属手阳明大肠经，可通经活络，理气消痰，清热明目，主治肩臂疼痛、颈项强急、瘿气、瘰疬。

至阴屋翳，疗痒疾之疼多，肩髃阳溪，消隐风之热极。

按：至阴，足太阳膀胱经之井穴，属金，可上清头目、下调胞产；屋翳，属足阳明胃经，可散化胸部之热。肩髃，属手阳明大肠经，乃手阳明经与阳跷脉之交会穴，可疏经利节、疏经通络、理气化痰，主治肩臂挛痛、上肢不遂、瘾疹等病症。

抑又论妇人经事改常，自有地机血海，女子少气漏血，不无交信合阳。

按：地机，属足太阴脾经，乃足太阴之郄穴，可健脾渗湿，调经止带；血海，足太阴脾经穴，可化血为气、运化脾血。交信，属足少阴肾经，乃阴跷脉之郄穴，可益肾调经，调理二便；合阳，属足太阳膀胱经，可舒筋通络，调经止带，强健腰膝，主治腰脊强痛，下肢痿痹，疝气，崩漏等病症。

带下产崩，冲门气冲宜审，月潮违限，天枢水泉细详。

按：冲门，属足太阴脾经，乃足太阴、足厥阴经之交会穴，可运化脾土，主治腹痛，疝气，崩漏，带下；气冲，乃足阳明胃经穴，主治疝气、月经不调。天枢，属足阳明胃经，乃大肠之募穴，主疏调肠腑、理气行滞、消食，主治胃肠病证、妇科疾患；水泉，足少阴肾经之郄穴，善传递水液，主治月经不调、痛经、小便不利。

肩井乳痈而极效，商丘痔瘤而最良。

按：肩井，属足少阳胆经，乃足少阳、足阳明与阳维脉之交会穴，功善祛风清热，活络消肿。商丘，足太阴脾经之经穴，五行属金，可健脾化湿，通调肠胃。

脱肛趋百会尾翳之所，无子搜阴交石关之乡，中脘主乎积痢，外丘收乎大肠。

按：百会，属督脉，乃督脉与足太阳经交会穴；尾翳，即鸠尾穴，乃任脉之络穴，可收引水湿。阴交，属任脉，为任脉、冲脉、足少阴之会，善调经固带、利水消肿，主治脐周疼痛、泄泻、月经不调；石关，足少阴肾经穴，于脐中上 3 寸前正中线旁开 0.5 寸，可调肠胃、理下焦，升清降浊，主治胃肠病证、不孕。中脘，属任脉，胃之募穴，八会穴之腑会，可和胃健脾、降逆利水；外丘，足少阳之郄穴，善治胸胁胀满，下肢痿痹。

寒疟兮商阳太溪验，痃癖兮冲门血海强。

按：商阳，手阳明大肠经井穴，五行属金，可清泻阳明、宣肺利咽、开窍醒神；太溪，足少阴肾经之输穴、原穴，属土，可清热生气、滋阴益肾、壮阳强腰。冲门，属足太阴脾经，乃足太阴、足厥阴经之交会穴，可运化脾土；血海，足太阴脾经穴，可化血为气、运化脾血。

夫医乃人之司命，非志士而莫为，针乃理之渊微，须至人之指教。

先究其病源，后攻其穴道，随手见功，应针取效。

方知玄理之玄，始达妙中之妙，此篇不尽，略举其要。

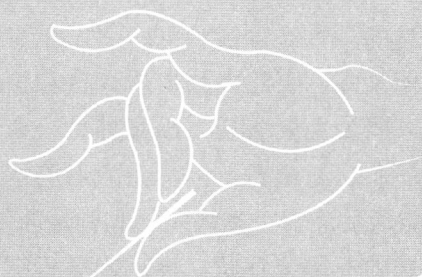

第三章

临证治验

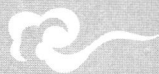

第一节　内科常见病症

一、神经衰弱

神经衰弱是临床常见的一种心理性疾病，多发于青壮年及脑力劳动者，是由于精神活动长期紧张，引起大脑皮质兴奋和抑制失调所导致的疾病。以脑和躯体功能衰弱为主要表现，以精神易兴奋却又易疲劳为特征，主要表现为紧张、烦恼、易激惹、记忆力减退等情感症状，以及肌肉紧张性疼痛等生理功能紊乱症状。本病躯体和神经系统无器质性病变，也不是任何其他精神疾病的一部分症状。该病起病较缓，病程较长，时轻时重，病情波动与社会心理不良刺激有关，就诊患者的性格多具有胆怯、敏感、多疑、依赖性强、缺乏自信、任性、急躁、自制力差等特点。

本病属中医学"不寐""脏躁""百合病""惊悸""健忘""虚劳"等范畴，与七情过度导致心、肝、胆、脾、肾等脏腑经气功能失调有关。心藏神，主神志、主血，劳心过度，耗伤心血，致使心火上炎、心神失养、阴阳失调，则见健忘、失眠、心悸；脾藏意，主思，思虑过度易致气机阻滞不畅，脾胃运化无力，致气血不能养心安神而发为虚劳、失眠、多梦等；肝藏魂，主疏泄，喜条达，情志不舒导致疏泄不畅，气郁化火，扰乱心神，故见烦躁、失眠、口苦等症；肾藏精，肾气亏损则见头昏、耳鸣、腰酸、遗精等症。

【辨证治疗】

临证时应抓住脏腑的主要病机，进行辨证论治。常见的证型有：

1.肝胆火旺型　患者形体多壮实，神情易激动，头痛，胁痛，口苦，难入睡，稍睡则发噩梦。舌质红，苔薄黄，脉弦数。

治法：清肝胆火，滋养肾阴，补泻兼施。

主穴：太冲（泻）、胆俞（泻）、太溪（补）。

2.心脾血虚型　多见于病情久，正气虚亏的患者。面色淡白，语音低沉，神疲肢倦，头昏，心悸，记忆力减退，胸腹胀闷，食欲不振，嗜睡而梦多，醒后仍疲乏。舌质淡，苔薄腻，脉细弱。

治法：补血、宁心、健脾，针灸并施，用补法。

主穴：神门、三阴交、内关、脾俞、足三里。

3.心肾不交型　面色暗淡，精神萎靡，少气懒言，头晕，耳鸣，心悸，腰膝酸软，小便频，夜尿多，妇女月经不调，男子则见阳痿、遗精。舌质淡，脉沉细。

治法：交通心肾，针灸并施，用补法。

主穴：神门、太溪、心俞、肾俞。

配穴：心悸加内关；耳鸣配听宫、听会；遗精或月经不调配关元或中极、命门；失眠加安眠穴；头痛刺太阳、印堂或风池，还可间歇用梅花针叩刺夹脊。

按：太冲是肝经原穴，胆俞为胆经之背俞穴，泻之能直接清肝胆火；太溪是肾经原穴，刺之能滋阴制火。神门、内关有清心安神之功；取三阴交、足三里、脾俞，能旺盛脾胃气血，心得血养则神安。心俞、肾俞均属心肾之背俞穴，两穴配合能宁心益肾。听宫、听会能直接调和耳之经气；取关元、中极可补下元虚损，命门能益肾壮阳；安眠穴为治失眠之经验穴；太阳、印堂、风池为循经局部取穴，刺之可清阳通络而止头痛。

【其他疗法】

1.耳穴贴压　取心、肝、肾、脾、胆、神门，每次选2~3穴，交替使用，用王不留行籽贴压。并嘱患者于睡前用手指适当按压，以起安神促睡的作用。

2.艾条温灸　脾俞、足三里、三阴交、气海、关元交替使用，每穴温灸10min，以局部皮肤红晕为度。

3.埋针　心俞、胆俞、肝俞、脾俞、膈俞，每次选取1~2穴，交替使用。

【医案选辑】

1.李某某，男，39岁，教师，就诊时间：2015年2月11日。

主诉：记忆力进行性下降6个月，加重1个月。

病史：平素教学压力大，6个月前开始出现记忆力进行性下降，伴入睡困难，睡后易惊醒，偶有少许头晕，耳鸣，心悸，腰膝酸软，食纳一般，未予系统诊治；1个月前因情志不畅，诸症较前加重，常觉精神萎靡，少气懒言，严重影响日常工作，遂前来就诊，食纳一般，二便调。

查体：神经系统查体未见异常。舌质淡，苔薄，脉沉细。

证脉合参：患者以记忆力下降为主证，属于中医学"健忘"范畴；心主神志、主血，劳心过度，伤心耗血，故见记忆力下降、失眠、心悸等症；肾主藏精，肾气亏损则见头晕、耳鸣、腰膝酸软之症；脾藏意，主思，思虑过度易致气机阻滞不畅，脾胃运化无力，故见精神萎靡、少气懒言之象；辨证属"心肾不交"，以交通心肾为法。

诊断：中医诊断：健忘（心肾不交型）

西医诊断：神经衰弱

治法：交通心肾，针灸并施，补法为主。

主穴：内关、三阴交、心俞、肾俞、太溪、安眠穴。

操作：患者平卧，毫针刺内关（透外关）三阴交、太溪，予平补平泻法；再俯卧刺安眠穴、心俞、肾俞，飞针进针后予导气平补针法，红外线照灯照肾俞穴，留针20min后出针。

耳穴贴压：予王不留行籽于心、肾、神门、皮质下贴压；嘱患者畅情志，勿使忧虑过度，扰伤心神；并自行予艾条温灸气海、关元、三阴交、足三里。

2诊，患者精神转佳，喜诉昨夜睡眠较前好转，头晕症状减轻，舌质淡，苔薄，脉沉细。上法得当，辨证加刺血管舒缩区，平补平泻，神门、足三里、气海，补法；气海穴红外线照灯。

3~5诊，患者神清气爽，面露喜色，诉精神较前好转，记忆力较前改善，仍有少许腰膝酸软，无头晕、耳鸣、心悸等不适，纳眠可，二便调。舌淡红，苔薄白，脉缓。气血渐生，心神得养，故睡眠好转，诸恙渐平，按原治法，辨证交替选穴，隔日治疗5次后，不寐症状消失，终止治疗观察，并嘱患者畅情志，每日温灸气海、关元以温阳补肾，每次20min，持续2周，巩固疗效。

按：本例患者病由劳心过度、伤心耗血而致阴阳失调，发为健忘，病机为心肾不交，故治以"交通心肾"为法。安眠穴为治失眠之经验穴；心俞、肾俞均属心肾之背俞穴，两穴配合能宁心益肾；太溪为足少阴肾经原穴，可滋补肾阴；内关清心安神；三阴交旺盛脾胃气血，心得血养则神安；艾灸气海、关元能益肾壮阳；并嘱患者注意调畅情志，勿使劳心过度，继续耗伤心神。

2. 刘某，女，16 岁，学生，就诊时间：2016 年 5 月 16 日。

主诉：反复疲乏 1 年，加重半个月。

病史：患者学习压力大，兼爱美，节食减肥，1 年来反复出现全身疲乏，伴入睡困难，食欲不振，头晕，记忆力减退。半月来症状加重，起病以来纳差，二便正常。

查体：面色淡白，语音低沉，神经系统查体未见异常。舌质淡，苔薄腻，脉细弱。

证脉合参：患者以疲乏为主证，属中医学"虚劳"范畴；心藏神，主神志、主血，劳心过度，耗伤心血，致使心神失养、阴阳失调，则见神疲、记忆力减退；脾藏意，主思，思虑过度易致气机阻滞不畅，脾胃运化无力，则见食欲不振；辨证属"心脾血虚"，以补血、宁心、健脾为法。

诊断：中医诊断：虚劳（心脾血虚型）

西医诊断：神经衰弱

治法：补血、宁心、健脾，针灸并施，用补法。

主穴：神门、三阴交、内关、心俞、脾俞、足三里、安眠穴。

操作：患者平卧，毫针刺神门（透少府）、内关、足三里、三阴交，予平补平泻法；再俯卧刺安眠、心俞、脾俞，飞针进针后予导气平补针法，红外线灯照脾俞穴，留针 20min 后出针。

耳穴贴压：予王不留行籽于心、脾、神门、皮质下贴压；嘱患者畅情志，勿使忧虑过度，扰伤心神；并自行予艾条温灸气海、关元、三阴交、足三里。

2 诊，患者精神转佳，疲劳感减轻，胃纳好转，入睡改善，头晕症状减轻，舌质淡，苔薄，脉细弱。上法得当，辨证选刺百会、安眠穴，平补平泻；神门、足三里、关元、气海、下脘、中脘，补法；中脘穴红外线照灯。

3~5 诊，患者精神好，胃纳可，面色转红润，疲劳感大为减轻，记忆力好转，可入睡 6 小时以上，纳可，二便调。舌淡红，苔薄白，脉缓。气血渐生，心神得养，故诸恙渐平，精神改善，按原治法，辨证可交替选穴，隔日治疗 5 次后，不寐症状消失，终止治疗观察，并嘱患者畅情志，每日温灸足三里、血海、中脘以健脾胃运化、气血内生，每次

20min，持续 2 周，巩固疗效。

按：本例患者因学习压力大，兼爱美，节食减肥，劳心过度，伤心耗血而致阴阳失调；饮食不节，又思虑过度致气机阻滞不畅，脾胃运化无力，致气血不能养心安神而发为虚劳，病机为心脾血虚，故治以"补血、宁心、健脾"为法。

二、癫痫

癫痫即俗称的"羊角风"或"羊癫风"，是由多种病因引起的，以脑神经元过度放电导致的突然、反复和短暂的中枢神经系统功能失常为特征的慢性脑部疾病。临床上以突然昏倒，口吐涎沫，两目上视，四肢抽搐，醒后如常为特征。本病具有突然性、短暂性、反复发作的特点，多与先天因素有关，或有家族遗传史。

中医有关癫痫的记载首见于《黄帝内经》，书中称为"痫病""羊痫风""癫疾"等。本病的发生多由七情失调，先天因素，脑部外伤，饮食不节，劳累过度，或患他病之后造成脏腑失调，痰浊阻滞，气机逆乱，风阳内动所致，而以痰邪作祟最为重要。

【辨证治疗】

一般分为发作期与间歇期。

1. 发作期　发作期包括大发作和小发作，大发作临床表现为发作前可能会出现头晕头痛，胸闷不适，神疲乏力等，后突然昏倒，不省人事，面色苍白，两目上视，牙关紧闭，四肢抽搐，口吐白沫，甚则尖叫，二便失禁，脉弦滑。短暂即清醒，发作过后则觉头晕，精神恍惚，乏力欲寐。小发作临床表现为动作突然中断，手中物件落地，或头突然向前倾下而后迅速抬起，或两目上视，大多数秒至数分钟即可恢复，且对上述症状发作全然不知。

治法：醒脑开窍，息风豁痰，以督脉、足厥阴及足阳明经穴为主。

主穴：水沟、百会、后溪、涌泉、合谷、太冲、丰隆。

操作：毫针泻法。水沟用雀啄泻法和快速捻转泻法交替进行，以患者神志复苏或有反应为度。

2. 间歇期　发病前多头晕，胸闷，乏力，痰多，舌红，苔白腻，脉弦滑，为风痰闭阻；平时急躁易怒，心烦失眠，咳痰不爽，目赤，口苦咽干，舌红，苔黄腻，脉弦滑，为痰火扰神；患病日久，神志恍惚，心悸健忘，头晕目眩，两目干涩，失眠，腰膝酸软，舌红，苔薄黄，脉细数，为肝肾阴虚；平素头晕头痛，痛有定处，常伴单侧肢体抽搐，颜面口唇青紫，舌质暗红，苔薄白，脉涩或弦，为瘀阻脑络。

治法：化痰通络，息风舒筋，以任脉、督脉、足阳明及足厥阴经穴为主。

主穴：鸠尾、筋缩、间使、阳陵泉、丰隆、太冲。

配穴：风痰闭阻加风池、足三里；痰火扰神加曲池、足三里、内庭；肝肾阴虚加肝俞、肾俞；瘀阻脑络加百会、膈俞、血海；夜发加照海，昼发加申脉。

操作：主穴用毫针刺，鸠尾向巨阙斜刺1寸。配穴按虚实补泻操作。

按：水沟、百会为督脉穴，后溪为八脉交会穴，通督脉，督脉入络于脑，故针刺可醒脑开窍。涌泉为肾经井穴，可激发肾气，促进脑神经恢复。丰隆豁痰，为化痰要穴。合谷、太冲称为四关穴，可平抑肝风而止痉。

鸠尾为任脉络穴，任脉为阴脉之海，可调理阴阳，平抑风阳。筋缩为督脉穴，可疏通督脉、通脑络、舒经筋，与筋会阳陵泉，二穴相配，重在舒调经筋而止痉。间使为心包经穴，可调心神、理气血，为治痫经验穴。

【其他疗法】

1.耳针法　取心、皮质下、肾、神门、枕。每次选用3穴，毫针强刺激或耳穴贴压。

2.穴位注射法　取心俞、肝俞、间使、三阴交。每次选用1~2穴，每穴注射氯丙嗪0.5~1ml。

【医案选辑】

1.李某某，男，50岁，建筑工人，就诊时间：2016年10月18日。

主诉：发作性双下肢强直2天。

病史：2天前睡眠中突发双下肢强直伴左上肢不自主抖动，神昏，二便失禁，无跌伤及咬伤，约3min缓解。后上述症状反复发作4次，发作过后一如常人，到当地医院就诊，头颅CT未见异常，予输液治疗后无缓解，遂来我院就诊。现症同前，精神倦怠，面色偏红，时觉烦躁，便秘，小便黄。舌红，苔黄腻，脉弦滑。既往脑外伤病史。

查体：左下肢腱反射亢进，左下肢跟 – 膝 – 胫试验稍差。

证脉合参：本病以"睡眠中突发双下肢强直伴左上肢不自主抖动，发作后如常"为主症，查体左下肢腱反射亢进，左下肢跟 – 膝 – 胫试验稍差，既往脑外伤病史，考虑为痫证。根据患者症状及舌脉表现，应属"痰火扰神"，治宜清肝泻火，化痰通络，宁心安神。

诊断：中医诊断：痫证（痰火扰神型）

西医诊断：癫痫（部分性 / 局灶性发作）

治法：清肝泻火，化痰通络，宁心安神。

主穴：水沟、丰隆、阳陵泉、足三里、太冲、神门、肝俞、胆俞。

操作：先嘱患者俯卧，在背部肝俞、胆俞放血，血停则止，以泻肝胆之火。再嘱患者平卧，用雀啄泻法针刺水沟，以醒脑开窍；太冲为肝经原穴，飞针进针得气后，用捻转泻法，针尖朝向大腿根部，导气上行，以泻肝火，息风止痉；丰隆为化痰要穴，用提插泻法，化痰通络；阳陵泉用平补平泻法，筋会阳陵泉，配足三里穴，刺之可疏通腿部经络而止痉；神门为心经原穴，用平补平泻法，可宁心安神。诸穴合用，共奏清肝泻火，化痰通络，宁心安神之功。

2 诊，患者精神尚可，面色稍红，双下肢强直发作次数明显减少，此法有效，继续目前治疗方案。

3~8 诊，患者神清，面色不红，诉双下肢强直未再发作，纳眠可，二便调。舌淡红，苔薄黄，脉细滑。肝胆之火已除，气血得调，症状得除，继续治疗 1 个疗程，巩固疗效。嘱患者保持心情愉悦，饮食清淡，多食水果蔬菜，如有不适，随时来诊。

按：古人云"百病皆因痰作祟""无痰不作痫"，因此痫证在治疗上离不开治痰。本例患者兼见面色偏红，烦躁，便秘，小便黄等症，为痰证日久化火所致。治疗上以清肝泻火，化痰通络，宁心安神为主，选取督脉、足厥阴、足阳明经穴，督脉为阳脉之海，入络脑，刺之可醒神开窍，通调阳气，促进脑神经细胞的恢复；足厥阴肝经穴位可平抑肝阳，使肝胆之火得以清除；足阳明经经行于双下肢前外侧，为局部取穴，刺之疏通经络止痉。

2.陈某某，女，49岁，个体户，就诊时间：2018年6月28日。

主诉：左半身发作性抽搐3月余。

病史：3个月前患者突现左半身发作性抽搐，口吐白沫，此后每半个月，甚至1周或10天发作1次，3~5min缓解，伴有头晕眼花，左半身麻木无力，左上肢颤抖，走路不平稳。当地某医院脑电图示右枕波幅低于左侧，右侧脑电活动有受抑现象。颅骨摄片示右侧顶部颅骨板密度减低，头颅磁共振见右侧脑室轻度扩张，脑脊液检查基本正常。神经科诊断为局限性癫痫、脑萎缩，经西药治疗效果不明显，遂来我院就诊。现症同前，神疲乏力，纳眠欠佳，平素精神紧张烦躁，记忆力减退，舌红苔黄，脉沉滑。

查体：左侧肢体腱反射亢进，跟－膝－胫试验阳性。

证脉合参：患者以突发左半身发作性抽搐，口吐白沫为主症，伴有头晕眼花，左半身麻木无力，左上肢颤抖，走路不平稳。查体左侧肢体腱反射亢进，跟－膝－胫试验阳性。中医考虑为痫证，根据患者症状及舌脉表现，证属"肝肾阴虚，风痰阻络"，治宜补肾柔肝，化痰通络，息风舒筋。

诊断：中医诊断：痫证（肝肾阴虚型，风痰阻络型）

西医诊断：局限性癫痫、脑萎缩

治法：补肾柔肝，化痰通络，息风舒筋。

主穴：鸠尾、涌泉、肝俞、肾俞、风池、足三里、丰隆、筋缩、阳陵泉、太冲、合谷。

操作：患者平卧，鸠尾向巨阙斜刺1寸，余穴按虚实补泻操作。

予耳穴压豆：肝、肾、神门、心。

1个月后，患者临床症状明显好转，继续目前治疗方案。

3个月后，癫痫未发，恢复正常生活工作。纳尚佳，但时有失眠、健忘。

按：癫痫与七情郁闷、阴虚阳亢、痰火壅盛有关。本病是以痰为患，因夹风、火，情志不遂而诱发。根据患者症状及舌脉表现，证属肝肾阴虚，风痰阻络，治以补肾柔肝，化痰通络，息风舒筋而获效。

三、失眠

失眠是由于心神失养或不安而引起的以经常不能获得正常睡眠为特征的一类病证，主要表现为睡眠时间、深度的不足，轻者入睡困难，或寐而不酣，时寐时醒，或醒后不能再寐；重则彻夜不寐，影响人们的正常工作、生活、学习和健康。由于睡眠时间、深度及质量不足，致使醒后不能消除疲劳，故失眠又常伴有头晕、头痛、神疲乏力、心悸、健忘，甚至心神不宁等症状。

失眠在《黄帝内经》中称为"目不瞑""不得眠""不得卧"，《难经》称为"不寐"。其病位在心，病因主要有情志不遂、思虑劳倦太过或受惊恐，亦可因禀赋不足、房劳久病，或年迈体虚，或饮食不节所致。其病机或由心脾两虚，气血不足，心胆气虚，触事易惊，导致心神失养所致；或为肝郁化火，痰热内扰，心肾不交，引起心神不安所致。

【辨证治疗】

治疗总则：调和阴阳，宁心安神。

主穴：神门、内关、百会、安眠穴。

1.肝郁化火型　不寐多梦，甚至彻夜不眠，烦躁易怒，胁痛，头晕头胀，面红目赤，口干而苦，不思饮食，大便秘结，小便黄赤，舌红苔黄，脉弦数。

治法：清肝泻火，镇心安神。

配穴：太冲、行间、风池，用泻法。

2.痰热内扰型　心烦不寐，胸闷脘痞，泛恶，嗳气，头晕目眩，口苦痰多，舌红，苔黄腻，脉滑数。

治法：清热化痰、和中安神。

配穴：丰隆、内庭，用泻法。

3.心肾不交型　心烦不寐，入睡困难，心悸多梦，头晕耳鸣，腰膝酸软，潮热盗汗，五心烦热，男子遗精，女子月经不调，口干津少，舌红少苔，脉细数。

治法：交通心肾、养心安神。

配穴：大陵、太溪，用平补平泻法。

4.心脾两虚型　多梦易醒，心悸健忘，神疲食少，头晕目眩，伴有四肢倦怠，面色少华，腹胀便溏，舌淡苔薄，脉细无力。

治法：健脾益气、养心安神。

配穴：心俞、脾俞、三阴交，用补法。

5.心胆气虚型　虚烦不寐，多梦易醒，胆怯心悸，触事易惊，伴有气短自汗，倦怠乏力，舌淡，脉弦细。

治法：益气镇惊，安神定志。

配穴：心俞、胆俞、丘墟，针刺用补法。

按：神门为心经原穴，内关为心包经络穴，两穴为治疗失眠的主穴；百会位于颠顶，入络于脑，可清头目、宁神志；安眠穴为经外奇穴，为治疗失眠的经验穴，诸穴合用，可养心安神。取太冲、行间、风池，清肝泻火，镇心安神；丰隆、内庭，清热化痰、和中安神；大陵、太溪，交通心肾、养心安神；心俞、脾俞、三阴交，健脾益气、养心安神；心俞、胆俞、丘墟，益气镇惊，安神定志。

【其他疗法】

耳穴贴压　取心、肝、脾、肾、神门、皮质下，每次取2~3穴，用王不留行籽贴压，左右耳交替。

【医案选辑】

1.陈某某，女，47岁，就诊时间：2016年5月23日。

主诉：入睡困难3年，加重1个月。

病史：患者于3年前开始出现入睡困难，病情反复。1个月前因压力大、思虑多，入睡困难加重，易醒，每晚只可入睡2~3小时，甚至彻夜难眠，醒后自觉头昏目胀，疲乏，四肢倦怠，面色苍白，纳呆，大便溏，容易腹泻，小便调。舌质淡，苔白，脉细无力。

诊断：中医诊断：不寐（心脾两虚型）

　　　　西医诊断：睡眠障碍

治法：健脾益气、养心安神。

主穴：神门、内关、百会、安眠穴、足三里、三阴交。

操作：三阴交、足三里、内关用补法，进针得气后，运针以慢按轻提为主，配合小角度捻针；余穴用平补平泻法，留针20min；足三里照红外线灯，在留针期间每隔10min运针催气，以加强经络气血调和。

耳穴贴压：心、脾、神门、皮质下，以王不留行籽贴压。嘱患者自行按压穴位，每日 5~6 次，每次 10~15min，睡前宜久按压。

2 诊，患者入睡困难明显好转，每晚可睡 5~6 小时，纳可，大便溏，小便调，舌质淡，舌苔薄白，脉细。取穴：百会、安眠穴、神门、内关、照海、阴陵泉。针刺照海时用补法，进针得气后，运针以慢按轻提为主，配合小角度捻针，余穴平补平泻，留针 20min。

3 诊，患者神情舒缓，面露喜色，眠佳，每晚可睡 7~8 小时，纳可，二便调，舌质淡红，舌苔薄白，脉缓。取穴：安眠穴、足三里、三阴交。针刺足三里时用补法，进针得气后，运针以慢按轻提为主，配合小角度捻针，余穴平补平泻，留针 20min。

4 诊，患者神清气爽，喜诉夜可宁睡，舌脉平，为巩固疗效，仍旨原意，隔日 1 次，继续治疗 3 次后，诸症平，病愈矣。

按：患者本次发病是因思虑过度伤脾，脾气虚弱，运化失调，气血生化乏源，不能上奉于心，心神失养而致不寐。脾虚运化功能减弱则出现纳呆等症，治疗以健脾益气，养心安神为原则。神门为心经原穴，内关为心包经络穴，可益气镇惊，安神定智；三阴交为足三阴经交会穴，可调理脾肾气机，使三阴之经得以平衡而协调阴阳；安眠穴为经外奇穴，具有宁心安神之效。辨证交替选用上穴，可收安神益智之效。对接受治疗的患者要"调神"，即加强患者对治疗的信心，消除其对失眠的恐惧。同时，嘱其注意生活规律，按时起居、劳逸结合、适量运动。

2. 谢某某，女，54 岁，教师，就诊时间：2018 年 8 月 10 日。

主诉：眠差 1 年。

病史：患者 1 年来出现眠差，入睡困难，多梦；月经不规律，有时 5~6 个月来潮 1 次，有时 1 个月来潮 2 次，经量不定。现症见：神清，精神疲倦，眠差，入睡难，多梦，容易醒，多在凌晨 2~3 点醒来，醒后难复睡，每晚睡 3~5 小时，严重时整夜不眠。伴心烦，腰膝酸软，潮热盗汗，口干，眼睛干涩，纳一般，二便调。舌红无苔，脉细。

诊断：中医诊断：不寐（心肾不交型）

西医诊断：睡眠障碍

治法：交通心肾，安神助眠。

主穴：心俞、肾俞、安眠穴、关元、三阴交、百会、神庭。

操作：采用"线体对折旋转"埋线方法。局部常规消毒，取一根1.5cm可吸收性外科缝线，将其放入一次性无菌注射针头的前端，大约留出一半的线体在针尖外，倾斜针身，在针尖处对折线体，然后快速刺入穴位，使针孔外的线体均埋进体内。得气后，捻转出针，用棉签按压针口。

2诊，经过1次埋线后，患者诉睡眠改善，入睡可，易醒，醒后难复睡，仍觉心烦，潮热盗汗、眼睛干涩稍缓解。纳可，二便调。舌红少苔，脉细。上方中改三阴交穴为太溪穴以益肾气，滋肾阴，泻虚火。

3~4诊，患者诉入睡可，梦少，夜眠6小时左右，睡眠较前明显改善，心烦、潮热盗汗、眼睛干涩症状均明显减轻，继续上方埋线治疗以巩固疗效。1个月后复诊诉其可正常睡眠。

按：患者正处围绝经期，"天癸竭"，肾精亏少，不能上济于心，致心火妄动，故见心烦不寐；上焦心火偏盛、下焦阴亏虚火灼津，故见潮热盗汗、眼睛干涩和口干；肝肾不足，故见腰膝酸软。治疗上，以交通心肾，安神助眠为治则，穴位选取充分发挥头穴和体穴的协同作用，注重"阴阳"和调，并联合埋线疗法的多效性优势，提高疗效。其中，三阴交为脾肝肾三条阴经之交会穴，可柔肝补脾益肾；百会、神庭为督脉穴位，督脉入络脑，脑为髓海，也是元神所在；经外奇穴之安眠穴，可安神助眠，是治疗失眠的常用效穴。四穴合用，可使肝脾肾同调，心肾相交，安神助眠，为"远近取穴通经络"。肾俞和心俞为足太阳膀胱经上的背俞穴，膀胱经"从巅入络脑"；关元属任脉，为足三阴经和任脉之交会穴，是人身阴阳元气交会之所，能益肾固本培元。三穴合用达到交通心肾、水火既济、安神助眠的目的，体现了"俞募配穴调脏腑"。诸穴合用，头穴、体穴相配，远近及俞募穴相配，阴阳和调，水火既济、心肾交合，故心烦除、夜寐安。患者1诊后，睡眠改善，仍觉心烦，潮热盗汗、眼睛干涩稍缓解，改三阴交为太溪益肾气，滋肾阴，泻虚火，治疗后诸症均有明显改善。

四、头痛

头痛是临床上常见的自觉症状，本部分所述的头痛是指由于外感或内伤，致使脉络绌急或失养，清窍不利而引起以头部疼痛为主要临床表现的病症。头痛可单独出现，亦可发生在多种急慢性疾病中，有时亦是某些相关疾病加重或恶化的先兆。常见于西医学的紧张性头痛、血管性头痛，以及脑膜炎、高血压、脑动脉硬化、头颅外伤、脑震荡后遗症等疾病。

头痛属于中医学"首风""脑风"等范畴，中医学认为头为"诸阳之会"，六经病变皆可致头痛，脏腑经络之气上会于头，不论外感、内伤皆可诱发头痛。头痛的部位包括前额、额颞、顶枕等部。疼痛的性质有昏痛、隐痛、胀痛、跳痛或头痛欲裂等。按部位分，中医有在太阳、阳明、少阳，或在太阴、厥阴、少阴，或痛及全头的不同，但以偏头痛者居多。外感多因六淫邪气侵袭，内伤多与情志不遂、饮食劳倦、体虚久病、房劳过度等因素有关。

【辨证治疗】

临床上主要通过审证分经，除辨明头痛属何经外，还应进一步辨别引起头痛的原因，以采取相应的治本措施。

治疗总则：舒经通络，通行气血。

主穴：局部取穴为主，配合循经远端取穴。

阳明头痛加印堂、上星、阳白、攒竹、丝竹空、合谷、内庭。

少阳头痛加太阳、丝竹空、角孙、率谷、风池、外关、足临泣。

太阳头痛加天柱、风池、后溪、申脉、昆仑。

厥阴头痛加百会、通天、太冲、行间、太溪、涌泉。

全头痛加百会、印堂、太阳、头维、阳白、合谷、风池、外关。

1. 风寒证　头痛起病较急，其痛如破，连及项背，恶风畏寒，遇风尤剧，口不渴。苔薄白，脉多浮紧。

治法：祛风散寒。

配穴：风池、风门。用平补平泻法。

2. 风湿证　头痛如裹，肢体困重，胸闷纳呆，小便不利，大便或溏。苔白腻，脉濡滑。

治法：祛风胜湿。

配穴：三阴交，用泻法。

3. 痰浊证　症见头痛而重坠如裹，多伴有肢体倦怠，胸闷纳呆，呕恶痰涎。舌胖大有齿痕，苔白腻，脉沉弦或沉滑。

治法：健脾化痰，降逆止痛，用平补平泻法。

配穴：丰隆、阴陵泉。

4.肝阳证　头顶胀痛而有紧束感，心烦易怒、胁痛，目赤口苦，夜寐不宁等。舌红，苔薄黄，脉沉弦有力。

治法：平肝潜阳。

配穴：同厥阴头痛，用泻法。

5.瘀血证　头痛经久不愈，其痛如刺，固定不移，或头部有外伤史。舌紫或有瘀斑、瘀点，苔薄白，脉沉细或细涩。

治法：通窍活络化瘀。

配穴：合谷、太冲、膈俞，用泻法。

6.气血虚证　头痛而晕，心悸不宁，遇劳则重，自汗，气短，畏风，神疲乏力，面色㿠白。舌淡，苔薄白，脉沉细而弱。

治法：益气养血，补虚止痛，用补法，针灸并施。

配穴：足三里、气海、血海。

按：头痛乃头部经络气血瘀滞不通或经络气血亏虚不荣所致，腧穴所在，主治所在，以局部取穴为主；经络所通，主治所及，故以远部取穴为辅，配合使用，共起疏通经络，通行气血之功。

【其他疗法】

1.耳穴贴压　枕、额、神门、皮质下，每次选2~3穴，用王不留行籽贴压，左右耳交替。

2.穴位注射　参考上述取穴法。肝阳头痛选用丹参注射液，其他头痛可用当归注射液，每次选2~3穴，每穴注入0.5ml，每日1次。

3.梅花针　可在头痛区和相应背俞穴叩刺，每次5~10min，直至出血。

4.头皮针　血管舒缩区。

【医案选辑】

孙某某，女，30岁，工人，就诊时间：2015年6月19日。

主诉：反复左侧头痛1年余。

病史：1年前开始出现左侧头痛，隐隐作痛，伴有少许头晕，劳累后加重，心悸气短，神疲乏力，面色㿠白，汗出多，无恶心呕吐、肢体抽搐等症，精神稍倦，纳可，眠一般，二便调。曾到外院治疗效果欠佳，遂来就诊。

查体：神经系统未见异常，舌质淡，苔薄，脉细。

诊断：中医诊断：少阳头痛（气血虚型）

西医诊断：血管性头痛

治法：益气养血，补虚止痛，用补法，针灸并施。

主穴：风池（左）、太阳（左）、足三里（双）、外关（左）。

操作：患者平卧，毫针刺风池，予补法；刺太阳穴，得气后针尖向后持续捻转；再刺足三里、外关，飞针进针后予导气法，逆时针持续捻转，针感沿经上传至头部者效佳，留针20min后出针。

耳穴贴压：王不留行籽于心、脾、神门、皮质下贴压。

艾灸：予艾条自行温灸气海、关元、足三里，每次20min，每日2次。

嘱患者注意饮食起居，勿使劳倦，戒食辛辣燥之品。

2诊，患者精神转佳，左侧头痛明显减轻，舌质淡，苔薄，脉细。上法得当，辨证选刺头维（左）、翳风（左）、气海、外关（左），平补平泻。

3~5诊，患者精神饱满，面露喜色，诉左侧头部疼痛基本消失，纳眠可，二便调。舌淡，苔薄白，脉缓。气血渐生，头窍得养，故疼痛缓解，按原治法，隔日治疗1次，10次治疗后头痛消失，并嘱患者每日温灸气海、关元、足三里，每次20min，持续2周，巩固疗效。

按：本病以左侧头部隐痛为主症，查体未见神经系统病变，每于劳累后加剧，证属气血虚型头痛；病位在头侧部，为少阳经循布区；因气血亏虚，头窍失养，而致头痛；治宜益气养血，补虚止痛。病变部位为少阳经所过之处，选取远部穴位外关等，局部取风池、太阳，并配伍耳穴贴压，温灸气海、关元、足三里等穴，疏通经络，调和气血。气血渐生，头窍得养，故痛渐平，嘱注意生活起居调护，戒食耗气伤阴之品以巩固疗效。

五、抑郁症

抑郁症又称抑郁障碍，以显著而持久的心境低落为主要临床特征，是心境障碍的主要类型。临床可见心境低落，与其处境不相称，情绪的消沉可以从闷闷不乐到悲痛欲绝，自卑抑郁，甚至悲观厌世，可有自杀企图或行为；甚至发生木僵；部分病例有明显的焦虑和运动性激越；严重者可出现幻觉、妄想等精神病性症状。每次发作持续至少2周，长者甚或数年，多数病例有反复发作倾向，每次发作大多数可以缓解，部分可有残留症状或转为慢性。

抑郁症除了心境低落外，还可表现为思维迟缓，意志活动减退，认知功能损害，躯体症状等。迄今，抑郁症的病因并不清楚，但可以肯定的是，生物、心理与社会环境诸多方面因素参与了抑郁症的发病过程。生物学因素主要涉及遗传、神经生化、神经内分泌、神经再生等；与抑郁症关系密切的是患者病前的性格特征，如抑郁气质。成年期遭遇应激性的生活事件，是导致出现具有临床意义的抑郁发作的重要触发条件。然而，以上这些因素并不是单独起作用的，目前强调遗传与环境或应激因素之间的交互作用，以及这种交互作用的出现时点在抑郁症发生过程中具有的重要影响。

抑郁症属于中医郁证范畴，病因总属情志所伤，发病与肝的关系最为密切，其次涉及心、脾，肝失疏泄、脾失健运、心失所养、脏腑气血失调是其主要病机。

【辨证治疗】

郁证可分为肝气郁结、气郁化火、痰气郁结、心神失养、心脾两虚、心肾阴虚六种类型。兼见胸满，胁肋胀痛，喜叹息，纳差，便秘，苔薄腻，脉弦，为肝气郁结证；兼见急躁易怒，胸胁胀满，口干口苦，或头痛，目赤，便秘，小便黄，舌质红，苔黄，脉弦数，为气郁化火证；兼见胸闷，胁肋胀满，咽中如有物梗塞，吞之不下，吐之不出，苔白腻，脉弦滑，为痰气郁结证；兼见心神不宁，多疑易惊，悲忧善哭，喜怒无常，舌质淡，脉弦，为心神失养证；兼见多思善疑，头晕，神疲乏力，心悸，健忘，舌质淡，苔薄白，脉细，为心脾两虚证；兼见心悸，健忘，五心烦热，盗汗，口干，舌红少津，脉细数，为心肾阴虚证。

治法：疏肝解郁，调神理气，以督脉及手足厥阴、手少阴经穴为主。

主穴：水沟、百会、内关、神门、太冲。

肝气郁结加膻中、期门。

气郁化火加行间、侠溪。

痰气郁结加丰隆、廉泉。

心神失养加通里、心俞。

心脾两虚加心俞、脾俞。

心肾阴虚加心俞、肾俞。

咽部异物梗塞感明显加天突、照海。

操作：水沟用雀啄泻法；神门用平补平泻法；百会、内关、太冲用泻法。配穴按虚补实泻法操作。

按：脑为元神之府，督脉入络于脑，水沟、百会可调理脑神；心藏神，神门为心经原穴，内关为心包经络穴，二穴可调理心神而安神定志；内关又可宽胸理气，太冲疏肝解郁，内关、太冲相配，厥阴同气相求，疏肝理气解郁。

【其他疗法】

1. 穴位注射　据辨证取穴。可选维生素 B_1 或维生素 B_{12} 注射液，每穴注入 0.5~1ml，每日 1 次。

2. 耳穴贴压　选心、脾、肝、神门或皮质下，每次选 2~3 穴用王不留行籽贴压。

【医案选辑】

1. 袁某，男，54 岁，就诊时间：2016 年 3 月 27 日。

主诉：情绪低落伴失眠近 8 年。

病史：患者于 2002 年开始出现头昏、头重，多次在当地医院按脑供血不足治疗，症状时好时坏。2008 年 10 月患者头昏加重，自觉头脑不清醒，情绪低落，疲倦乏力，精力不足，兴趣减退，厌恶交际，精神容易紧张，脾气暴躁，入睡困难、多梦易醒、早醒，耳鸣，注意力不集中，记忆力减退。到当地医院检查发现"睡眠呼吸暂停综合征"，治疗后症状无明显改善，2010 年 6 月患者来我科就诊。现精神差，头昏、头重、头脑不清醒，情绪低落、坐立不安，入睡困难、早醒，纳差，大便干，小便黄。舌质红，苔黄，脉弦数。

查体：未见异常。

证脉合参：患者以情绪低落伴失眠近 8 年为主症，查体未见异常，考虑为郁证。根据患者症状及舌脉表现，证属"气郁化火"，治宜疏肝解郁，清肝泻火，宁心安神。

诊断：中医诊断：郁证（气郁化火型）

西医诊断：抑郁症

治法：疏肝解郁，清肝泻火、宁心安神。

主穴：水沟、内关、神门、太冲、行间、侠溪。

操作：毫针刺，水沟雀啄泻法，太冲、行间用捻转泻法，余穴平补平泻。

2诊，患者精神尚可，面色稍红，诉头晕、头重好转，睡眠时间增加，大便稍干，小便调，此法有效，继续目前治疗方案。

3~12诊，患者神清，面色尚可，头晕、头重几乎没有发作，睡眠较前明显好转，纳眠可，二便调。舌淡红，苔薄黄，脉细滑。肝胆之火已除，阳气得以升提，症状得除，继续治疗1个疗程，巩固疗效，嘱患者平时保持心情愉悦，想哭就大声哭，经常鼓励自己，多进行体育锻炼和有氧运动。

按：《古今医统大全·郁证》："郁为七情不舒，遂成郁结，既郁之久，变病多端。"本例患者就是情绪低落日久，出现失眠、头晕、头重等症。治疗上选取水沟雀啄泻法，可调神理气，调动身体气血运行；内关为心包经络穴，神门为心经原穴，二穴合用，宁心安神；太冲为肝经原穴，刺之疏肝解郁；行间、侠溪分别为肝经、胆经荥穴，荥穴属火，刺之用捻转泻法可降肝胆之火。

2.古某，女，36岁，教师，就诊时间：2018年7月24日。

主诉：情绪低落伴睡眠障碍、记忆力下降6年余，加重4年。

病史：患者2012年离异后出现情绪低落、睡眠障碍、记忆力下降、纳差等症状，自行服用"逍遥丸、安定片"等。2014年因孩子升学考试成绩欠佳，遂使其病情加重。患者心情极度压抑，终日精神恍惚，胸中憋闷，逢人便诉苦不休，脾气暴躁，当地医院诊断为"抑郁症"，口服奥氮平、盐酸帕罗西汀片等抗抑郁药物。经治2个月，精神症状时好时坏，遂来我科就诊。刻下症见：心情抑郁，胁肋胀痛，善太息，纳差，口苦，头昏头痛，睡眠差，每晚约睡2~3小时，疲乏无力，便秘，月经愆期，经前乳房胀痛明显。苔薄腻，脉弦。

查体：未见异常。

证脉合参：根据患者症状及舌脉表现，拟诊为郁证，证属"肝气郁结"，治宜疏肝解郁，宽胸理气，调神导气。

诊断：中医诊断：郁证（肝气郁结型）

西医诊断：抑郁症

治法：疏肝解郁，宽胸理气，调神导气。

主穴：水沟、百会、内关、神门、太冲、膻中、期门。

操作：毫针刺，水沟用雀啄泻法；百会、内关、太冲用泻法，余穴平补平泻。

2诊，患者头昏头痛明显减轻，精神状态较前略好，其余诸症同前。此法有效，继续目前治疗方案。

3~6诊，头昏头痛偶尔发作，睡眠明显好转，较易入睡，但多梦易醒，醒后可再入睡，食欲改善。仍觉疲乏无力，胸中憋闷，大便时干时稀。患者症状好转，对痊愈充满信心，继续目前治疗方案。

7~15诊，头昏头痛消失。劳作后易疲乏，时有胸闷，月经前乳房胀痛明显减轻，入睡后能睡5小时，胃纳可，大便黏，舌淡红，苔薄白，脉弦。肝气得舒，郁气得解，气顺神调，症状得除，继续治疗1个疗程，巩固疗效。嘱患者平时保持心情愉悦，多进行体育锻炼和有氧运动。

按：本例抑郁症患者属于肝气郁结型，其经情感刺激后，出现肝气不舒，神不导气的病理变化，故见抑郁症的精神症状。治宜疏肝解郁，宽胸理气，调神导气。治疗上选取水沟雀啄泻法，可调神理气，调动身体气血运行；百会调整脑神紊乱；内关、太冲泻法，疏肝解郁；膻中为气会，期门为肝经募穴，两穴能调胸腹部诸般气病。

六、三叉神经痛

三叉神经痛是指三叉神经分布区域内反复发作的阵发性、短暂、剧烈疼痛，痛如放电、刀割样，严重者可伴有同侧面部肌肉的反射性抽搐，多发生于一侧，两侧同时发病者罕见。本病发病率高，尤以40岁以上的女性多见。临床上，患者面部常存在"触发点"，如上下唇、鼻翼外侧、舌侧缘等。说话、进食、洗脸、刷牙、打哈欠，甚至微风拂面时都会诱发疼痛，发作历时数秒至数分钟不等，不发作时则一如常人。患者常因此不敢擦脸、进食，甚至不敢咽口水，从而影响正常的生活和工作。

临床上通常将三叉神经痛分为原发性（症状性）和继发性两大类，其中原发性三叉神经痛较常见。原发性三叉神经痛是指无确切病因的三叉神经痛。继发性三叉神经痛，是指由于肿瘤压迫、炎症、血管畸形引起的三叉神经痛。此型有别于原发性的特点，疼痛常呈持续性，并可查出三叉神经邻近结构的病变体征。针灸主要适用于不伴有器质性改变的原发性三叉神经痛。

本病属中医学"头风""眉棱骨痛"和"面痛"范畴，认为多与外感邪气、情志不调、外伤等因素有关。风寒之邪侵袭面部阳明、太阳经脉，寒性收引，凝滞筋脉，气血痹阻；或因风热毒邪，浸淫面部，筋脉气血壅滞，运行不畅；外伤或情志不调，或久病成瘀，使气血凝滞。

【辨证治疗】

原发性三叉神经痛，三支神经可分别或同时发病，疼痛部位和神经的分布是一致的，眼支（第一支）分布在眼、额区；上颌支（第二支）分布在上颌区；下颌支（第三支）分布在下颌区。根据不同病因，临床上可分为寒邪入络、痰湿阻滞两型。

1.寒邪入络型　呈阵发而短暂的闪电样或烧灼样剧痛，多见于上颌支与下颌支，每次发作持续时间较短暂，疼痛间歇期症状可完全消失，一天可反复发作数次至数十次。患部恶风寒，每当洗面、饮冷水、咀嚼食物、情绪激动则易诱发，用手按擦或适量的热敷可减轻症状，多伴有眩晕、心悸等。舌质淡，苔薄白，脉细数。

治法：温通经络、行气止痛。

主穴：合谷、太冲、翳风，痛点（埋针），平补平泻法。

配穴：眼支配太阳或鱼腰、攒竹；上颌支配颧髎、四白；下颌支配颊车、地仓、承浆；眩晕心悸加大椎、内关、心俞；胸脘胀闷配脾俞、三阴交；体弱温灸肝俞、脾俞、肾俞。

2.痰湿阻滞型　患部间歇出现阵发性刺痛或酸痛，时轻时重，并伴有神疲体倦，胸闷不舒，食欲不振，口淡等症状。舌苔薄腻，脉濡细。

治法：通络、行气、化湿。

主穴：合谷、足三里、下关，痛点，平补平泻法。

配穴同上。

按：刺合谷、太冲能调和阳明、厥阴经络气机而止痛；刺足三里、下关，能旺盛阳明气血而化痰湿；按病所循经局部取穴，可直接疏通经络而祛邪；温灸肝俞、脾俞、肾俞，能活血舒筋、健脾运、滋肾阴；刺大椎、内关、心俞，能清阳、行气、宁心，经络气血疏通，阴阳得调，痛则可除。

【其他疗法】

1. 穴位注射　据辨证取穴。可选丹参注射液或维生素 B₁ 注射液，每穴注入 0.5~1ml，每日 1 次。

2. 耳穴贴压　选肝、胆、神门或头面区相应痛点，每次选 2~3 穴用王不留行籽贴压。

【医案选辑】

汤某某，女，45 岁，家庭主妇，就诊时间：2015 年 7 月 22 日。

主诉：反复右上颌部疼痛半年余。

病史：半年前开始出现右上颌部疼痛，如刀割样，反复发作，甚时伴有抽搐，每于冷水洗脸、刷牙、面部吹风时诱发，每次发作持续 1min 左右，发作间歇期正常，辗转于多家医院就诊，效果不显。现症同前，精神稍倦，纳眠可，二便调。

查体：神经系统查体未见异常。舌淡红，苔薄，脉沉。

证脉合参：本病以右上颌部疼痛为主症，查体未见神经系统病变，故属"面痛"范畴。每于冷水洗脸、刷牙、吹风后诱发，乃风寒之邪肆虐，侵袭经络，气血运行不畅，不通则痛，证属"寒邪入络"；病位在上颌部，为足阳明经所过之处，治宜温经通络，行气止痛。

诊断：中医诊断：面痛（寒邪入络型）

　　　　西医诊断：原发性三叉神经痛

治法：温经通络、行气止痛。

主穴：翳风（右）、合谷、陷谷、痛点（阿是穴），平补平泻法。

操作：患者平卧，毫针先刺右侧翳风，得气后针尖朝向上颌部持续捻转，使针感向上颌部扩散；刺上颌部阿是穴，予平补平泻法；再刺合谷，飞针进针后予导气平补针法，接着刺陷谷穴，得气后针尖朝向上持续捻转，予平补平泻法，术后留针 20min 后出针，并予局部照神灯。予王不留行籽于面颊区、肝、胆处耳穴贴压；嘱患者温开水洗脸、刷牙，勿令面部受风。

2 诊，患者精神转佳，表情和缓，诉右上颌部疼痛明显减轻，上法得当，继续目前治疗方案。

3~5 诊，患者神清气爽，面露喜色，诉上颌部疼痛基本消失，纳眠可，二便调。舌暗红，苔薄黄，脉弦滑。寒邪已去，气血已调，故疼痛消失，诸恙悉平，隔日治疗 1 次后终止治疗观察。并嘱患者每日自行用暖水袋温敷面部，每次 20min，持续 2 周，巩固疗效。

按：本例患者为寒邪滞络，气血运行不畅，不通则痛，治以"温经通络、行气止痛"；病变以右侧上颌部为主，为胃经所过之处，"经脉所过，主治所及""输主体重节痛""面口合谷收"，故选取远部穴位合谷、陷谷交替针刺。疼痛缓解后加强生活调护，减少诱发因素以巩固疗效。

七、肋间神经痛

肋间神经痛是指肋间神经支配区的疼痛综合征，疼痛表现为发作性的沿某一肋间神经走行的刺痛或灼痛，咳嗽、喷嚏、深呼吸时疼痛加剧，多为单侧单支发病。根据病因可分为原发性和继发性两种。原发性肋间神经痛主要由肋间神经炎引起，多与受寒、感染、中毒等有关，呈阵发性疼痛，临床较少见；继发性肋间神经痛，多因邻近器官和组织炎症、挫伤或肿物压迫而起病，如胸膜炎、慢性肺部炎症、脊柱或肋骨损伤、带状疱疹、胸椎段脊髓肿瘤等，多呈持续性疼痛。发病人群性别、年龄无明显差异。

本病属中医学"胁痛"范畴。《灵枢·五邪》说"邪在肝，则两胁中痛"，认为多因肝郁、痰阻或闪挫伤而致血瘀，经脉不通，气血阻滞而成病。原发性肋间神经痛，针灸疗效较满意，若继发于其他病变引起的则应结合病因治疗。

【辨证治疗】

1.肝气郁结型　症见神烦善怒，胁部呈胀痛或刺痛，痛无定处，每随情志变化而增减，情绪激动、咳嗽时疼痛增剧，沿肋间扩散，局部压痛明显，可伴胸闷不舒，善太息，甚则腹部胀满，食欲不振，口干口苦，大便干结，小便黄赤。舌苔多薄黄，脉弦数。

治法：疏肝理气，清肝泻火，用泻法。

主穴：肝俞、期门、太冲、阳陵泉，肋痛点（埋针）。

操作：肝俞斜刺，针尖宜斜向脊椎，使针感沿两肋传导；期门平刺，不宜过深，针刺得气后用捻转泻法；太冲、阳陵泉针下得气后，针尖朝上，逆捻导气上行。肋痛点予埋针巩固疗效。

2. 痰浊阻滞型　症见神疲少气，胁肋部阵痛隐隐，时痛时止，胸闷痰多，口淡不欲饮，可伴眩晕，肢体重着。舌苔多浊腻，脉弦滑。

治法：疏通经络，行气化浊，用平泻法。

主穴：支沟、阴陵泉透阳陵泉、丰隆。

操作：支沟，针刺得气后，针尖略向上，逆时针捻转导气，使针感沿手臂向胸部方向传导；阴陵泉向阳陵泉透刺；丰隆直刺，行平泻法。

3. 瘀血阻络型　症见胁肋刺痛，痛有定处，痛处拒按，入夜痛甚，胁肋下或见有癥块。舌质紫暗，脉沉涩。

治法：祛瘀通络，泻法。

主穴：膈俞、肝俞、血海、三阴交。

配穴：胁痛甚刺期门、肝俞；胸痛配膻中、内关；头痛、眩晕取太阳、风池；咳嗽配尺泽、合谷；食欲不振取足三里或三阴交。

按：平刺肝俞、期门疏肝调气；泻刺太冲、阳陵泉能清肝胆火而去痛；痛点埋针能解胸胁郁结之气血。

支沟能疏通三焦气机而化痰浊之阻滞，与阳陵泉相配可和解少阳、清热化湿；阴陵泉透阳陵泉能调和脾运与疏泄胆经之气；丰隆祛痰湿。

膈俞、血海、三阴交活血行瘀。

配膻中、内关能舒胸中之气郁而止痛；刺太阳、风池有清利头目止眩之功；刺尺泽、合谷，能宣肺镇咳；刺足三里、三阴交，能旺盛脾胃气机而固本。

【其他疗法】

1. 耳穴贴压　取肝、胆、胸、胃等穴，以王不留行籽贴压，每次3~4个穴位，2~3天依据辨证更换穴位1次。

2. 穴位注射　肝气郁结、瘀血阻络用丹参注射液，痰浊阻滞用当归注射液。选穴同上法，每穴注入0.5~1ml，每日1次。

3. 电针疗法　依据病情辨证选穴，或取疼痛相应节段的夹脊穴，针刺得气后，选连续波通电10~20min，强度与频率以患者能耐受为度。

【医案选辑】

1.郑某某，女，42 岁，文员，初诊时间：2016 年 12 月 20 日。

主诉：间断右胁肋疼痛 1 年，加重 1 个月。

病史：1 年前情绪受刺激后常觉两侧胁肋部胀满不适，时有疼痛，连及脘腹，嗳气后稍减，情绪低落，间断服用中药及针灸治疗，时好时坏，未见显效。1 个月前因情绪受刺激胁痛又作，右胁胀满疼痛，善太息，伴见腹胀、纳呆、乏力。

查体：神志清楚，精神不振，情绪低落，面色泛黄，形体略瘦。腹软平坦，肝、脾未触及肿大，胁肋触痛。舌质红，苔薄白，脉细数。

诊断：中医诊断：胁痛（肝气郁结型）

西医诊断：肋间神经痛

治法：疏肝解郁、健脾和胃。

主穴：肝俞、太冲、阳陵泉，肋痛点。

配穴：中脘、足三里。

操作：肝俞斜向下刺，透胆俞，用平补平泻法；取肋痛点埋针；中脘向下斜刺，足三里，针刺得气后，针尖向上，逆时针捻转导气，使针感向肚腹方向传导；太冲、阳陵泉针尖向上，逆时针捻转导气。耳穴用王不留行籽贴压肝、胆、心、神门，每 3 天更换 1 次。

2 诊，患者自诉针刺后胁肋胀满消失，胃纳稍好转，但饭后仍觉腹胀明显，眠稍差，经治郁结之肝气得以疏泄，局部经络气血得以疏通，故疗效初现，前法合度，仍旨原意施治，加配三阴交以助眠安神、健脾和胃。

3~5 诊，患者精神好转，胁肋疼痛渐消，腹胀、纳差、乏力诸症持续改善。在上述治疗方案基础上，加艾条温灸中脘、足三里。

6 诊，患者精神饱满，心情舒畅，胸胁疼痛未再发作，舌脉平，病愈矣。再刺肝俞、内关、太冲，耳穴贴压肝、胆、心、脾，终止治疗观察。嘱注意保持心境平和，合理安排生活作息，2 周后复诊，病未观。

按：《灵枢·经脉》："肝足厥阴之脉……挟胃属肝络胆，上贯膈，布胁肋"，《灵枢·五邪》："邪在肝，则两胁中痛"，故胁痛一症与肝胆密切相关。肝属木，脾胃属土，患者出现腹胀、纳呆、乏力等症，乃肝木乘脾土之象。胃不和则卧不安，故兼见眠差，心烦多梦。故治疗时，当以疏调肝胆、调治脾胃为主。该患者取中脘、足三里调理脾胃，肝俞疏肝理气，肝脾兼治，针灸并施，并嘱注意调神，故而取效。

2. 王某，男，56岁，农民，就诊时间：2017年9月19日。

主诉：右胁肋疼痛1周。

病史：患者5年前强力负重，致使右侧胁络受伤，发为胁痛，当时予针灸治疗后疼痛症状缓解，未再复发。1周前因劳作时不慎损伤右侧胁络，右胁刺痛，痛有定处，痛处拒按，入夜痛甚，纳眠差，二便正常。

查体：神志清楚，表情痛苦，胸背部沿肋间斜向前下至胸腹前壁中线带状区疼痛。咳嗽、深呼吸或打喷嚏时疼痛加重，胸椎棘突旁压痛和叩痛，肋间压痛，受累神经支配区感觉异常。皮肤未见异常。舌质暗，苔白，脉沉。

诊断：中医诊断：胁痛（瘀血阻络型）

西医诊断：肋间神经痛

治法：祛瘀通络，用泻法。

主穴：膈俞、肝俞、血海、三阴交、期门。

配穴：取疼痛相应节段的夹脊穴，针刺得气后，选连续波通电10~20min，强度与频率以患者能耐受为度。

操作：平刺肝俞、期门、血海、三阴交，斜刺膈俞，进针得气后均用泻法。

耳穴用王不留行籽贴压肝、胆、心、神门，每3天更换1次。

2诊，患者自诉针刺后胁肋疼痛减轻，纳眠稍好转，经治局部经络气血得以疏通，故疗效初现。前法合度，仍旨原意施治，加配足三里以助眠安神、健脾和胃。

3~5诊，患者精神饱满，胸胁疼痛未再发作，舌脉平，病愈矣。

按：《灵枢·五邪》云："邪在肝，则两胁中痛……恶血在内。"《景岳全书·胁痛》："胁痛之病，本属肝胆二经，以二经之脉皆循胁肋故也。""胁痛有内伤、外感之辨，凡寒邪在少阳经，乃病为胁痛，耳聋而呕，然必有寒热表证者，方是外感；如无表证，悉属内伤。但内伤胁痛者十居八九，外感胁痛则间有之耳。"故胁痛一症与肝胆密切相关，其基本病机为肝络失和，病理变化可归结为"不通则痛"与"不荣则痛"两类。此病案患者因强力负重，致胁络受伤，瘀血停留，阻塞胁络，发为胁痛。故治疗时，当以活血祛瘀通络为主。气为血帅，气行则血行，患者取膈俞、血海活血化瘀，肝俞疏肝理气，效果显著。

八、坐骨神经痛

坐骨神经痛是以坐骨神经径路及分布区域疼痛为主的综合征，临床表现为臀部、大腿后侧、小腿后外侧和足背部小趾侧呈烧灼样、过电样或刀割样疼痛，咳嗽及用力时疼痛加剧。部分患者会因避免神经牵拉、受压，采取特殊的减痛姿势，日久导致脊柱侧弯、跛行等。其病因可分为原发性和继发性两类。原发性坐骨神经痛多由坐骨神经炎引起，其本质为神经鞘膜或轴索的炎性反应，常见诱因包括受寒、感染、挫伤等。继发性坐骨神经痛主要是坐骨神经受邻近组织病变引起，又分为根性和干性坐骨神经痛，分别指受压部位是在神经根还是在神经干。根性多见，病因以椎间盘突出最常见，其他病因还有椎管内肿瘤、腰椎结核、腰椎管狭窄等；干性可由骶髂关节炎、盆腔内肿瘤、妊娠子宫压迫、髋关节炎、臀部外伤、糖尿病等所致。

本病属中医学"痹证""经络痹""腰股痛""腰胯痛"等范畴，认为病因多由寒湿邪气侵袭筋络，致气血流通失调所致。由于病邪偏盛不同，侵犯部位不一，故临床上也表现出不同症状。寒邪偏盛则疼痛明显；湿邪偏盛则现酸痛。疼痛沿下肢后侧放射者为病在足太阳经；沿髋关节后和下肢外侧放射则为病在足少阳经。针灸对原发性坐骨神经痛效果好；对继发性坐骨神经痛，则要辨明病因，配合相应治疗，才能获效。

【辨证治疗】

1.寒邪偏盛型 病多新犯，起病较急，呈阵发性疼痛，以夜间为甚，痛从腰、臀向下肢扩散，患肢伸举则现明显牵痛，咳嗽痛增，沿坐骨神经通路有明显压痛，患肢皮色不变，恶风寒，得热痛减。舌质嫩，苔薄白，脉细数。

治法：温通经络，行气祛寒，用泻法、久留针多灸。

分经取穴：足太阳型——取秩边、承扶、委中、昆仑；足少阳型——取环跳、阳陵泉、悬钟。

2.湿邪偏盛型 起病较缓，多为寒湿合病而湿邪偏盛者。患肢以酸痹胀痛为主，间现刺痛，痛沿坐骨神经通路放射；或局限于一段，伸展微牵痛，坐骨神经通路有轻压痛。多伴有腰肢怠倦，胸腹胀满，胃纳不振，头晕或有坠胀感。苔白腻，脉濡缓。

治法：通经活络、行气化湿，用平补平泻法，针灸并施。

分经取穴同上。

配穴：腰痛配三焦俞、肾俞或痛点；大腿牵痛刺殷门或风市；小腿痛刺承山；胸腹胀满加内关、足三里；头晕痛配印堂或风池。偏寒灸肝俞、膈俞、八髎、足三里；偏湿灸脾俞、肾俞、大肠俞、膀胱俞。如病由腰椎间盘突出引起，应配合按摩及牵引矫正；继发于腰椎肥大可配合挑针；属肿物压迫所致，宜考虑用外科手术治疗；妊娠所致，则不宜针刺，可采用温灸或用梅花针轻刺下肢痛区，产后痛即可消除。

按：泻刺足太阳膀胱经穴秩边、承扶、委中、昆仑，加灸肝俞、膈俞、八髎，可温通经络、旺盛血行而祛寒邪；平补平泻环跳、阳陵泉、悬钟，并配灸脾俞、肾俞、大肠俞，可调和经气、健运脾肾而化湿邪。经络气血得通，病邪得祛则痛止。随症配大肠俞、肾俞或局部痛点，可疏通患部气血而除腰痛；殷门、风市、承山属循经邻近取穴，取内关、足三里能宽中，增强脾胃运化功能而消除胸腹胀满；印堂、风池有清阳之效，止头痛。其他病因所致的坐骨神经痛，则应配合相应疗法，才能消除症状。

【其他疗法】

1. 耳穴贴压　用王不留行籽贴压，交替选肾、肝、脾、膀胱、胆、腰、下肢相应痛点，每次选 3~4 穴，2~3 天更换。

2. 穴位注射　取穴同"辨证治疗"，用当归注射液，每穴注入 1~2ml，每日 1 次。

3. 梅花针及拔火罐　可在腰、臀及下肢痛处肌肉较丰厚的部位拔火罐，或先用梅花针叩刺，再拔火罐。

【医案选辑】

1. 裴某某，男，45 岁，工人，初诊时间：2014 年 11 月 12 日。

主诉：臀部及左下肢疼痛 1 个月。

病史：患者久居潮湿之所，1 个月前出现臀部及左下肢疼痛，继而举步困难，弯腰及提腿则感刺痛，痛感从臀部向下肢放射。经治未效，由两人扶持就诊。无明显腰足挫伤史。

查体：神态疲倦，左足活动明显受限，皮肤发凉，秩边、环跳、承扶、委中、昆仑穴处出现明显过敏性压痛，直腿抬举30°则见剧烈掣痛，腰触痛不明显。小便清利、大便调。舌质淡、苔薄白，脉细数。

证脉合参：劳倦正虚，复受寒邪侵袭，寒凝经络、气血不通则痛，痛沿足太阳经放射。

诊断：中医诊断：经痹（寒湿型）

西医诊断：坐骨神经间质炎

治法：温经散寒、通经活络，用平补平泻法，针灸并施。

主穴：秩边、环跳、委中、昆仑。

配穴：肝俞、膈俞、足三里。

操作：毫针刺秩边、环跳、委中、昆仑，进针得气后行顺时针捻转导气法，患者渐感针下有一股气上下流动，疼痛随即减轻。加温灸肝俞、膈俞、足三里时，患者感热从背腰向足部放散。留针20min，退针后此热气仍可隐现，原厥凉病足转暖，举步已不需别人扶持，伸展足掣痛明显改善。术后于左耳坐骨神经点埋针，并嘱患者家属带艾条回家，隔姜片温灸针刺部位。

2诊，患者可独自步入诊室，喜诉经昨日针治后足痛大减，夜能安寐，除弯腰、提腿左足微牵痛外，步行无掣痛，直腿抬举可达70°。舌质淡红，苔薄白，脉缓。经治，经络气血得以温通，寒邪得祛，气血和利，故痛平。前法合度，仍旨原意施治。

3诊，病者诉经治后困扰数日之足痛消失，步履如常，脉舌正常，病愈矣。乃除去埋针，嘱仍自行按上法艾灸，以巩固疗效。

1周后复诊，足痛消失，已恢复工作。

按：此例因患者久居寒湿之地，筋脉受寒湿侵袭，凝涩经脉，气血凝滞不通而痛。非继发于其他器质性病变，因施治及时，故效果颇佳，预后也良好。

2. 连某某，女，46岁，农民，就诊时间：2019年5月20日。

主诉：腰臀部疼痛1月余，左下肢放射痛加重7天。

病史：患者自述由于长期弯腰干农活，致腰部经络气血运行不畅，气血阻滞不通，1个月前出现腰臀部疼痛，转侧尤甚，伴左下肢放射痛、活动障碍、感觉异常症状。纳寐一般，二便正常。

查体：脊柱无畸形，腰部活动困难，L_4/L_5 右侧棘突旁、棘间压痛明显。左臀部环跳压痛明显，左下肢直腿抬高试验阳性（45°），加强试验阳性，左梨状肌紧张试验阳性，左下肢感觉减退，左下肢肌力 4 级。舌淡红，舌苔白腻，脉涩。

证脉合参：患者经常弯腰干活，用力不当，屏气闪挫，致腰部经络气血运行不畅，瘀血留着，故见腰痛。结合舌脉表现，本病当属中医"痹证"之气滞血瘀型。

诊断：中医诊断：痹证（气滞血瘀型）

西医诊断：坐骨神经痛

治法：活血祛瘀，疏肝理气，用平补平泻法，针灸并用。

取穴：大肠俞（左）、环跳（左）、委中（左）、阳陵泉（左）、昆仑（左）。

操作：以上穴位都采用快速旋转进针法，大肠俞直刺 1 寸，针刺得气后平泻；环跳直刺 2 寸，提插得气后平补；委中直刺 1 寸，针刺得气后平泻；阳陵泉直刺 1 寸，得气后平补；昆仑直刺 0.5 寸，针刺得气后平泻。环跳与委中、阳陵泉与昆仑两组穴位分别接电针仪，选连续波，通电 30min。让患者精神放松。

2 诊，经一次治疗后患者自述腰臀部疼痛减轻，左下肢放射痛、活动障碍稍减轻，感觉异常症状减轻，纳寐一般，二便正常。舌淡红，舌苔由白腻转为薄白，脉涩转为沉细。继续针刺治疗，大肠俞（左）、环跳（左）、委中（左）、阳陵泉（左）、昆仑（左），同时给予电针治疗，按此方法交替取穴针刺 5 天。

8 诊，经过 5 天治疗，患者自述腰臀部疼痛、左下肢放射痛、活动障碍、感觉异常症状明显减轻，纳寐一般，二便正常。舌淡红，舌苔薄白，脉沉细转为细。从患者腰腿部症状和脉象来看，气滞血瘀已基本消除，故停阳陵泉（左）、昆仑（左），选用左右足三里、阴陵泉补益气血。耳穴：坐骨神经、臀、腰骶椎、肾、压痛点贴压王不留行籽，按此法治疗 3 天。

12 诊，患者神情自然放松，腰臀部疼痛基本消失，左下肢放射痛明显好转，活动无障碍，感觉无异常，纳寐可，二便正常。舌淡红，舌苔薄白，脉细。继续原方案治疗。1个月后随访，诉病情稳定。

按：中医认为，痹证多因感受寒湿或湿热、跌仆闪挫、肝肾亏虚所致。究其发病原因，不外乎"内因"和"外因"。外因致病如《黄帝内经》所言："风寒湿三气杂至，合而为痹。"其中，"风气胜者为行痹"，即游走性关节疼痛；"湿气胜者为著痹"，即关节肿胀；"寒气胜者为痛痹"，即关节疼痛，活动不利。内因即指脏气不足、精气亏虚导致腰腿疼痛的发作，因此，肾气充足，真气布护，外邪焉能为害。此外，闪挫、跌仆等血瘀气滞亦可导致或加重本病。本案患者，陈全新教授选用大肠俞、环跳、委中、阳陵泉、昆仑等穴治疗，并接电针仪，以促进血液循环，消炎止痛，后期加用耳穴贴压，共奏活血化瘀、理气止痛之效。

九、耳源性眩晕

耳源性眩晕是指前庭迷路感受异常引起的眩晕，常见于梅尼埃病、迷路炎、前庭神经元炎、耳石症等相关疾病。临床以发作性、旋转性眩晕、耳鸣、听力障碍、头内胀痛为主症，常伴有恶心、呕吐、心悸、出汗等迷走神经刺激症状。男女发病率无明显差异，多发于青壮年，常为单侧发病，随着病情进展，可发展为双侧。

本病属中医学"眩晕"范畴，中医有"诸风掉眩，皆属于肝""无痰不作眩""肾开窍于耳"等理论，故本病与肝脾肾关系密切。临床应注意将本病与脑血管疾患、高血压、颈椎病及化脓性中耳炎或链霉素中毒等所致的眩晕区别，并结合病因进行治疗。

【辨证治疗】

1. 虚证　症见面色淡白，眩晕心悸，神疲气短，四肢凉而出冷汗，耳鸣隐隐，恶心、呕吐、口淡，喜热饮，舌淡，脉虚数。

治法：健脾益气，养血祛风，用补法，针灸并施。

主穴：足三里、内关、百会（隔姜灸）。

2. 实证　症见面红易怒，眩晕头痛，胸闷胁痛，耳鸣声高，口干苦，喜冷饮，舌质红，脉弦数。

治法：滋肾平肝，清风定眩，用平泻法。

主穴：太冲、风池、太溪（补法）。

配穴：前头眩痛加印堂；侧头痛刺太阳；耳鸣配翳风、听会、听宫；夹痰湿者取丰隆。虚证宜多灸脾俞、肝俞、膈俞；实证刺阳陵泉、肾俞、肝俞。

按：足三里能旺盛阳明气机而益气血，内关可宽胸理气，和胃止呕，大艾炷隔姜灸百会8~12壮，有清阳醒脑之效。补太溪而泻太冲，能养肾阴、潜肝阳，刺风池能清风止眩晕。印堂、太阳为循经取穴，翳风、听会、听宫可直接调和耳之经气而去鸣音，丰隆降浊化痰。温灸脾俞、肝俞、膈俞能益气血补虚，泻刺阳陵泉能平肝胆火，补肾俞能滋肾水而制肝火。阴阳得调，气血和平，则眩晕可愈。

【其他疗法】

1. 耳穴压豆　取肝、脾、肾、神门，每次选1~2穴，用王不留行籽贴压。

2. 头皮针　取晕听区、四神聪。

【医案选辑】

1. 蒋某，女，43岁，公司职员，初诊时间：2015年3月16日。

主诉：眩晕伴恶心呕吐5小时。

病史：患者5小时前无明显诱因于晨起时突发眩晕欲仆，视物旋转，伴恶心、呕吐，不能站立行走，每于体位改变时诱发或加重，闭目可缓解，伴耳鸣，口干口苦，心悸，平素工作压力较大，性情急躁易怒，睡眠欠佳，多梦，无明显头痛、幻听、发热恶寒等不适，纳可，二便调。

查体：神经系统查体未见异常，臂丛神经牵拉试验（-），叩顶试验（-），龙贝格征（-），转颈试验（+），Dix-Hallpike试验（+）。舌红，苔薄黄，脉弦。

证脉合参：本病以眩晕为主症，神经系统查体未见异常，兼有口干口苦，易怒烦躁，乃实证型；平素工作压力大，情志不畅，气郁化火，上扰清窍故见眩晕；肝火扰心神，故见心烦多梦。

诊断：中医诊断：眩晕（实证）

　　　　西医诊断：耳源性眩晕

治法：滋肾平肝，清风定眩。

主穴：太冲、阳陵泉、风池、太溪。

操作：患者平卧，毫针刺风池、阳陵泉，予泻法；再刺太冲，进针得气后，针尖朝上，逆时针持续捻转，予平泻导气法；刺太溪，飞针进针得气后，予平补法；神灯照气海，留针 20min。

耳穴贴压：予王不留行籽于胆、肾、神门贴压，嘱患者每日自行按压耳穴 5~6 次，每次 10min，并注意调畅情志，合理安排生活作息，清淡饮食。

2 诊，患者头晕明显减轻，呕吐未再发作，间现头痛，腰骶部酸软不适，睡眠较前好转。舌淡红，苔薄黄，脉弦细。上法得当，去阳陵泉，加百会穴，针用平补平泻。

3~4 诊，患者神清气爽，面露喜色，诉头晕基本消失，睡眠转佳，腰酸缓解，纳眠可，二便调。舌淡红，苔薄黄，脉弦细。肾阴得补，肝阳内潜，火不上扰清窍，故头晕消失，诸恙渐平，按原治法，辨证交替选穴，隔日治疗 5 次后，眩晕消失。终止治疗观察，并嘱患者畅情志，适当户外运动，调饮食以巩固疗效，防止再发。

按：本例患者突发眩晕，体位改变时加重，四诊合参，当属实证，《素问·至真要大论》曰："诸风掉眩，皆属于肝"。病机当属肝阳上亢，上扰清窍，脑神受扰，故发眩晕。《黄帝内经》云："实则泻之，虚则补之"。治则当以平肝潜阳为主，考虑子病及母，辅以滋养肾精，补太溪而泻太冲，养肾阴潜肝阳；泻刺风池能清阳止眩，诸穴相配，阴阳得调，气血和平，眩晕可愈。

2. 张某，女，61 岁，退休人员，就诊时间：2019 年 3 月 10 日。

主诉：反复眩晕伴耳鸣 1 个月。

病史：患者 1 个月前晨起后不明原因出现眩晕，自觉天旋地转，并伴恶心呕吐，1 天后又出现耳鸣如蝉、听力下降，乏力，心悸气短。曾在社区卫生服务中心接受治疗后症状消失。20 天后症状反复，仍在社区卫生服务中心接受治疗，疗效不佳。患者苦不堪言，为求进一步诊治，遂来就诊。

查体：患者神志清楚，回答问题准确，双侧外耳道通畅，鼓膜标志清。纯音测定：左耳听力曲线在正常范围内，右耳在 250Hz、500Hz、1000Hz，气导平均 30dB，骨导平均 25dB。声导抗，双耳鼓室图为 A 型，耳声反射均能引出。患者发病以来头重如裹，胸闷不舒，纳呆倦怠，大便干，小便如常，舌苔白腻，脉濡滑。

证脉合参：患者头重如裹，胸闷不舒，纳呆倦怠，为痰浊中阻之象。脾运受损，湿痰凝滞，痰浊乃阴邪，易阻遏阳气，使清阳不升、浊阴不降，清窍受之蒙蔽，故眩晕、头重如裹；阳气被阻，滞阻中焦，气机不利，故胸闷不舒；停滞中焦，故纳呆体倦。

诊断：中医诊断：眩晕（虚实夹杂型）

西医诊断：耳源性眩晕

治法：健脾益气，养血祛风，化痰定眩。

主穴：百会、翳风、足三里、三阴交、丰隆。

操作：嘱患者仰卧位，暴露头部及四肢，常规穴位局部皮肤消毒，选用 0.20mm×25mm 规格无菌一次性针灸针；飞针进针得气后，予平补法。留针 25min。每周治疗 5 次（周一至周五），5 次为 1 个疗程，连续治疗 4 个疗程。嘱其忌食辛辣刺激及寒凉食物，注意休息，保持心情舒畅。

耳穴贴压：予王不留行籽于胆、肾、神门贴压；嘱患者每日自行按压耳穴 5~6 次，每次 10min，并注意调畅情志，合理安排生活作息，清淡饮食。

治疗 2 个疗程后，患者复诊，自诉眩晕症状减轻，听力基本正常。鸣声渐消，二便正常，但夜醒后难以入眠，舌苔白腻，脉滑。上法得当，继续治疗。眩晕、耳鸣症状逐渐消除。

按：本病缘于年老脾胃虚弱，健运失职，脾湿生痰，痰阻清阳，加之肝风内动，风痰上扰清空。《素问·至真要大论》说："诸风掉眩，皆属于肝。"风性主动，肝风内起，则头眩物摇；复因湿痰上犯，浊阴上逆，故眩晕甚，自觉天旋地转，并伴恶心呕吐。证属气血虚弱，清阳不升，痰浊中阻。治宜健脾益气，养血祛风，化痰定眩。

十、周围性面瘫

周围性面瘫为面神经管内面神经的非特异性炎症引起的周围性面肌瘫痪。一般症状是口眼歪斜，无法完成抬眉、闭眼、鼓腮等动作。任何年龄均可发病，男女发病率相近，绝大多数为一侧性，双侧者甚少。本病可分为原发性和继发性两类。原发性面瘫以周围性面神经炎（非化脓性）较常见，发病多与受寒、病毒感染（如带状疱疹、单纯疱疹、流行性腮腺炎、巨细胞病毒等）及自主神经功能不稳有关。继发性面瘫多由邻近组织、器官炎症、肿瘤或创伤等所致。由于面神经管为骨性腔隙，容积有限，如果面神经水肿明显，则会受到压迫，可致不同程度轴突变性，这是部分患者恢复不良的重要原因。

本病属于中医学"面瘫"或"口眼歪斜"范畴，其病机为平素正气不足，气血两虚，卫表不固，风寒之邪乘虚侵袭，导致经络气血运行失调而发病，也可因热毒或瘀滞经络而发病。陈全新教授据此将面瘫分为风寒犯络、热毒瘀滞等型辨证治疗。他认为若面瘫属风寒犯络所致，及时采用针灸治疗，疗效较好，大多可完全康复；若属热毒或血瘀阻滞经络所致，如乳突炎、带状疱疹、外伤、面神经瘤术后等所引起者，则应结合其他疗法，并对原发病进行病因治疗，方能奏效。

【辨证治疗】

1. 风寒犯络型　多为贝尔面瘫急性期患者，常突然发病，多无全身症状。症见：患侧额纹消失，不能做皱眉运动，眼睑闭合不全，鼻唇沟变浅，口角下垂，歪向健侧，不能作吹哨运动，鼓腮漏气，食物滞留颊内，饮水流液。舌淡苔薄白，脉浮或细数。

治法：行气血、祛风寒、通经络，平补法，针灸并施。

主穴：合谷、颊车、足三里、翳风、运动下区（对侧）。

2. 热毒瘀滞型　多为贝尔面瘫后遗症期、亨特综合征患者，因感受外邪日久，化热成毒，热毒留滞经络，致经络闭塞不通，形成瘀血，病情较重。患者除见口眼歪斜等面瘫症状以外，还兼见面部麻木不仁、面肌萎弱无力，舌紫暗或有瘀点，苔黄，脉细涩等症（如因脑炎、脑血管意外或颅脑外伤引起的中枢性面瘫，则只出现面下部的瘫痪，患者额纹、闭目正常，可做皱眉运动，但鼻唇沟变浅，口角下垂并歪向健侧）。

治法：清热解毒、活血通络，用平补平泻法。

主穴：合谷、曲池、风池、太冲、血海、运动下区（对侧）。

配穴：眼睑闭合不全配太阳、鱼腰、四白；面肌松弛配下关、颧髎、迎香；口角下垂加地仓、承浆。

按：合谷、足三里，旺盛阳明经气血而祛风寒；颊车、翳风、运动下区（对侧），疏通面部经络。平泻曲池、血海能清热活血；刺风池、太冲，能调和肝胆气血。

【其他疗法】

艾条温灸风门、肝俞、大椎、脾俞、膈俞、足三里等（每次选 2~3 穴，温灸 15~20min），或用梅花针在患侧眼睑、面部轻微叩刺。

温灸风门、大椎，可温散风邪而清阳；艾灸肝俞、脾俞、膈俞、足三里，可益气活血。随症局部配穴及患处梅花针叩刺，属循经近部取穴，有疏通患部经络气血，加速病变部位功能康复的作用。

【医案选辑】

1. 梁某，女，20 岁，学生，就诊时间：2017 年 3 月 2 日。

主诉：左眼闭合不全，口角右歪 2 天。

病史：3 天前郊游，受风雨吹袭，回家后感头痛，微发热，鼻流清涕，翌日晨起漱口发现口角渗水，眼睑闭合不全，进食时口腔内滞留食物残渣，鼓腮漏气，口角右歪，遂来就诊。诊见：神情忧伤，左面肌微弛缓，额纹变浅，闭目不全，鼻唇沟消失，口角右歪，鼓腮漏气，鼻通气不畅，肤微热，头微痛。

查体：神经系统查体未见异常。舌淡，苔薄白，脉浮数。

诊断：中医诊断：面瘫（风寒犯络型）

西医诊断：周围性面瘫

治法：行气血、祛风寒、通经络，针灸并施，针用补法。

主穴：下运动区（右）、太阳（左）、颊车（左）、合谷（右）平补平泻针法，风池（左）平泻，大椎（艾条温灸 30min）。

配合治疗：①耳穴贴压，用王不留行籽贴压脾、目、肺、神门。②磁灯，左面部磁灯照射 20min。

次日复诊，精神可，口眼歪斜症状无加重，鼻通气不畅、头痛、肤热等症消失，舌淡，苔薄白，脉缓。治疗后经络气血运行调和，病情已稳定，感冒已除。仍依前治法取穴：印堂、颧髎（左）、大迎（左）、足三里（左），平补平泻针法，左面部照射磁灯。

3~6 诊，左面肌弛缓继续改善，闭目尚微露隙，鼓腮口角尚微漏气。依前法辨证交替选穴。

9 诊，患者神情喜悦，诉经治后口角歪斜症状消失，笑时口角未见歪斜，左额纹现，眼睑闭合正常，鼻唇沟现，鼓腮无漏气，进食后口腔内无食物残留，饮水无渗液。舌淡红，苔薄白，脉平。脉证合参，治后经络气血调和，风邪得祛，病将愈矣。仍按上治法，改为隔天针灸1次，治疗12次后停止。嘱患者每天用艾条自行温灸足三里，每次30min，巩固疗效。1个月后随访得知，面瘫愈。

按：本例患者以左侧眼睑闭合不全，口角右歪为主症，为外出郊游感受风寒后所诱发。风为阳邪，轻扬开泄，易袭阳位，而头面属人体上部，故面瘫易由感受风邪所致；寒主收引，其气凝滞，寒气入经则脉急，脉急则收引，收引则局部气血运行不畅，发为面瘫。故治以"行气血、祛风寒、通经络"为法。病变部位为左侧面部，为手足阳明经及少阳经所过之处，"经脉所过，主治所及"，故针刺选取患侧局部穴位太阳、颊车、颧髎、大迎以行局部气血，针刺风池行平泻法，以祛风散邪，针刺印堂通督调神，针刺头针右下运动区可直接刺激支配左侧面神经的大脑皮层。又因"面口合谷收""阳明多气多血""头为诸阳之会""大椎为手足三阳及督脉之会"，故远端选用手足阳明经穴位合谷、足三里补益气血，温和灸大椎助清阳上达头面，温散风邪。配合耳穴贴压肺、脾、神门、目以益气安神，磁灯照射左面部以温通局部气血。诸法相合，疗效确切。

2. 王某某，女，28岁，就诊时间：2021年4月29日。

主诉：左眼睑闭合不全，口角向右歪斜2天。

病史：患者昨日开始出现左眼睑闭合不全，口角向右歪斜，喝水时左口角漏水，左侧额横纹变浅，左侧鼻唇沟变浅，无头晕，今晨起时左侧颞部疼痛，无左耳后疼痛，纳眠可，晚上11~12点睡，咳嗽无痰，喉咙痒，稍怕风怕冷，二便正常。舌淡红，苔腻，脉细。

辅助检查：头颅CT未见异常。

诊断：中医诊断：面瘫（风寒犯络型）

　　　　西医诊断：周围性面瘫

治法：行气血、通经络，针灸并施，针用补法。

主穴：头维（左），颊车（左），合谷（右），平补平泻法；风池（左），平泻法；尺泽（双），平补平泻法。

配合治疗：①闪罐：左脸局部。②磁灯：左面部磁灯照射20min。

3次治疗后左侧额横纹变浅改善，喝水时左口角漏水改善，基本无咳嗽、喉咙痒，继续治疗。经过 14 次治疗后，患者口角歪斜症状消失，临床痊愈。

按：本例患者以左侧眼睑闭合不全，口角右歪为主症，尚兼有咳嗽无痰，喉咙痒，稍怕风怕冷等症。临床治疗时，兼取尺泽宣肺止咳，合谷尚有祛风止咳之功，主症次症兼顾，加快患者痊愈。

十一、脑血管意外后遗症

脑血管意外后遗症是指脑血管意外后出现脑部缺血或出血性损伤，经救治之后遗留不同程度的运动障碍、认知障碍、言语吞咽障碍等症，临床表现包括半身不遂，言语不利，口眼歪斜，神志障碍等症状。主要分为出血性脑中风和缺血性脑中风两大类。多发生于 50 岁以后，男性略多于女性。

本病属于中医"偏瘫""偏枯"范畴，俗称"中风后遗症"，多因心、肝、肾等脏腑虚损，功能失调，病邪稽留日久，正气耗损，导致肝肾亏虚，气虚血瘀，风痰阻络，髓海及筋骨失养，致神志障碍，言语不利，肢体不能随意运动，感觉减退等，久则患肢枯瘦，麻木不仁。

【辨证治疗】

针灸治疗中风后遗症，效果明显。研究显示，针灸有助于脑神经细胞的改善和恢复。中风后遗症临床辨证可分为实证与虚证。

1. 实证 多属肝阳亢盛，除症见半身不遂，言语障碍外，兼有面红目赤，头晕头痛，情绪烦躁，口苦，小便黄，大便结，舌质红，苔黄，脉弦等。

治法：平肝潜阳，活血通络，用平补平泻法。

主穴：太溪、太冲、肝俞、曲池、风池、百会。

2. 虚证 多为气虚血瘀，除症见半身不遂，言语障碍外，常伴有面色少华，神疲气短，头晕，食纳减退，口淡不渴，小便清，畏冷，舌质淡暗，舌边有齿痕，舌下瘀络，苔薄腻，脉浮大无力等。

治法：补气活血，疏经通络，用补法，针灸并施。

主穴：三阴交、足三里、肾俞、关元。

配穴：兼痰浊者，配丰隆、脾俞；兼气滞者，配膻中、内关；兼头晕头痛者，配百会、风池；上肢瘫加肩髃、曲池、合谷、外关等；下肢瘫加环跳、阳陵泉、委中、解溪等；语言不利配廉泉、天突；面瘫配阳白、颊车、地仓、下关等。

按：针太溪、太冲滋水涵木，肝肾同调，针肝俞可助太冲潜降肝阳，针风池、百会可清头目、息内风，泻曲池可疏通阳明经气而泻热。

补三阴交、足三里可气血双补，补肾俞、关元可温补肾阳、培元固本。

针丰隆、脾俞可化痰祛浊，刺膻中、内关可宽胸理气，刺百会、风池可升清降浊，刺上、下肢穴位可疏通肢体经气，刺廉泉、天突可开音利窍，刺面部阳白、颊车、地仓、下关可调节面部气血，纠正口眼㖞斜。

【其他疗法】

1.穴位注射　辨证取穴同上，实证可选用丹参注射液或维生素 B_1 注射液，虚证用黄芪注射液或当归注射液。每次选 2~3 个穴位，每穴注入 0.5~1ml 药液。

2.头皮针　肢体瘫痪取对侧运动区，失语选相应语言区，神志障碍选四神聪。

【医案选辑】

1.任某，男，58 岁，退休人员，就诊时间：2016 年 5 月 11 日。

主诉：左侧肢体偏瘫 1 月余。

病史：患者 1 个月前因与人争吵暴怒，突然晕倒，神志不清，急送当地医院急诊，入院查头部 CT 示右脑基底节区出血，诊为脑出血。入院经相应救治之后，神志转清，遗留左侧面瘫，左侧上下肢体活动不能，无法自行，构音欠清，情绪烦躁，面红目赤，纳可，痰多，小便黄，大便日 1 次。舌红苔黄，脉弦数。

查体：左侧上下肢体肌力 1 级；反射亢进；皮肤感觉过敏；病理征阳性。

证脉合参：本病有脑血管意外病史，以肢体功能障碍，面瘫，言语不利为主症，病因明确，症状典型，结合舌脉，证属肝阳上亢。

诊断：中医诊断：中风中经络（肝阳上亢型）

西医诊断：脑出血

治法：平肝潜阳。

主穴：百会、风池（双）、率谷（右）、肩髃（左）、曲池（左）、外关（左）、合谷（左）、阳陵泉（左）、丰隆（左）、太冲（左）。

操作：患者平卧，毫针刺百会，得气后用平泻法；刺风池，向鼻尖方向，得气后用泻法，其他穴位得气后均用平泻法。留针 20min，每日 1 次。

另用丹参注射液，选取风池、肩髃、曲池、外关、阳陵泉、丰隆等穴，每次选 2~3 穴，每穴注入 1ml。嘱其慎发怒，清淡饮食，配合肢体康复锻炼。

2 诊，患者自觉气稍畅，舌脉同前，继续治疗。

3~5 诊，患者近几日觉心中气畅，家人诉发脾气明显减少，左侧下肢已能活动（2 级肌力），皮肤仍感觉过敏，痰减少。守方治疗。

6~10 诊，症状明显好转，左下肢变化最明显，已能在床上自行平移，能抬离床面，但不能对抗阻力（3 级肌力），左上肢针刺时有回避收缩动作，偶有情绪急躁发怒，胃纳好，小便淡黄，舌仍红，苔较前退。

11~15 诊，左下肢已能抬离床面（4 级肌力），左上肢可做整个收缩动作，肢体痉挛减轻，情绪可，胃纳可。

经治疗，患者经络气血渐通，肢体功能逐渐恢复，按原法治疗，辨证交替选穴，再治一疗程后，已能在家人搀扶下缓慢行走。查体：左下肢肌力 4 级，左上肢肌力 3 级。

按：本病患者因暴怒致气血上逆而引发脑出血；痰瘀阻络，致肢体经脉受阻；筋骨失养，而出现肢体偏瘫，病机以实为主，故选取百会调神，风池疏通脑部经络，上下肢经穴疏通肢体经络，肢体渐养，故功能逐渐恢复。嘱其畅情志、调饮食，继续配合康复功能训练以巩固疗效。

2. 陈某，男，61 岁，干部，就诊时间：2017 年 8 月 15 日。

主诉：右侧半身不遂，言语不利 1 个月。

病史：患者高血压病史 18 年。1 个月前突发右侧半身不遂，言语不利。经当地医院诊断为脑梗死，治疗后病情稳定，但右侧半身不遂及言语不利未见好转。现症：右侧上下肢体屈伸不利，手握无力，步履艰难，吐字不清，面色少华，头晕眼花，睡眠差，乏力畏冷，纳差。舌质淡暗，舌边有齿痕，舌下瘀络，苔薄腻，脉浮大无力。

查体：右上肢肌力 3 级，右下肢肌力 2 级，肌张力减弱，病理征阳性。

证脉合参：患者有高血压病史 18 年，1 个月前突发右侧半身不遂、言语不利，当地医院诊为脑梗死，病因明确，症状典型，结合舌脉，证属气虚血瘀。

诊断：中医诊断：中风中经络（气虚血瘀型）

　　　　西医诊断：脑梗死

治法：补气活血，疏经通络。

主穴：三阴交（双）、足三里（双）、关元、肩髃（右）、曲池（右）、外关（右）、合谷（右）、环跳（右）、阳陵泉（右）、太冲（右）、廉泉、天突。

操作：患者平卧，隔姜灸关元 20min；毫针刺其他穴位，得气后均用平补法。留针 20min，每日 1 次。

另取左侧头皮针运动区，言语一区、二区、三区，沿皮水平透刺 3cm，快速捻转 2min，以局部产生麻胀感为度，留针 20min。

2 诊，患者头晕眼花略减轻，肢体肌力较前稍提升，舌脉同前，继续治疗。

3~8 诊，胃纳较前好转，在家人搀扶下可缓慢行走，吐字较前清晰，睡眠仍较差，畏寒，易疲乏。守方治疗。

9~12 诊，症状明显好转，已可缓慢清晰说出单个完整句子，可自行拄拐缓慢行走，胃纳好，每晚可睡 5~6 小时，精神状态明显改善，畏寒、乏力较前减轻。

经治疗，经络渐通，气血渐盛，肢体功能逐渐恢复。按原法治疗，辨证交替选穴，再治一疗程后，患者可缓慢正常言语。查体：右下肢肌力 4 级，右上肢肌力 4 级。

按：本病患者因久病气血亏损，脑脉失养。气虚则运血无力，血流不畅，而致脑脉瘀滞不通；阴血亏虚则阴不制阳，内风动越，夹痰浊、瘀血上扰清窍，突发本病。病机以虚为主，故取三阴交、足三里健脾补益气血，关元培元固本益气，加上下肢经穴疏通肢体经络气脉，配合颈前部经穴及头皮针对应运动区、言语区，肢体渐养，舌体渐软，故肢体、言语功能逐渐恢复。嘱其调饮食、强体质，继续配合康复功能训练以巩固疗效。

十二、高血压

高血压是一种以动脉血压持续升高（收缩压 ≥ 140mmHg 和 / 或舒张压 ≥ 90mmHg）为特征的慢性疾病，常伴有心脏、血管、脑和肾脏等器官功能性或器质性改变。临床表现为头晕、头痛、耳鸣、眼花、心悸、失眠、健忘等症状。本病患者多有家族高血压病史，与饮食失调、过度摄取盐分、饮酒、肥胖、情绪等因素有关。西医学根据其发病原因分为原发性高血压和继发性高血压。

中医没有"高血压"的概念及病名，根据其临床表现，本病主要相当于中医"眩晕""头痛"等病证范畴。该病多因素体阴阳偏盛偏衰，阴虚为本，阳亢为标；以精神紧张、情志不遂、饮食失节、劳逸无度、环境恶化等为诱因；病因病机归纳为风、火、痰、瘀、虚；病变与五脏有关，主要涉及心、肝、脾、肾，在标为肝，在本为肾，涉及心脾；临床表现以肝肾阴虚或肝阳上亢为主要症状，以阴损于前、阳亢于后为主要特点。

【辨证治疗】

1.肝火亢盛型　眩晕，头痛，面红，目赤，口苦，烦躁，便秘，尿赤，舌红，苔黄，脉弦有力。

治法；平肝泻火，针用泻法。

主穴：太冲、风池、太溪、内关。

配穴：烦躁者，加行间、侠溪；头痛者，加头维、百会；便秘者，加天枢、上巨虚。兼有痰湿者，加丰隆、阴陵泉；热盛者，加合谷、曲池。

2.阴虚阳亢型　眩晕，头痛，腰膝酸软，耳鸣健忘，五心烦热，心悸失眠，舌质红，苔薄，脉弦细而数。

治法：育阴潜阳，针用平补平泻法。

主穴：太溪、太冲、肾俞、百会。

配穴：失眠者，加心俞、神门；五心烦热者，加三阴交、内关；耳鸣者，加翳风、听会。

按：太冲、风池平肝降逆，太溪养肾阴，内关宁心安神。行间、侠溪清泻肝胆实火，头维、百会疏通头部经络气血，天枢、上巨虚润肠通便；丰隆、阴陵泉祛湿化痰，合谷、曲池清泄肺热。

太冲平肝潜阳，百会清阳止晕，太溪、肾俞滋肾育阴。心俞、神门宁心安神，三阴交、内关滋阴降火，翳风、听会疏通耳部经络气血。

【其他疗法】

1. 耳穴贴压　选肝、肾、心、脾、神门、降压沟等点，用王不留行籽贴压，每次 3~4 穴，3 天后辨证换穴。

2. 穴位注射　选用丹参注射液，取穴以肝俞、肾俞、心俞、脾俞、膈俞为主，每次选 1~2 穴，注入 1ml 药液。

3. 梅花针　轻轻叩刺风池及背部夹脊穴。

【医案选辑】

1. 谢某，男，50 岁，公司白领，就诊时间：2016 年 3 月 17 日。

主诉：反复头晕头昏半年余。

病史：患者系公司部门领导，因工作问题应酬较多，面部油脂分泌较旺盛，情绪易急躁。半年来自觉头晕头重，反复发作，休息不好时明显，自测血压常在 130~160/90~110mmHg 之间波动，胃纳一般，大便不畅，夜间多梦。

查体：腹部微隆起，神经反射未见明显异常。舌稍红，苔厚，脉弦滑。

证脉合参：患者以头晕为主诉，血压升高，兼有急躁易怒，头重，舌红苔厚，脉弦滑。证属肝阳上亢，兼痰湿中阻。

诊断：中医诊断：头晕（肝阳上亢型，痰湿中阻型）

　　　　西医诊断：高血压

治法：平肝潜阳，祛痰化湿。

主穴：太冲、太溪、风池、百会、内关、丰隆。

操作：患者平卧，毫针刺太冲穴，得气后用泻法；太溪进针得气后用平补法；风池针刺方向朝向鼻尖，得气后用泻法；百会得气后用泻法；内关进针得气后用平补平泻法；丰隆进针得气后用泻法。留针 20min，每日 1 次。

另予王不留行籽贴压耳部肝、肾、心、神门穴。嘱患者畅情志，少油腻。

2 诊，患者昨日针刺后睡眠较好，诉比平日睡得更沉一些，今晨起床自觉头部舒适，头昏头重感减轻。针刺得效，继续治疗。

3~5 诊，患者因工作原因治疗时断时续，头晕时有发作，饮食较前控制，情绪不稳定，仍易急躁。继续治疗，辨证选用中脘、天枢、阴陵泉、阳陵泉等穴。

6~10 诊，患者前后共诊 10 余次，精神较前好转，每次治疗后自觉第 2 天精神比较舒畅，头晕头痛少发，但始终不能坚持连续治疗，自测血压波动在 110~140/80~100mmHg 之间。嘱其少油腻，畅情绪，少熬夜，不适随诊。

按：本例患者因情志不遂，易急易怒，再加上饮食不调，痰湿中阻，肝阳能升而不能降，清阳不升，浊阴不降，故表现为血压升高，头晕头昏等症。病性属实，故取太冲、风池平冲降逆，刺百会升清阳而止晕，补太溪养肾阴，针内关宁心安神，合丰隆行气化痰。配伍得当，故针后得效，症状减轻。然饮食与情志易引起血压反复波动，故一方面要连续规律治疗，调其肝脏功能以治其本，另一方面要调饮食、畅情志以防反复。若病程日久，血压居高不下，还需配合降压药治疗。

2. 何某，女，48 岁，家庭主妇，就诊时间：2017 年 11 月 18 日。

主诉：反复头痛 3 年。

病史：患者在家操劳家务，平素情绪易怒，精神压力较大，3 年前因与家人吵架后出现头痛，发作时头部有紧箍感，自服对乙酰氨基酚后疼痛缓解，休息不好或情绪起伏时反复发作，自测血压常在 140~160/90~110mmHg 之间波动，胃纳一般，大便秘结，睡眠差。

查体：头枕部压痛明显，双肩肌肉紧张，神经反射未见明显异常。舌红，苔黄，脉弦。

证脉合参：患者以头痛为主诉，血压升高，兼有情绪起伏较大，结合舌脉，证属肝火亢盛。

诊断：中医诊断：头痛（肝火亢盛型）

西医诊断：高血压

治法：平肝泻火。

主穴：太冲、风池、太溪、百会、行间、列缺、天枢。

操作：患者平卧，毫针刺太冲穴，得气后用泻法；太溪进针得气后用平补法；风池针刺方向朝向鼻尖，得气后用泻法；百会得气后用泻法，列缺、行间进针得气后用平补平泻法；天枢进针得气后用泻法。留针20min，每日1次。

另予王不留行籽贴压耳部肝、肾、心、神门穴。嘱患者畅情志，少油腻。

2诊，自觉头痛减轻，头痛发作时间减少，大便较前顺畅。针刺得效，继续治疗。

3~9诊，患者精神较前好转，每次治疗后头痛较前缓解，发作次数明显减少，已不用再服止痛药物，自测血压，波动在110~140/80~95mmHg之间。嘱其少油腻，畅情绪，少熬夜，不适随诊。

按：本例患者因情志郁怒，气郁化火，肝阳偏亢所致，故表现为血压升高、头痛等症，病性属实，故取太冲、风池平冲降逆，百会醒脑开窍，补太溪养肾阴，列缺祛风通络，行间清肝泻火，合天枢行气通便，配伍得当，故针后得效，症状减轻。

十三、糖尿病

糖尿病是由于胰岛素缺乏和/或胰岛素生物作用障碍导致的一组以长期高血糖为主要特征的代谢性疾病。临床特征为多尿、多饮、多食及消瘦，同时伴有脂肪、蛋白质、水和电解质等代谢障碍，且可并发眼、肾、神经、心脑血管等多脏器和组织的慢性损害，引起其功能障碍及衰竭。病情严重或应激时可发生急性代谢紊乱，如糖尿病酮症酸中毒、高渗性昏迷和乳酸性酸中毒等而危及生命。

本病可归属于中医学"消渴病"，并有上、中、下三消之分：渴而多饮为上消（膈消）；消谷善饥为中消（消中）；渴而便数有膏为下消（肾消）。并发症可归于"虚劳""胸痹""中风""雀目""疮痈"和"脱疽"等范畴。糖尿病发病多缓慢，小儿发病多较急重。临床上可因病情深浅和体质不同而表现出不同症状，如仅有上消或下消表现，亦可三消（上消、中消、下消）皆现。其病机为燥阳上灼肺阴则烦渴引饮（上消），烁灼胃阴则消谷善饥（中消），肾阴亏损，固摄无权则多尿（下消）。

【辨证治疗】

消渴病的主要病位在肺、胃、肾，而以肾为关键。肺主治节，为水之上源，如肺燥阴虚，津液失于输布，则胃失濡润；胃热偏盛，则上灼肺津，下耗肾阴；肾阴不足，阴虚火旺，上炎肺胃，终致肺燥、胃热、肾虚三焦同病，多饮、多食、多尿三者并见。据不同病因，临床上可分为五型。

1. 阴虚燥热型　神疲胸闷，口干舌燥，烦渴引饮，食量稍增，小便较多，苔黄而干，脉数。

治法：滋肾阴、清肺燥，针用平补（肾经）、平泻（肺经）。

主穴：太溪、鱼际、肺俞。

2. 气阴两虚型　神疲消瘦，多食易饥，口渴多饮，小便频数，腹微胀满，大便结，舌尖红，苔黄，脉滑数。

治法：滋肾阴、清胃燥，针用平补（肾经）、平泻（胃、脾经）。

主穴：三阴交、胃俞、肾俞。

3. 阴阳两虚型　症见神疲气短，腰酸困倦，头晕耳鸣，口渴喜热饮，小便频数，夜尿多。如手足心烘热，舌绛无苔，脉细数则为肾阴虚；如四肢不温，舌质淡，无苔，脉沉细则为肾阳虚。

治法：滋补肾阴、壮肾阳，用补法，针灸并施。

主穴：太溪、肾俞、命门（灸）。

配穴："三消"皆可配胰点（此点多出现于第6~8胸椎棘突下旁开1寸处，压痛较敏感处是穴）。口渴甚刺合谷、三焦俞；易饥配足三里、脾俞；尿频加灸关元、中极；耳鸣刺听会、听宫。

4. 痰瘀互结型　素体肥胖，痰湿内蕴；或饮食肥甘厚腻，助湿生痰；或情志失调，肝郁脾虚，失于健运，痰湿内生。痰湿内阻，气滞血瘀，而致痰瘀互结。痰瘀阻滞气机，则胸闷、脘痞、腹胀；痰瘀痹阻形体肌肉、四肢筋脉，则肢体酸胀、沉重或刺痛。舌苔薄腻，脉濡细。

治法：通络、行气、化瘀，用平补平泻法。

主穴：合谷、足三里、太冲、降糖穴（前臂掌侧，腕关节至肘关节的下1/3处）、太溪、命门。

配穴：同上。

5. 脉络瘀阻型　消渴病迁延日久，久病入络，致脉络瘀阻，血行郁滞，则面色晦暗，唇紫，舌有瘀斑，舌下青筋紫暗；血瘀胸中，不通则痛，则胸中闷痛；瘀阻形体四肢，则肢体麻木或刺痛，甚则趾节枯干焦黑而成脱疽。舌质淡，苔薄白，脉细数。

治法：温通经络、行气化瘀，用平泻法，久留针。

主穴：合谷、太冲、翳风、足三里、降糖穴。

配穴：三阴交、阴陵泉、地机。

按：平补太溪、肾俞，灸命门，能滋肾阴、补肾阳而固本；平泻鱼际、肺俞，能养肺阴、清肺燥而解渴；平泻三阴交、胃俞，能调理脾胃气机而清胃火；胰点为临床经验穴。

【其他疗法】

1.穴位注射　辨证取穴同上。每次选 2~3 穴，用人参注射液或当归注射液，每穴注入 0.5~1ml，每日 1 次。

2.耳穴贴压　肺、脾、胃、肾、胰点，交替用磁珠贴治。宜与体针同时施用。

按：针刺治疗糖尿病，操作前，针刺部必须经严格消毒以防感染。同时，艾灸宜选悬灸法，以防灼伤皮肤，引起感染。如患者在接受针灸前已服降糖药或注射胰岛素，针灸时仍应按原量，待病情改善后，则可逐渐减量以至停用药物。为系统观察病情，可在针灸前检查空腹和餐后 2 小时血糖，以及尿糖、尿酮。病情较轻者，可每周检查尿糖 1 次，每 3~4 周检查血糖 1 次。重症患者应按照病情需要及时检查。

在治疗期间，应控制进食米、面量（在一般情况下，每天饭量约 3~4 两），可多进食黄豆、蔬菜、鸡蛋和瘦肉类以补充营养，戒食糖、酒和其他辛辣刺激食物。每天坚持适量的户外体育运动，注意合理的生活作息，可增强体质、促进康复。

【医案选辑】

1.刘某某，男，65 岁，退休人员，就诊时间：2017 年 10 月 18 日。

主诉：口渴、尿频 3 月余。

病史：患者 3 个月来反复出现烦渴、尿频，伴有善饥及皮肤瘙痒等症，自诉近 1 个月来体重下降 10kg。查空腹血糖 15.1mmol/L，尿糖定性（++）、尿酮（-）。父亲及哥哥有糖尿病病史。

查体：患者面容消瘦，形态正常。心肺正常，肝脾未扪及，腹股沟部皮肤色素沉着，分布散在性丘疹，四肢末梢浅感觉迟钝，膝反射迟钝，血压正常范围，体重 65kg。舌质淡，苔浊薄黄，脉滑细数。

诊断：中医诊断：消渴（肾阴虚型）

西医诊断：糖尿病

治法：滋肾润肺、清胃降火。

主穴：太溪、关元。

配穴：鱼际、足三里。

操作：太溪、关元用补法，鱼际、足三里用泻法。留针 20min，其间每隔 10min 运针催气，以加强经络气血调和。

2 诊，病者诉经针刺后，疲乏、烦渴感改善，尚善饥、尿频，脉、舌同前。仍按原治法，加配耳穴肾点埋针，以加强固本扶正。

3 诊，治疗两周后患者神气清爽，自感体力胜任，口不渴，食量正常，晚上不需小解，皮肤瘙痒及丘疹消失，复查血糖、尿糖正常。三消症状缓解，舌质淡红，苔薄润，脉缓，症已平。为巩固疗效，嘱病者自行用艾条温灸脐下任脉经穴及足三里、涌泉穴，早晚各 1 次，每次 30min。终止针灸治疗观察。

按：此例病由过食肥甘酒类，致阳明受损，燥火上灼肺、胃津液，阴液亏耗，阴不敛阳而成病，故三消皆现。治法采用标本同治，着重治本。滋肾与清肺、胃燥火并进，待燥火平复后则温补肾阴、振奋肾阳，兼益后天生化之源，使脏腑阴阳平衡，故三消之疾可除。

2.高某，男，43 岁，职员，就诊时间：2017 年 11 月 16 日。

主诉：口干、多饮、多尿 2 月余，发现血糖升高 1 周。

病史：患者 2 个月前开始出现口干、多饮、多尿，食欲亢进，嗜食肥甘，伴有神疲乏力，胸闷腹胀，大便干结，开始未引起重视，未做特殊处理，1 周前体检发现血糖升高，查空腹血糖 13.8mmol/L，糖化血红蛋白 10.2%，尿糖定性（+++）、尿酮（-）。父亲有糖尿病病史。

查体：形体稍肥胖，心肺正常，肝脾未扪及，血压正常范围。舌质红，苔黄而干，脉数。

诊断：中医诊断：消渴病（阴虚燥热型）

西医诊断：糖尿病

治法：滋肾阴、清肺燥。

主穴：太溪、关元、鱼际、肺俞。

配穴：胰点、合谷。

操作：太溪、关元用补刺，鱼际、肺俞、胰点、合谷用泻法。留针20min，每周3次。嘱严格糖尿病饮食，每天坚持跑步等体育锻炼。

2诊，患者诉经治疗后口干、多饮症状较前减轻，精神好转，胸闷腹胀症状明显减轻，小便仍多，舌淡红，苔薄黄，脉数。治疗有效，继续按原治法。

3诊，患者诉精神好，口不渴，食量正常，大小便正常，无胸闷腹胀不适，复查空腹血糖5.6mmol/L，尿糖阴性。舌质淡红，苔薄白，脉缓。终止针灸治疗观察。嘱继续戒食糖、酒和其他辛辣刺激食物，每天坚持适量的户外体育运动。

按：本例患者因饮食不节，嗜食肥甘，致脾胃积热，耗伤肺胃津液，肾阴亏虚，发为消渴。治疗以滋肾阴、清肺燥为主，取太溪、关元滋肾固本，鱼际、肺俞清肺热，胰点、合谷调理脾胃、清热生津。针后患者症状明显改善，表明治疗得当。然消渴病易复发，需长期调理，故应注重饮食控制，避免辛辣刺激食物，同时坚持适量运动，以巩固疗效。

十四、肥胖症

肥胖症是一组常见的代谢综合征。当人体吸收热量多于消耗热量时，多余热量会以脂肪形式储存于体内，当其累积超过生理所需，且达到一定程度时遂发展为肥胖症。中医认为肥胖症是由身体功能退化，饮食不节，新陈代谢失调所致。肥胖症可诱发高脂血症、冠心病、高血压、脑血管病、脂肪肝等多种疾病。测量并发现体重超重和肥胖的最佳方法是身体质量指数［BMI=体重（kg）÷身高（m）^{2}］，BMI是临床用于评估肥胖程度并将超重人群进行进一步分类的一项指标。定义上：BMI=25~29.9为超重，BMI ≥ 30为肥胖，但应排除年龄、性别、种族等变异因素，以及运动员或肌少症患者等特殊情况。

西医学认为肥胖症可分为单纯性与继发性两类。

1.单纯性肥胖 单纯性肥胖无明显代谢、内分泌疾病病因可寻，又可分为体质性和过食性。体质性发病有一定的遗传背景。有研究认为，双亲中一方为肥胖，其子女肥胖率约为 50%；双亲中双方均为肥胖，其子女肥胖率上升至 80%。而过食性则是嗜食肥腻、甜品蓄积而成。

2.继发性肥胖　继发性肥胖的诱因有很多，例如，下丘脑综合征、垂体病（常见有垂体前叶功能减退症、垂体瘤等）、胰岛病（常见有 2 型糖尿病早期、胰岛素瘤等）、甲状腺功能减退、肾上腺功能减退等。

【辨证治疗】

单纯性肥胖症多因脾胃气机不调引起，故以调和脾胃气机为主，用平补平泻法；继发性肥胖症多同时存在内分泌功能紊乱，故在调理脾胃气机的同时，还应调理内分泌功能。

主穴：曲池、足三里、三阴交。

根据不同的分型，采取不同的配穴。

脾虚湿盛加胃俞、中脘、丰隆，以补法为主。

胃腑湿热加内庭、支沟、腹结，以泻法为主。

肝郁气滞加合谷、太冲，以泻法为主。

脾肾阳虚加脾俞、肾俞、关元、太溪，以补法为主。

阴虚内热加太溪、复溜、阴郄，以平补平泻法为主。

按：曲池、足三里、三阴交，调和脾胃气机而去痰湿。

丰隆、胃俞、中脘健脾祛湿而去腹胀；内庭、支沟、腹结去胃中积热；合谷、太冲疏肝理气而解郁；脾俞、肾俞、关元、太溪补益脾气、调和肾气。

【医案选辑】

1.霍某某，女，38 岁，白领，就诊时间：2016 年 3 月 23 日。

主诉：发现体重增加 2 年余。

病史：患者身高 158cm，体重 73kg，腹围 90cm，自工作后体重日益增加，诸多疾病亦随之而来，伴有高血脂、高胆固醇血症，经服用减肥药数月，节食、运动健身等均无效，故来求医。

查体：舌淡胖，苔白腻，脉濡滑。

诊断：中医诊断：肥胖（脾虚湿盛型）

　　　西医诊断：单纯性肥胖

治法：益气健脾，行气化湿。

主穴：曲池、足三里、三阴交。

配穴：胃俞、中脘、丰隆。

第一疗程下来体重减轻 5kg，再坚持行第二疗程，又减体重 4kg，两个疗程下来腹围减 10cm，手臂、大腿、臀部均有所瘦减，身体自觉负担减轻，精神好转，面色红润，工作、生活的信心也有所增强。3 个月后随访无反弹现象。

按：患者在针刺的同时，日常生活中也需配合治疗。如控制饮食，宜清淡，可少吃多餐，减少脂肪蓄积；坚持运动，减少脂肪转化，提高基础代谢率。

2. 林某某，女，35 岁，公务员，就诊时间：2017 年 8 月 6 日。

主诉：产后肥胖 5 年余。

病史：患者身高 160cm，体重 78.3kg，腰围 100cm，大腿围 67cm。诉怀孕生产后，体重增至 80kg，戒奶后经节食、运动健身，效果欠佳，体重维持在 78~79kg，伴有高脂血症、高尿酸血症，遂来诊。诉双下肢易浮肿，神疲，腹胀，夜尿频多。舌淡胖，苔薄白，脉沉细。

诊断：中医诊断：肥胖症（脾肾阳虚型）

　　　　西医诊断：单纯性肥胖

治法：温补脾肾、利水化饮。

主穴：曲池、足三里、三阴交。

配穴：脾俞、肾俞、关元、太溪。

操作：足三里、三阴交进针得气后针尖斜向上逆向捻针，使针感沿腿部向上传导；曲池平补平泻；太溪徐徐捻转进针，以有强烈针感为度；脾俞、肾俞、关元温针灸。每周治疗 3 次，并配合限制能量平衡饮食，每日快走 30min 以上。

经 1 个月治疗，体重减轻 7kg，腰围减 11cm，大腿围减 6cm，精神好转，双下肢浮肿减轻，神疲、腹胀消失，无夜尿。半年后随访无反弹。

按：曲池、足三里、三阴交能调和脾胃气机而祛痰湿；脾俞、肾俞、关元能健脾胃、调和肾气；太溪有滋阴益肾、安神作用。

十五、胃炎

胃炎是多种不同病因引起的胃黏膜急性和慢性炎症，常伴有上皮损伤、黏膜炎症反应和上皮再生，是最常见的消化系统疾病之一。在饮食不规律、作息不规律的人群中尤为高发。临床上，患者常表现为上腹痛、腹胀、嗳气、反复出血、食欲下降、反酸、恶心、呕吐、大便欠规律等消化道症状，常伴有上腹部压痛感。一般分为急性胃炎和慢性胃炎，后者较为常见。急性胃炎是指多种病因引起的胃黏膜的急性炎症，内镜检查以一过性胃黏膜充血、水肿、出血、糜烂或浅表溃疡为特点。慢性胃炎是指由不同原因引起的胃黏膜的慢性炎症或萎缩性病变。

本病属中医学"胃脘痛""痞满""嘈杂""腹胀""纳呆"等范畴，中医认为胃炎多由外邪内侵、饮食不节、情志不遂、脾胃虚弱、劳逸失常等原因，导致脾失健运，胃失和降，久病致虚而出现多种症状。

【辨证治疗】

急性胃炎与慢性胃炎随着病情发展及患病时间延长皆可出现糜烂甚至溃疡等表现，根据不同病因临床上可分为两型。

1. 脾胃虚寒型　胃脘胀满，隐隐作痛或间现阵痛，痛时喜按，遇寒痛甚，得热则缓，喜热饮，食欲减退，多食则胀。常伴有头晕肢怠，神疲少气。舌质淡，苔薄白腻，脉细缓。

治法：补脾胃，温中散寒，用平补平泻法，针灸并施。

主穴：足三里、三阴交、脾俞、胃俞。

配穴：体弱温灸中脘、神阙；胃隐痛加内关、公孙。

2. 肝胃气郁型　胃脘疼痛较剧，痛连胁肋，腹痛拒按，喜凉恶热。常伴有神烦焦躁，头痛，嗳气，反酸，大便结，舌质红，苔薄黄，脉弦。如病甚形成血瘀证，可见大便色黑（潜出血）或呕吐瘀血。

治法：疏肝、调胃、和中，发作时用泻法，缓解期用平补平泻。

主穴：太冲、梁丘、内关、肝俞。

配穴：脾虚腹胀加灸中脘、气海，胁痛刺阳陵泉，气滞血瘀配膈俞、膻中，肝气犯胃配期门。

按：补足三里、三阴交、脾俞、胃俞调和脾胃气机，温中散寒。配中脘、神阙温阳健脾，温灸可增强温中散寒之效；内关、公孙调畅三焦气机、和胃止痛。

太冲、梁丘、内关、肝俞疏肝理气、和胃止痛。中脘、气海健脾益气，阳陵泉疏肝利胆，膈俞、膻中行气活血。

【其他疗法】

1. 穴位注射　取中脘、足三里、肝俞、胃俞、脾俞。药物选择应根据患者具体情况，每次选用一种注射液，可适当选用当归注射液、1% 普鲁卡因注射液、维生素 B_1 注射液、维生素 B_{12} 注射液、黄芪注射液、丹参注射液、生脉注射液等。每次选 2 穴，诸穴可交替使用，每穴注入 0.5~1ml，每日 1 次。

2. 耳针法　选胃、脾、肝、三焦、神门、交感、十二指肠，每次 1~2 穴，毫针刺，中等强度，或埋针法、耳穴压豆法。

3. 穴位埋线　选胃俞、脾俞、中脘、上脘、下脘、足三里、三阴交、上巨虚、梁门等穴，用外科可吸收性缝合线每次埋线 1~3 穴，15~20 天埋线 1 次。

【医案选辑】

陈某某，男，39 岁，公务员，就诊时间：2021 年 4 月 15 日。

主诉：反复胃脘部胀满 6 年余。

病史：患者从 6 年前开始，胃脘部胀满，自觉腹部怕冷，食用生冷时尤甚，无明显嗳气反酸，无胃痛，自觉头晕沉，精力差，怕风，稍怕冷，夏天动则汗出，纳眠一般，大便不成形，偏细，黏腻，每天 2 次，量少，小便正常。舌淡红，苔薄腻，边有齿印，脉紧偏滑细。

辅助检查：胃镜示慢性胃炎、胃底息肉。

证脉合参：本病以反复胃脘部胀满为主症，胃镜提示慢性胃炎，故属"胃痞"范畴。自觉腹部怕冷，食用生冷时尤甚，证属"脾胃虚寒"。本病病位在脾胃，为足阳明经所过之处，治宜健脾益气、祛湿化浊。

诊断：中医诊断：胃痞（脾胃虚寒型）

　　　　西医诊断：慢性胃炎

治法：健脾益气，祛湿化浊。

主穴：中脘、关元、天枢、丰隆、百会。

操作：患者平卧，毫针针刺中脘、关元、天枢、丰隆、百会，予平补平泻法；留针 20min。

另配合服用参苓白术散，每次 6~9g，每日 3 次，温开水送服。

每周针刺 3 次，经过 1 个月治疗后，患者已无胃脘部不适，其余症状均明显好转。之后，患者在饮食不慎时偶有胃脘部不适，治疗后均可缓解。

按：本例患者病变以胃脘部为主，为胃经所过之处，"经脉所过，主治所及"，故取本经穴位丰隆、天枢，中脘、关元为局部取穴，百会可升清降浊。诸穴合用，共奏健脾益气、祛湿化浊之功。此外，配合服用参苓白术散健脾化湿，胃脘部胀满缓解后，平素需要注意饮食规律，忌食刺激性食物，保持心情舒畅。

十六、胃下垂

胃下垂是指由于膈肌悬力不足，腹内脏器支持韧带松弛，或腹内压降低，腹肌松弛，导致站立时胃大弯抵达盆腔，胃小弯弧线最低点降到髂嵴连线以下。临床表现为腹胀痛、嗳气、恶心、呕吐，食后加重，平卧则减，并伴有食欲减退、便秘或腹泻等，但亦有无明显症状者。

本病多发生于形体瘦长、久病体弱、长期卧床少动者，因其膈肌松弛、悬挂胃部的韧带功能减退而导致胃下垂；另外，幽门梗阻、十二指肠球部梗阻等，会使食物和胃液不能及时下排肠道，蓄积在胃里，使胃的重量加重，加之胃酸长期刺激胃壁，损伤胃壁肌肉，久之也可能导致胃下垂。

中医学并无胃下垂之名，但据其临床表现，可归于"腹痛""腹中寒"等范畴，病因有饮食不节、情志不遂、体弱虚劳等，病机多属脾胃阳虚、中气下陷，或兼有肝胃不和、胃肠积滞等。

【辨证治疗】

主证：脘腹胀痛、下坠，嗳气、恶心、呕吐，食后加重，平卧则减。

脾胃阳虚：畏寒喜暖、食欲不振、肢倦神疲、大便溏薄，舌淡胖，苔白，脉弱等。

肝胃不和：情绪不畅或生气时出现以上脘腹胀痛等症状，舌淡或红，苔薄白，脉弦。

胃肠积滞：多有饮食不节、恣食生冷史，便秘或腹泻，大便酸臭，舌淡红，苔腻，脉弦滑。

治法：温补脾胃为主，用补法，宜针灸并施，或兼疏肝和胃、化痰消滞。

主穴：腹哀、中脘、足三里、百会（灸）。

配穴：脾俞、胃俞、章门、下脘、三阴交、内关；兼气滞或肝胃不和取太冲；兼胃肠积滞者取合谷、天枢。

按：腹哀为足太阴脾经与阴维脉交会穴，"阴维为病主心痛"，"心痛"亦泛指阴证、里证，针刺可直接调和脾胃气机（用 1.5 寸毫针向胃部平刺，得气后捻转运针，若患者觉气至胃脘部并有收缩感效佳）；脾俞、章门、胃俞、中脘为脾胃经的俞、募穴，俞、募穴是脏腑之气输注、结聚之处，配伍足三里、三阴交可调和脏腑气机，温灸百会可升提阳气；内关可宣通三焦气机而治腹胀、呕吐。太冲为肝经原穴，肝与人体情志的舒畅与否关系密切，针之可调畅气机；合谷为手阳明大肠经原穴，天枢为大肠经募穴，针之可调理胃肠。

【其他疗法】

1. 穴位注射　可选当归注射液，交替取脾俞、胃俞、中脘，每次 1 穴，每穴注入 0.5~1ml，每日 1 次。

2. 梅花针　取任脉上腹段（鸠尾至神阙）轻叩刺，以皮肤轻度潮红为度，隔 1~2 日 1 次。

3. 耳穴埋针　交替选胃、脾、三焦、肝穴，每次 2 穴；或采用耳穴压豆法，以上穴位全选，左右耳交替贴压。

4. 保健按摩　早晚自行揉捏腹部（从脐下两旁向上揉捏，配合深呼吸 20~30 次）。

坚持适当运动，强度以自觉身心舒畅而不疲劳为度；合理作息，饮食有节制，戒食辛辣刺激、生冷、肥腻之品；平日可温灸足三里、中脘。

【医案选辑】

1. 周某某，女性，25 岁，教师，就诊时间：2008 年 8 月 10 日。

主诉：上腹部饱胀感伴小腹坠胀 7 年余。

病史：患者 7 年前出现上腹部饱胀感，偶见隐痛，伴有小腹下坠感，食后加重，以双手往上托扶下腹部，则坠胀感减轻，食欲减退，大便时干时稀。曾行胃肠钡餐造影示胃小弯在髂嵴连线下 5.0cm，服用药物（具体药物不详），未见好转。来诊时症见：上腹部饱胀感伴小腹坠胀，餐后站立过久加重，偶见隐痛，喜温喜按，纳呆，大便稀软。

查体：体型瘦长，腹部平软。舌淡苔白，脉沉无力。

诊断：中医诊断：腹痛（气虚下陷型）

西医诊断：胃下垂

治法：补中益气，升阳举陷。

主穴：百会、梁门（左）、中脘、天枢（双）、水道（左）。

配穴：气海、足三里（双）。

操作：患者取仰卧位，穴位常规消毒，先针百会，沿皮向后平刺0.5~0.8寸；再针足三里，直刺1.0~1.5寸，得气后行捻转补法至患者感觉酸胀感上传至腹部；然后刺梁门、中脘、天枢、水道、气海，直刺1.0~1.5寸，得气后均施捻转补法，留针30min，每天1次。

次日复诊，诉当日进食后上腹部饱胀感减轻，小腹下坠感亦减轻。4周后，症状明显减轻，无胀闷下坠感，食欲亦见好，疗效满意。之后半年内患者坚持每周针刺治疗1次，症状基本消失。后随访，未再复发。

按：本例患者因脾胃虚弱，中气下陷，致胃腑失于固托，发为胃下垂。治疗以补中益气、升阳举陷为主，取百会升提阳气，中脘、梁门、天枢、水道调理脾胃、固托胃腑，气海、足三里补气健脾。针后患者症状明显改善，表明辨证施治得当。然胃下垂属慢性疾病，易反复发作，故需长期调理，坚持针刺治疗以巩固疗效，同时，患者应注重饮食调护，避免暴饮暴食及过度劳累。

2. 谢某某，女性，65岁，退休人员，就诊时间：2014年5月19日。

主诉：反复腹胀10年，加重1个月。

病史：患者10年前反复出现腹胀、嗳气、恶心，食后加重，平卧则减，伴有畏寒喜暖、食欲不振、肢倦神疲、大便溏薄，1个月来症状加重，曾到多处就医，诊断为胃下垂，口服药物治疗（具体不详），症状反复。门诊胃镜检查考虑：慢性胃炎、胃下垂。诊见：腹胀、嗳气、恶心、畏寒喜暖、大便溏薄。

查体：体型瘦长，腹部平软，无压痛及反跳痛，肠鸣音减弱。舌淡胖，苔白，脉弱。

诊断：中医诊断：腹痛（脾胃阳虚型）

西医诊断：慢性胃炎、胃下垂

治法：温补脾胃。

主穴：腹哀（左）、中脘、百会（针、灸）、梁门（左）、天枢（双）、气海。

配穴：足三里（双）、脾俞（双）、胃俞（双）。

操作：患者取仰卧位，穴位常规消毒，先针百会，沿皮向后平刺0.5~0.8寸，再加艾盒灸20min；同时针足三里，直刺1.0~1.5寸，得气后行捻转补法至患者感觉酸胀感上传至腹部；再刺腹哀、梁门、中脘、天枢、气海，直刺1.0~1.5寸，得气后均施捻转补法，留针30min。患者再取俯卧位，艾灸脾俞、胃俞，20min。每日1次。

治疗3日后，患者上腹部饱胀感减轻，恶心症状消失，大便成形。连续治疗30日后，腹胀症状明显减轻，胃纳可，畏寒肢冷症状消失，大便正常，疗效满意。之后半年内患者坚持每周针刺治疗2次，症状基本消失。后随访，未再复发。

按：患者久病加之年过六旬，脾胃阳虚为主。腹哀可直接调和脾胃气机，理气调肠，控制腹胀、嗳气、恶心之主要症状。百会、气海、足三里调补阳气，治阳气不足之本。胃俞、中脘体现俞募配穴调脏腑，兼取天枢、梁门局部调补。治疗3天见效，坚持半年全面调转阳虚不足而收功。

十七、呃逆

呃逆是膈肌和肋间肌等呼吸肌不自主阵发性痉挛，伴吸气期声门突然闭锁，空气迅速流入气管内，发生特异性声音的一种常见生理现象。多见于单纯性膈肌痉挛、胃肠神经官能症、胃炎、胃癌、肝硬化晚期、脑血管病、尿毒症及胃、食管手术后等疾病中。临床上主要表现为喉间呃呃连声，不能自止，偶然发作者多短时间内可自愈，亦有持续数日乃至数月、数年不停者。

呃逆俗称"打嗝"，古称"哕"或"哕逆"。中医学认为本病主要病机为胃气上逆、膈气不利；病因主要有感受寒邪、饮食不当、情志不调及素体或病后虚弱等，临床上可分虚实论治。

【辨证治疗】

1.虚证　呃逆间歇，声低无力；偏阳虚者可见胸脘胀闷、喜温喜按、面白神疲、食少乏力、手足不温、舌淡红、苔薄白、脉细弱等；偏阴虚者可见口干咽燥、饥不欲食、舌红少苔、脉细数等。

治法：调胃和中，平衡阴阳，用平补法，针灸并用。

主穴：内关、足三里、中脘、膻中。

配穴：脾俞（灸）、气海（灸）、胃俞。

2. 实证　呃逆频作，声高气粗；寒实者得热则减、遇寒加重，舌淡，苔白滑，脉沉缓；火逆者多见口臭烦渴、喜冷饮、便秘赤溲，舌红，苔黄燥，脉滑数等；气郁者呃逆常因情志不畅而发作或加重，可见胸胁满闷、脉弦等。

治法：理气和胃，降逆止呃，兼散寒或泻火或疏肝。

主穴：内关、膈俞、太冲。

配穴：寒积配中脘、建里（可灸）；火逆配内庭、天枢；气郁配期门、阳陵泉（泻法）。

按：刺内关可温中调气；足三里为胃之下合穴、胃经合穴，取之可疏通阳明气机；中脘为胃募穴、腑会，可和胃清降；膻中为气会，乃调气要穴；膈俞能利膈止呃逆；温灸脾俞、气海，能补脾阳而和中气；刺胃俞可平胃之阴阳；泻期门、太冲、阳陵泉，能疏泄木气，使郁解气调而逆止。

【其他疗法】

1. 穴位按压　取攒竹、翳风穴，用拇指按揉 1~3min。

2. 耳穴埋针　取膈、胃、神门、肝穴，以耳豆贴压，左右耳交替选用。

3. 穴位贴敷　吴茱萸 10g 研粉，醋调成膏状，敷于双侧涌泉穴，适用于各种呃逆；麝香粉 0.5g，放入神阙穴内，适用于实证呃逆，尤以气机郁滞者效佳。

【医案选辑】

1. 张某某，女，50岁，就诊时间：2009 年 4 月 10 日。

主诉：呃逆时作伴烦躁 3 年，加重 2 个月。

病史：患者 3 年前因与人发生口角出现呃逆，情绪不稳，经检查确诊为更年期综合征，多方求治，症状无明显改善，曾在脑科医院住院治疗，时轻时重，无明显好转，转用针灸治疗。现症见脘胁胀闷，肠鸣矢气，纳食减少，每因情志不舒而作，舌苔白厚腻，脉弦滑。

诊断：中医诊断：呃逆（肝郁气滞型）

西医诊断：膈肌痉挛

治法：理气化痰，镇逆平呃。

主穴：攒竹透鱼腰、内关、中脘、足三里。

配穴：丰隆、期门、太冲。

操作：诸穴用飞针法进针后用平补平泻法行针，留针 50min，隔日 1 次。

治疗 5 次后，患者呃逆消失，但其余症状如是，原方去攒竹透鱼腰，继针 10 次，患者痊愈。半年后因生气有小发作，取上述腧穴，应针而愈，随访 2 年未发。

按：本例患者因情志不遂，肝气郁结，横逆犯胃，胃气上逆，发为呃逆。治疗以理气化痰、镇逆平呃为主，取攒竹透鱼腰平肝降逆，内关、中脘宽胸理气、和胃降逆，足三里健脾和胃、调畅气机；配丰隆化痰降浊，期门、太冲疏肝解郁。针后患者呃逆消失，表明治疗得当。然肝郁气滞之证易因情志波动而复发，故需注重情志调节，避免情绪过激，同时坚持治疗以巩固疗效。

2. 钟某某，男，49 岁，就诊时间：2020 年 5 月 31 日。

主诉：呃逆时作伴腹部胀满 1 周。

病史：患者 1 周前应酬喝酒后出现呃逆，曾至当地医院，予多潘立酮、莫沙必利口服，无明显好转，遂至针灸科治疗。症见喉间呃呃连声，呃声响亮，声频有力，不能自止，口臭烦渴，不喜饮，腹部胀满，大便黏滞不畅，便后不爽，苔黄腻，脉滑数。

诊断：中医诊断：呃逆（湿热积滞型，胃火上逆型）

西医诊断：膈肌痉挛

治法：通腑泄热和胃，降逆止呃。

主穴：合谷、内关、中脘、天枢、下巨虚、阴陵泉、公孙。

操作：诸穴用飞针法进针，行泻法，留针 30min；结合指压攒竹 3min，每日 1 次。

2 诊，患者呃逆消失，腹部胀满感缓解，大便不畅，继针。

3 诊，无呃逆，腹部胀满感消失，大便顺畅，纳呆，予针足三里、公孙、内关、中脘。治疗 3 次后患者呃逆消失，随访半年未发。

按：本患者过食醇酒厚味，致湿热内生，腑气不行，胃失和降，胃气上逆动膈，发为呃逆。治以通腑泄热和胃，降逆止呃。攒竹、内关、公孙宽胸、宽膈、理气降逆止呃，中脘、天枢、下巨虚、阴陵泉通腑泄热、祛湿和胃，诸穴同取，共奏通腑泄热和胃、降逆止呃之功。

第二节　骨伤科常见病症

一、颈椎病

颈椎病是因颈椎间盘组织退行性改变及其继发性病理改变，累及周围邻近组织（神经根、脊髓、椎动脉、交感神经等），出现相应临床症状和体征。如波及神经根则出现颈侧、前臂放射性疼痛、指痹痛或感觉异常（神经根型）；如累及脊髓则出现颈痛痹、上下肢麻痹、乏力，或伴手足掌指（趾）肌肤烘热、厥凉，膝、踝关节颤动，甚至步态不稳（脊髓型）；如波及椎动脉，患者则感到间歇性眩晕、头痛、耳鸣及听力减退、视力减退或复视（椎动脉型）；如波及交感神经，患者则出现偏头痛、视蒙、胸闷、心悸及一侧肢体麻痹（交感神经型）等主要症状。

本病属中医学"骨痹""项强""项痹""颈筋急"和"颈肩痛"等范畴。其病因病机多为体质虚弱，或外邪入侵，或外伤劳损，致营卫气血失调，痹阻经络而成病。

【辨证治疗】

本病主因体质虚弱，肝肾虚亏，阴阳失调，痹阻经络气血，加之外邪入侵或外伤劳损，致筋骨失养而成病，故论治应注重调理肝肾、疏通经络气血，气血运行通畅，痹则可除。按临床表现主要分为寒湿型和气滞血瘀型。

1.寒湿型　多见于初发病、病情较轻患者。每因劳倦或扭挫后调护不慎，为寒湿邪侵袭而触发。症见局部肌肉拘紧，或窜痛至上肢，痛无定处，舌质淡胖，苔薄白腻，脉滑紧。

治法：温经祛湿，行气通络，用平补平泻法，针灸并施。

主穴：颈百劳、外关、脾俞、肾俞、足三里。

2.气滞血瘀型　见于病久缠绵未愈患者，多有反复发作病史，每因劳倦、气候剧变致气血郁滞不通而病发。症见间歇眩晕，耳鸣，神烦焦躁，面色暗淡，头颈痛，肢体持续痹痛，肌肤烘热或不仁，多伴有视蒙，上肢提举不利、握力减退或下肢步履不稳，间感胸闷、心悸等症。舌质多暗淡或有瘀点，苔薄黄，脉多弦数。

治法：活血祛瘀，通络止痛，用平泻法，针灸并施。

主穴：大杼、肩髃、曲池、太冲、肝俞、膈俞。

配穴：头痛配风池、太阳；耳鸣加听会、听宫、耳门；眩晕配百会、大椎；视蒙刺攒竹、鱼腰、光明；颈肩、上肢痹加新设、合谷；下肢痹配阳陵泉、血海、委中、太溪；食欲不振配阴陵泉、足三里；胸闷心悸加内关、心俞。上穴辨证交替选用。

按：颈百劳为经外奇穴，可直接疏通病部经气而去痹痛；外关穴属手少阳三焦经，为远端取穴，能够起到"上病下治"的效果，可缓解颈椎病引起的肩颈疼痛；肾俞壮骨益髓，脾俞、足三里调和气血、健脾化湿通络。

大杼配合肩髃可疏通颈肩部气血；曲池、太冲、肝俞、膈俞（血会）旺盛血行，养筋去痹。

风池、太阳疏风止痛；耳门、听宫、听会疏通耳部经气，止鸣而增听力；百会、大椎清阳去眩；攒竹、鱼腰、光明可调和眼部经气而明目；新设为经外奇穴，配合谷可疏通局部气血；阳陵泉为筋会，血海运化脾血，配委中、太溪可强筋健骨，疏通下肢气血；阴陵泉、足三里舒经活络，健脾养胃；内关、心俞宁心安神，理气止痛。

【其他疗法】

1.拔罐疗法　针刺治疗后于颈肩局部行火罐治疗，活络祛邪。

2.耳穴贴压　交替选肝、肾、脾、颈椎及上肢相应点，每次选2~3穴，用王不留行籽贴压，2~3天更换1次。

3.艾灸或磁灯照射　颈夹脊及肢痹区（高血压患者不宜在颈部施灸及磁灯照射）。

4.穴位注射　选颈夹脊及肝俞、脾俞、肾俞、膈俞穴为主。寒湿型用当归注射液，气滞血瘀型用丹参注射液，每次交替选1~2穴，每穴注入1ml。

按：针刺项背穴位，针尖宜斜向椎体，得气后不提插，用捻转补泻手法导气，使针感向肩背部扩散。针灸治疗轻度颈椎骨质增生及局部软组织受刺激而出现症状者，可较迅速缓解，但对重度骨质增生，局部组织受压及伴随症状出现，针灸虽然可改善，但难以根治，需配合其他疗法。

在治疗过程中，应注意避免患部劳损、挫伤，卧宜低枕，颈部忌快速、重力摇摆，可常用手轻轻揉按颈夹脊及痹肢，经常进行户外活动。这些措施对增强体质及预防发作有益。

【医案选辑】

1.王某某，女，55岁，会计，就诊时间：2017年8月11日。

主诉：项肩反复痹痛10年余，加重2周。

病史：平素低头工作或以电脑工作为主，项肩反复痹痛10年余，劳累后反复发作，2周前因再次劳累及天气变化，颈肩部痹痛呈进行性加重，伴项俯仰、提肩活动受限，纳眠可，二便调。否认外伤史。

查体：颈部肌强，颈椎4~6椎体微隆，转颈及屈伸等活动轻度受限，颈椎棘突下及椎旁肌肉压痛明显。舌淡红，苔薄黄，脉弦。

证脉合参：本病以机体局部痹痛为主症，患病时间长，此次加重起于劳累及天气变化，结合临床表现，证属寒凝血瘀，病位在经络，与肝脾肾相关。治宜温经散寒，行气通络。

诊断：中医诊断：项痹（寒凝血瘀型）

西医诊断：颈椎病（颈型）

治法：温经散寒，行气通络，针用平补平泻法。

取穴：大杼、外关、运动中区。

操作：大杼，针尖朝下，行轻捻转导气法；外关，针下得气后，针尖朝上，行逆捻转导气法，使经气上行；运动中区用平刺法，针尖刺至帽状腱膜下方，行捻转法，以头皮局部出现热麻感为宜。

艾条温灸：大杼、大椎、肾俞。

耳穴贴压：肝、肾、颈（贴3天）。

2诊，患者精神转佳，表情和缓，诉颈项疼痛减轻，但活动时仍疼痛，且夜间痛显。舌淡红，苔薄腻，脉弦滑。

针刺取穴：脾俞、肾俞、足三里、新设、血管舒缩区。刺法：脾俞、肾俞，行捻转补法；余穴刺以平补平泻。此方与上方交替使用。

3诊，患者精神佳，神情柔和，颈项部活动自然，独自而来。患者诉静止时颈项部疼痛消失，活动及用力时尚余少许疼痛。舌淡红，苔薄白，脉弦细。

患者颈项疼痛消失，乃寒邪渐祛，经络已通之象。苔由白腻转为薄白乃寒将尽除，阳气渐复之象。诸症渐减，辨治得当，遵原意继续治疗，巩固疗效。取穴：颈百劳、肾俞、尺泽、运动中区。刺法：刺颈百劳，针尖朝向左下方，行轻捻转导气法，使经气布散颈项部；肾俞，刺以平补法；余穴均刺以平补平泻。

4诊，患者神清气爽，面露喜色，诉静止及活动时颈项部疼痛基本消失，纳眠可，二便调。舌淡红，苔薄白，脉弦细。寒湿已去，气血已调，故疼痛消失，病愈矣。再刺大杼、足三里、外关、肝俞。刺法：足三里、肝俞，施以平补法；大杼，针尖朝下，行轻捻转导气法；外关，行逆捻转导气法，使经气上行。

艾条温灸颈百劳、大杼、肾俞。

按：本例患者颈肩酸痛反复发作10余年，病久缠绵未愈，久病必瘀，瘀阻脉络，经络气血受阻，筋脉失养而成病，又因工作劳累，致气血郁滞不通，加之外邪侵袭诱发，使病情加重，故论治应注重温煦阳气，疏通经络气血，气血运行得畅，痹则可除。同时兼顾"急则治其标，缓则治其本"原则，疼痛明显时以祛湿散寒、通络止痛治标，疼痛缓解后当以调肝益肾、益气养血治本。

2.李某某，男，58岁，干部，就诊时间：2020年5月16日。

主诉：颈肩部疼痛12年余，加重伴双上肢痹痛6日。

病史：患者长期从事伏案书写工作，既往反复颈肩部疼痛12年余，时常劳累后加剧。近期照顾新出生的孙子，熬夜劳累后出现颈项部疼痛加重，肌肉酸痛不适，双上肢麻木疼痛，左上肢尤甚，左上肢上举至头顶时疼痛减轻，平躺时双上肢麻木加剧。神烦焦躁，面色暗淡，偶有胸闷头晕，眠差，纳尚可，二便调。遂至针灸科求诊。

查体：颈部生理曲度变直，双侧颈肌紧张，转颈及屈伸等活动轻度受限，颈3~7椎棘突下及椎旁肌肉压痛（＋），双臂丛神经牵拉试验（＋）。

舌暗淡，苔薄黄，脉弦数。

证脉合参：结合患者临床表现，本病证属气滞血瘀，病位在经络，与肝脾肾相关，治宜活血祛瘀，通络止痛。

诊断：中医诊断：项痹（气滞血瘀型）

西医诊断：颈椎病（神经根型）

治法：活血祛瘀，通络止痛，针用平泻法。

主穴：百会、风池（双）、颈百劳（双）、大杼（双）、肩井（双）、曲池（双）、内关（双）、合谷（双）、太冲（双）、肝俞（双）、膈俞（双）。

操作：风池，针尖朝鼻尖，行轻捻转导气法；内关，针下得气后，针尖朝上，行逆捻转导气法，使经气上行；余穴刺以平泻法。得气后加疏密波 30min。连续治疗 2 日。

耳穴贴压：肝、肾、颈（贴 2 天，左右耳交替）。

2 诊，精神烦躁减轻，面色稍暗，颈项部痹痛减轻，活动改善，右上肢轻微麻木，左上肢麻木减轻，平卧时无加剧，偶有头晕，无胸闷心悸，胃纳一般，睡眠尚可，二便调。舌暗淡，无瘀点，苔微黄，脉弦。

主穴：百会、风池（双）、颈夹脊、大椎、肩井（双）、内关（双）、合谷（左）、太冲（双）、肝俞（双）、肾俞（双）。

操作：百会用悬灸法；肝俞、肾俞，行捻转补法；余穴刺以平泻法。得气后加疏密波 20min，连续治疗 3 日。

3 诊，患者精神佳，无头晕胸闷，颈项无疼痛，偶有左肩部轻微疼痛，活动可，双上肢无麻木疼痛，无夜间疼痛，纳眠可，二便调。舌淡红，苔薄白，脉缓。患者气血已行，经络已通，颈肩及上肢痹痛去，缓则治其本，患者年过半百，故病去予固本，再取夹脊、颈百劳、肝俞、肾俞予灸法温阳行气。

按：此患者长期伏案劳累，致颈肩部反复疼痛发作 12 年余，久病成瘀，经络不通。人到中老年，肾气渐衰而脾亦不健，故后天不足以补先天而致两脏俱虚，肾虚则骨不坚，脾虚则肌不健，致筋骨肌肉支撑无力，渐成疾患。故本病与脾肾功能失衡相关，当急则治其标，缓则治其本。急性期邪实正虚，需辨证施治，祛邪通络活血；缓解后须补益肝脾肾，固正气而防其复发。

二、急性腰扭伤

急性腰扭伤是指腰部肌肉、筋膜、韧带、关节囊及滑膜等软组织因外力作用突然受到过度牵拉而引起的急性撕裂伤，从而引起腰部疼痛及活动功能障碍的一种病症。常见于姿势不正，用力过猛，超限活动及外力碰撞等，多见于青壮年、体力劳动者、长期弯腰工作及缺乏锻炼者。主要表现为：①外伤后即出现腰部僵硬，一侧或两侧剧烈疼痛，主动活动困难，不能翻身，坐立和行走常保持一定强迫姿势。②损伤部位有压痛点；腰肌和臀肌痉挛，或可触及条索状硬结；脊柱生理弧度改变。③腰椎 X 线片显示腰椎骨质无异常。

本病属中医学"外伤腰痛"范畴，俗称"闪腰"。中医认为本病多由跌仆闪挫引起气机失调，凝聚腰部，致局部气滞血瘀，络脉阻滞，经脉拘急，使腰部拘挛而不能俯仰，不通则痛。

【辨证治疗】

气滞血瘀型：多由跌仆闪挫致瘀血阻滞，经脉气血运行不畅，不通则痛。

治法：通络、散瘀、止痛，用泻法。

主穴：委中、阿是穴、腰痛点。

按：泻刺委中，能疏通膀胱经脉，患部经络气血得通，则瘀散而痛止，故古代医家有"腰背委中求"之说；阿是穴为局部取穴；手背腰痛点为治腰痛经验穴。

【其他疗法】

1. 梅花针　循痛区较重力叩刺，待表皮微出血后加拔火罐。

2. 耳穴贴压　用王不留行籽贴压，交替选肾、肝、脾、腰，每次选 3~4 穴，2~3 天更换。

3. 艾灸　用艾条予腰部局部温灸，每次 30min，每日 2 次。

【医案选辑】

张某，男，57 岁，办公室职员，就诊时间：2016 年 4 月 20 日。

主诉：腰痛 1 天。

病史：患者于昨日搬花盆后出现腰痛，屈伸活动明显受限，动则痛甚，自行予以膏药贴敷后疼痛未见缓解，由家人扶持就诊。

查体：疼痛病貌，腰活动明显受限，腰肌强，局部明显压痛，直腿抬高试验阴性。二便常。舌质暗红，苔薄微黄，脉滑。

证脉合参：患者年迈，肝肾渐虚，复因外伤，瘀血阻滞，经脉气血运行不畅，不通则痛。

诊断：中医诊断：外伤腰痛（气滞血瘀型）

西医诊断：急性腰扭伤

治法：通络、散瘀、止痛，用泻法。

主穴：委中、阿是穴、腰痛点。

操作：患者俯卧位，毫针刺委中，用泻法，"飞针"进针，得气后运用导气法，针尖斜向上逆时针持续捻转，使针感渐向腰部扩散；后刺腰部阿是穴，得气后予平补平泻；再刺2、3掌骨及4、5掌骨间手背腰痛点（据陈老多年经验，取穴不必拘泥于某一点，压痛明显者便是穴之所在，每次运用单侧即可），得气后使用"导气法"，针尖朝向上臂逆时针持续捻针，针感渐向上臂扩散。术后留针20min后出针，留取手部腰痛点处毫针，嘱患者缓慢起身后逐渐活动腰部，即先做小幅度左右摆动，待疼痛渐缓后增加活动幅度。刺后患者腰痛症状明显缓解，可独自来回踱步。后予王不留行籽于肾、脾、腰处耳穴贴压；嘱患者每日自行按压耳穴，4~5次，每次10min，3天后除去。局部热敷腰痛处。

2诊，患者可独自步入诊室，喜诉经昨日针治后腰痛大减，但腰部活动时仍少许疼痛。舌质暗红，苔薄微黄，脉滑。经治后，经络气血得通，气血和利，故痛得平。前法合度，病渐趋愈，继续原方案治疗。

3诊，患者神清气爽，诉腰痛若失，活动自如，脉舌平，病愈矣。

为巩固疗效，嘱患者自行热敷腰部，避免劳倦。终止治疗观察。1周后复诊，腰痛消失，已恢复工作。

按：此例腰痛为外伤瘀血阻滞，气血运行不畅，不通而痛，病在肌肉而非继发于其他腰椎器质性病变，由于施治及时，故效果颇佳，预后也良好。

预防腰扭伤关键在于：掌握正确的劳动姿势，如扛、抬重物时要尽量让胸、腰部挺直，髋膝部屈曲，起身应以下肢用力为主，站稳后再迈步。搬、提重物时，应取半蹲位，使物体尽量贴近身体。加强劳动保护，在做扛、抬、搬、提等重体力劳动时，应使用护腰带，以协助稳定腰部脊柱，增强腹压，增强肌肉工作效能。若在寒冷潮湿环境中工作后，应洗热水澡以祛除寒湿，消除疲劳。尽量避免弯腰性强迫姿势工作时间过长。

三、腰肌劳损

腰肌劳损是指腰部一侧或两侧疼痛之症。它以腰部隐痛反复发作，时轻时重，缠绵不愈为主证。每于劳倦、气候骤变或受寒时症状加剧。在慢性期，腰部坐立或静止过久则现酸痛，如做适当的腰部活动，局部循环改进，则症状减轻。常见于长期劳累、不良姿势或急性损伤治疗不彻底者。本病属中医学"肌痹""痹证""肾虚腰痛"范畴，腰为肾之府，由于劳损于肾，或平素体虚，肾气虚弱，精气不能充养筋骨、经络，致气血不畅或瘀血滞留，血不荣筋，筋脉不舒而痛。或因肾气虚弱，风寒湿邪乘虚侵袭，久而不散，筋肌弛弱，每于弯腰劳作过度，则弛弱之筋肌易于损伤而发病。

此病常呈现慢性反复发作，疼痛多局限在腰部两侧，无臀部、大腿、小腿或是脚的放射痛及其他全身症状，经适当运动后，疼痛可缓解。这可与脊椎病变活动疼痛加剧相鉴别，临床上可分为慢性和急性发作两类。

【辨证治疗】

1.慢性期　腰部隐隐作痛，遇劳则甚，午夜痛增，神疲肢怠，眩晕耳鸣，食欲不振，小便频数，夜尿多，舌苔薄白，脉沉细。

治法：补肾、壮腰、健脾，用补法，针灸并施。

主穴：肾俞、脾俞、委中。

2.急性发作期　多因过劳或受寒诱发，证见腰痛骤增，并可向背或骶部扩散，患侧腰肌僵硬，局部压痛明显，运动受限制，常伴有口干、小便黄、大便结等湿热证，舌苔薄黄腻，脉滑数。

治法：通络、活血、止痛，用平泻法。

主穴：肾俞、委中、腰痛点。

配穴：背腰牵痛配肝俞、阳陵泉；腰背酸冷温灸膈俞、足三里，刺命门；耳鸣刺听宫、翳风；夜尿多温灸关元、中极。

按：针加灸肾俞、脾俞，刺委中，能健脾肾、通膀胱经脉而止腰部酸痛。平泻委中、肾俞，能通络活血；手背腰痛点为有效的经验穴。

配肝俞、阳陵泉，能养血舒筋而去牵痛；膈俞为血之会穴，足三里能旺盛阳明经气血，两穴常灸可补益血气，命门通督脉，刺之能治腰痛；刺听宫、翳风，能直接调和耳之气机而去鸣音；温灸关元、中极，可加强固摄与气化功能而治夜尿。

腰肌劳损急性发作时宜卧床休息。慢性期宜避免局部受寒和做过重劳动，以防病情加重。同时，应积极治疗（常用艾条温灸上述有关经穴），注意经常参加适量的体育锻炼，以促进腰肌功能恢复。

【其他疗法】

1. 梅花针　腰痛区叩刺后拔火罐。

2. 穴位注射　按上法辨证取穴，选当归或丹参注射液，每次选 1~2 穴注入 1ml，每日 1 次。

3. 耳穴贴压　选肾、脾、肝和腰相应点 2~3 穴，用王不留行籽贴压。

4. 体穴埋针　选腰阿是穴 1~2 穴埋针。

【医案选辑】

1. 张某某，男，37 岁，职员，就诊时间：2017 年 10 月 25 日。

主诉：反复腰背痛 2 周。

病史：患者连续 2 周于办公室久坐，反复腰部隐痛不适，每于久坐或弯腰工作后痛甚，经休息、适当活动腰部或自行予局部按摩后疼痛可稍缓解，今日自觉腰痛加重遂来诊。

查体：患者神疲；腰肌强，压痛，活动受限（+），直腿抬高试验（-）。二便常。舌质暗红，苔薄微黄，脉滑。

诊断：中医诊断：腰痹（脾肾两虚型）

　　　　西医诊断：慢性腰肌劳损

治法：壮腰、健脾、补肾，针灸并施。

主穴：肾俞、脾俞、委中、手背腰痛点。

操作：患者俯卧位，毫针刺肾俞、脾俞，用补法，得气后刺委中，予平补平泻，针尖向上，逆时针捻转导气，使针感向上传导；手背腰痛点直刺，予平补平泻；术后留针 20min，腰痛区拔火罐，并予王不留行籽于肾、脾、腰处耳穴贴压。嘱患者回家后自行用艾条温灸腰部针刺部位，每次 30min。

2 诊，患者诉经昨日针治后腰痛症状明显缓解。舌质暗红，苔薄微黄，脉滑。

经治后，患者经络气血得通，气血和利，故痛平。前法合度，病渐趋愈，继续原方案治疗。腰骶部背俞穴交替选取，每次 2~3 穴，配以下肢远端穴位（委中、委阳、阳陵泉、悬钟交替选取）。耳穴贴压，每次 1 耳，每 2~3 天 1 次，并嘱患者继续予艾条局部温灸，以巩固疗效。

经过 3 次针灸治疗后，患者腰痛缓解，活动无不适，脉舌平，病愈矣。终止治疗。

按：此例患者久坐致耗伤气血，经络气血不通则痛。由于施治及时，故效果颇佳。

2. 蔡某，女，37 岁，公司职员，就诊时间：2020 年 5 月 25 日。

主诉：反复腰痛 10 余年，加重 1 周。

病史：患者因工作原因长期弯腰劳作，10 余年来反复腰部酸痛不适，久坐久站及天气变化时疼痛明显，卧床休息、局部热敷后减轻。现因 1 周前久站后腰部酸痛明显加重，特来就诊。

查体：双侧腰肌紧张，压痛明显，弯腰及腰部旋转活动受限（+），直腿抬高试验（－）。二便常，舌质暗红，苔薄白，脉弦。

诊断：中医诊断：腰痹（气滞血瘀型）
　　　　西医诊断：慢性腰肌劳损

治法：壮腰健肾，活血通络。

主穴：肾俞、大肠俞、委中、手背腰痛点。

操作：患者俯卧位，毫针刺肾俞、大肠俞，用补法，得气后刺委中，予泻法，针尖向上，逆时针捻转导气，使针感向上传导，得气后加高频连续波电刺激；手背腰痛点直刺，予平补平泻，留针 30min，针毕腰痛区拔火罐。

2 诊，患者诉经昨日针治后腰痛症状明显缓解，予继续治疗。舌质暗红，苔薄白，脉弦。

经过 5 次治疗后，患者已无腰痛，活动无不适。

按：此例患者因工作原因长期弯腰劳作，腰为肾之府，劳损于肾，患处筋骨、经络气血不畅，筋脉不通，不通则痛，发展为慢性腰肌劳损。针灸治疗取壮腰健肾之肾俞穴，活血通络之大肠俞、委中穴，经验效穴之手背腰痛点，诸穴配合，疗效明显。

四、落枕

落枕是以颈部疼痛，颈项僵硬，转侧不便为主要表现的一种常见病，好发于青壮年，以冬春季多见。轻者 1 周可痊愈，重者可迁延数周不愈，未经治疗而自愈者复发率较高。其病机为颈部软组织急性扭伤或炎症。多因睡眠时枕头过高、过低或过硬，或睡姿不良，头颈过度偏转，使颈部肌肉长时间受到牵拉，处于过度紧张状态而发生静力性损伤。往往仅累及一侧软组织，临床表现为入睡前并无任何症状，晨起后却感到项背部明显酸痛，颈部活动受限。以一侧为多，偶有两侧俱痛者，或一侧重，一侧轻。检查时颈部肌肉有触痛，浅层肌肉痉挛、僵硬，摸起来有"条索感"。

因其发病与颈型颈椎病相似，因此在诊断上，两者应加以鉴别：①颈型颈椎病压痛点多见于棘突及两侧椎旁处，程度多较轻，用手压之患者可忍受，且与受累之神经根分布区一致；而落枕则见于肌肉损伤局部，以两侧肩胛内上方处为多见，急性期疼痛剧烈，压之常无法忍受。②颈型颈椎病一般不伴有颈部肌肉痉挛，而落枕则可触及明显压痛之条索状肌束。③检查者用双手稍许用力将患者头颈部向上牵引时，颈型颈椎病有症状消失或缓解感，落枕则疼痛加剧。

本病属中医学"失枕"范畴，中医认为，本病多因感受风寒所致，风寒外侵，寒性收引，而致经络气血凝滞，筋络痹阻，从而引起颈部肌肉痉挛不舒。反复落枕还与肝肾亏虚、气血不足不能濡养颈部筋经有关。《证治准绳》曰："人多有挫闪及久坐失枕而致项强不可转移者，皆由肾虚不能生肝，肝虚无以养筋，故机关不利。"故易落枕者需注重益气补血。

【辨证治疗】

风寒袭络型：证见颈项刺痛，痛如锥刺，痛处拒按，活动受限，遇风寒加重。

治法：疏通经络，调和气血，针用平补平泻法，针灸并施。

主穴：外劳宫、后溪、悬钟、颈百劳、阿是穴。

配穴：风池、合谷、肩髃、外关、肩外俞、天宗。

按：外劳宫为落枕经验效穴。手太阳、足少阳经循行于颈项侧部，取两经腧穴后溪和悬钟，配合颈百劳、局部阿是穴，远近相配，可疏通颈项部经络气血，舒筋通络止痛。若寒冬发病，症见恶寒头痛者，可加用风池、合谷；肩痛加肩髃、外关；背痛加肩外俞、天宗。

【其他疗法】

1. 耳穴贴压　取颈椎、心、脾、肾、神门、皮质下点，每次选 2~3 穴，交替使用，用王不留行籽贴压。并嘱患者多用手指适当按压，以巩固疗效。

2. 艾条温灸　大椎、颈百劳、新设、心俞、肩井、肩中俞交替，每次温灸 20~30min，以局部皮肤红晕为度。

3. 埋针　大椎、颈百劳、心俞、胆俞、肝俞、脾俞、膈俞，每次选取 1~2 穴，交替使用。

4. 穴位注射　选颈夹脊及肝俞、脾俞、肾俞、膈俞穴为主。寒湿型用当归注射液，气滞血瘀型宜用丹参注射液，每次交替选 1~2 穴，每穴注入 1ml。

5. 拔罐　局部阿是穴。

6. 热敷、按摩等。

【医案选辑】

汤某某，男，19 岁，大学生，就诊时间：2008 年 12 月 5 日。

主诉：颈项部疼痛难以转侧半天。

病史：今晨起床后觉颈项部疼痛难以转侧，头歪向左侧，无头痛、发热恶寒、咳嗽咳痰等不适，自诉昨夜入睡前无任何症状，平素体虚易感冒，纳眠可，二便调。

查体：颈部肌肉强直，触之呈条索状，压痛明显。舌淡红，苔薄白，脉紧。

诊断：中医诊断：失枕（风寒袭络型）

　　　　西医诊断：落枕

治法：祛风通络、散寒止痛。

主穴：外劳宫、大杼、肩井、颈百劳。

操作：外劳宫，得气后针尖朝上持续行逆时针捻转导气法，嘱患者缓慢活动颈部；刺大杼，针尖朝下，行顺时针捻转导气法；余穴刺以平补平泻法。予神灯照射颈百劳，留针 20min 后出针，于颈椎压痛点拔罐，留罐 5min。

术毕患者喜诉痛大减，颈部可缓慢转侧，向左转侧时仍觉少许疼痛不适，耳穴贴压颈、脾、神门，嘱其每日用拇指按压 5~6 次，每次 10min 以巩固疗效；并携艾条回家自行温灸颈痛处，每日 2 次，每次 20min，疏通颈项局部气血。

2 诊，患者精神转佳，表情和缓，喜诉颈项疼痛明显减轻，但向左转侧仍痛。针刺取穴：颈百劳、大椎、外关、血管舒缩区。刺法：外关，针尖朝上，行逆时针捻转导气法，使经气上行；血管舒缩区平刺，针尖从上而下斜行刺于帽状腱膜下，行捻转手法；余穴平补平泻法。此方与上方交替使用。

3 诊，患者神清气爽，面露喜色，诸恙悉平。再按原方案针刺 1 次以巩固疗效。终止治疗观察。

按：本例病发于腊月寒冬，其证属风寒外袭，治疗及时，论治得当，疗效满意。外劳宫为治疗失枕的有效穴，针刺大杼、颈百劳、大椎、肩井等局部穴位，配合阿是穴拔罐可疏通局部经络气血，通则不痛。

五、肩周炎

肩周炎是肩关节周围肌肉、韧带、肌腱、滑囊、关节囊等软组织损伤、退变而引起的一种慢性无菌性炎症，表现为肩关节周围疼痛，肩关节各个方向主动和被动活动度降低，早期表现仅以疼痛为主，或仅有轻微隐痛或肩关节不适和束缚感；继则疼痛逐渐加重，夜间尤甚，常影响睡眠，肩关节活动也逐渐完全受限；最后形成"冻结状态"。肩周炎好发于 40~70 岁的中老年人。

中医学认为本病属"肩痹""肩凝""漏肩风""冻结肩"等范畴，以 50 岁为多见，所以又称为"五十肩"。本病的发生有内、外两大因素，内因是年老体弱，肝肾亏损，气血虚弱，致使筋骨失养，骨节失灵；外因是外伤劳损，感受风寒湿邪，阻滞经络，使气血运行不畅，血不荣筋，脉络不通而致病。肩部为手三阳经所主，内外因素导致肩部经络阻滞不通或失养而成病。

病如属寒邪偏盛则起病急骤，疼痛较剧；因劳损或湿邪滞留经络所致，发病多为慢性。局部疼痛或酸痛可起于一侧或双侧，但无明显红肿，患肩外展、后旋、上举动作均受限制，疼痛日轻夜重；如病情发展，筋络失养，肩部肌肉可出现萎削，运动功能障碍更为明显。

【辨证治疗】

1.急性期　发病急骤，肩部突现疼痛，运动明显受限制，患部拒按，患肢稍上提或后旋则疼痛增剧，无全身症状，舌苔薄白，脉细数或沉紧。

治法：温经散寒，通络止痛，用平泻法，久留针，多用艾灸。

主穴：合谷、大杼、肩部阿是穴（隔姜灸）。

2.慢性期　多因急性发作时未治愈所致。患肩以酸痛和活动轻度受限制为主，每因过劳、局部受寒而酸痛加剧，患处经揉按和适当活动后症状可改善。患者多伴有肢体困倦、食欲减退，甚则心悸、眩晕等，舌苔薄腻，脉濡缓。

治法：化湿，行气通络，用平补法，针灸并施。

主穴：曲池、肩髃、足三里。

配穴：体虚温灸肝俞、膈俞、脾俞；气弱灸气海、肾俞、膀胱俞；食欲不振灸足三里。

按：泻刺合谷、隔姜灸肩部阿是穴，能温通阳明经气而散寒止痛；大杼为骨之会穴，有调和筋骨气血的作用。刺曲池、肩髃、足三里，能旺盛阳明气血而化湿、行气、通络。温灸有关背俞和气海，能补益气血。气血调和，经络通畅，则疾病可除。

【其他疗法】

1.耳穴压豆　选肩、肝、脾、肾点，每次1~2穴。

2.梅花针　叩刺肩和背部痛区后拔罐。

根据病情还可配合推拿、温针、小针刀、艾灸、穴位注射等疗法。针灸治疗期间，嘱患者行适当肩部运动，加强功能锻炼，防止病变组织粘连，循经按摩及功能锻炼宜循序渐进。在做上肢提举、后旋时，应先在肩周揉按，进行小角度摆动，使肩部肌肉松弛后才提举，切忌突然猛力牵拉，以免造成软组织挫伤。同时，患侧上肢不宜过量提举重物，注意肩关节局部保温，以防复发。

【医案选辑】

黄某某，男性，56 岁，工人，就诊时间：2015 年 12 月 10 日。

主诉：右肩疼痛 2 月余。

病史：患者 2 个月前无明显诱因出现右肩疼痛，呈钝痛、酸痛，夜间为重，严重时可痛醒，右臂位置改变或右侧卧时可诱发疼痛，伴有右臂后背等活动受限，无明显肌力下降，无手臂麻木，体重无减轻，经外院口服中药、针灸按摩及热敷等治疗后症状缓解，现右肩部偶有酸痛，但右肩部活动明显受限，上举和外展活动明显受限，肢体困倦，舌苔薄腻，脉濡。右肩部 X 片未见异常。

有轻度高血压，服药控制良好，无其他慢性病史。

诊断：中医诊断：肩痹（气血亏虚型）

西医诊断：肩关节周围炎

治法：益气温经、和血通痹。

主穴：肩髃、肩髎、肩前、足三里、气海。

操作：用 1 寸毫针针刺，得气后留针 30min，均用平补法，同时予艾灸足三里、气海。嘱患者注意保暖及加强患侧肩关节活动。患者按上法 10 次针灸治疗后症状消失。

1 个月后因抱小孩不慎"闪了一下"又出现右侧肩关节疼痛，局部肿胀，外展、上举及右手后背至腰部就感觉疼痛，局部压痛明显，拒按，舌淡，苔薄白，脉涩。选穴：肩髃、肩髎、肩前、合谷、内关、阿是穴。

操作：用 1 寸毫针针刺，得气后留针 30min，上穴均用平泻法，同时予阿是穴刺络放血。嘱患者注意休息，并制动肩关节活动 2~3 周。患者按上法针灸治疗 1 周后症状基本消失。

按：患者第一次就诊时无外因出现右肩部疼痛，且时间较长，关节活动明显受限，根据症状及舌脉，辨证为气血亏虚，取"肩三针"疏通肩部经络，足三里、气海益气活血，诸穴合用有疏通经络、益气活血止痛之效。第二次就诊时，因急性外伤引起，结合舌脉，辨证为气滞血瘀，取相同"肩三针"疏通肩部经络，合谷、内关活血通络，再予阿是穴刺络放血，疏通瘀滞之气血，消肿止痛。值得注意的是，前后两次就诊，病因、病机不同，治疗方法、康复锻炼方案也不相同，体现出辨证论治的重要性。

第三节　儿科常见病症

一、小儿脑瘫

小儿脑性瘫痪简称小儿脑瘫，是一组持续存在的运动和姿势发育障碍综合征。是由发育中的胎儿或婴儿脑部的非进行性损伤引起，导致活动受限。运动障碍常伴发感觉、感知、认知、交流和行为障碍，以及癫痫和继发性肌肉骨骼问题。本病多属中医学"五迟""五软""五硬"范畴，五迟指立迟、行迟、齿迟、发迟、语迟；五软指头项软、口软、手软、足软、肌肉软；五硬指手硬、足硬、肌肉硬、头颈硬、关节硬。本病常因先天胎禀不足或后天失养、病后调护不当，致使阴阳失调，脏腑经络失养，脑络受损而产生临床诸症。病以虚、瘀为发病特点，虚为五脏不足，气血虚弱，精髓失充；瘀为瘀血阻滞心经脑络，心脑神明失主。

【辨证治疗】

1.心肝肾亏损型　此型多见于先天性发育缺陷、早产、宫内窒息等，患儿出生经救治后，短期内即出现不同程度肢体瘫痪及神志呆滞，并随着成长肢体活动功能障碍及智力低下现象日渐明显，常伴有语言、听力、视力功能障碍等合并症。

治法：益心脑、补肝肾，针用补法。

主穴：神门、四神聪、百会、大椎、足三里、三阴交、太溪。

2.心脑瘀阻型　此型多因产时颅脑挫伤，或产后热毒邪伤脑髓，肢体多呈痉挛性瘫痪，并发神志、语言、听力、视力等功能障碍，与脑组织损伤程度成正比，或伴有癫痫发作。

治法：行气祛瘀、醒脑通窍，针用平补平泻法。

主穴：内关、合谷、血海、太冲、四神聪、百会、神庭。

配穴：按不同并发症，配伍有关脏腑及循经穴位。如颈、腰痿软，交替选颈百劳、身柱、大杼、命门、肾俞、脾俞；上肢痿选肩髃、曲池、外关、极泉、阳池；下肢痿选环跳、秩边、足三里、阳陵泉、委中、承山、昆仑、解溪；失聪选耳门、听宫、听会、太溪；语言不利选哑门、上廉泉、天突、心俞；视力障碍选风池、攒竹、鱼腰、太阳、肝俞；遗尿选关元、中极、肾俞、三阴交。每次辨证选4~5穴。

操作：小儿针刺均禁提插，宜用捻转手法，并应密切注意针下气至反应。神门直刺0.3~0.5寸，进针得气后，用补法；四神聪针尖向百会穴方向平刺0.5~0.8寸，进针得气后，用补法；百会向神庭方向平刺0.5寸，进针得气后，用补法；大椎向下斜刺0.5寸，进针得气后，用补法；足三里、三阴交直刺0.8~1寸，进针得气后，用补法；太溪直刺0.3~0.5寸，进针得气后，用补法。

内关进针得气后，针尖向上斜刺，逆捻转导气上传；合谷直刺0.5~0.8寸，进针得气后，用平补平泻法；血海直刺0.8~1寸，进针得气后，用平补平泻法；太冲直刺0.5~0.8寸，进针得气后，用平补平泻法；神庭平刺0.3~0.5寸，进针得气后，用平补平泻法。

颈百劳、身柱、大杼、命门、肾俞、脾俞，沿脊柱向下斜刺0.5~0.8寸，进针得气后，用平补平泻法；肩髃、曲池、外关、极泉、阳池，直刺0.5~1寸，进针得气后，用平补平泻法；环跳、秩边、足三里、阳陵泉、委中、承山、昆仑、解溪，直刺0.8~1.5寸，进针得气后，用平补平泻法；耳门、听宫、听会、太溪，直刺0.3~0.5寸，进针得气后，用平补平泻法；哑门向下斜刺0.5寸，上廉泉、天突直刺0.3~0.5寸，心俞沿脊柱向下斜刺0.5~0.8寸，进针得气后，用平补平泻法；风池向鼻尖方向斜刺0.5~0.8寸，攒竹、鱼腰、太阳平刺0.3~0.5寸，肝俞沿脊柱向下斜刺0.5~0.8寸，进针得气后，用平补平泻法；关元、中极直刺0.5~0.8寸，肾俞沿脊柱向下斜刺0.5~0.8寸，三阴交直刺0.8~1寸，进针得气后，用平补平泻法。

按：此病论治，首要调心脾肾，益脑髓。肾为先天之本，藏精，主骨，益髓通脑，脑髓充则健脑益智；脾胃为后天之本，生血之源，气血足则筋强骨健；心主神明，功能正常则精神健旺，神志清楚。故选穴除四神聪、太溪、三阴交、足三里外，并取督脉分布头、脊之神庭、百会、大椎、命门、身柱等穴，有清阳补脑、益智健脊之功；随症加配有关脏腑背俞穴及五输穴，有调和脏腑阴阳，疏通经络气血之效。

由于本病主要是由脑白质损伤、脑部发育异常、颅内出血、脑部缺氧引起的脑损伤，因此其疗效与预后和脑组织受损程度相关。一般单侧瘫痪比双侧瘫痪易于治疗，产伤所致者比先天发育不良、核黄疸后遗症者易于治疗。脑瘫患儿早期治疗甚为重要，越早进行干预治疗，预后相对越好。由于本病康复缓慢，故对其治疗应有耐心，并宜采取综合措施，加强护理，适当增加营养及康复功能训练，包括智力、肢体、语言训练等，这些措施对促进智能发育，预防肌肉萎缩、僵硬，纠正异常姿势及改善体质有所助益。

【其他疗法】

1.头皮针　按病情辨证选配运动区、语言区、视区、血管区及舞蹈震颤区等。

2.梅花针　可交替选取夹脊颈段、胸段及腰骶段，因小儿肌肤幼嫩，叩刺宜轻，每次反复轻叩 5~6 次，至表皮轻度潮红即可，隔日 1 次。

3.耳穴贴压　交替选心、肝、脑、肾、脾、神门、内分泌、脊柱、上下肢点，每次选一侧 3~4 穴，用磁珠或王不留行籽贴压，隔 3 日换 1 次。

4.小儿推拿　头面四大手法、叩击头顶、拿五经、摩腹、揉小天心、擦命门、捏脊、按六经、循经点按等，辨证推拿。

5.康复功能锻炼　在针刺治疗的同时，宜配合各种康复功能锻炼，如肢体关节、颈胸腰椎按摩及语言训练等。

【医案选辑】

谢某某，男，2 岁余，就诊时间：2015 年 6 月 10 日。

代诉：患儿左侧肢体不利伴言语障碍 1 年余。

病史：家长代诉患者运动发育落后，1 岁时能独坐，1 岁 8 个月会四点爬，现可扶站，不能独站及行走，左手抓握能力及精细动作欠佳，就诊于当地医院，采用药物、康复功能训练、理疗等治疗，疗效不显而前来就诊。现症见：形体消瘦，左侧肢体姿势异常，不能行走，伴言语障碍，只能发简单的叠音，如"妈妈"，不能用语言交流，舌淡苔少，脉弦细数。宫内窒息史。

查体：智力稍低下；左侧肢体姿势异常，肌力 3 级，肌张力稍高。

诊断：中医诊断：痿证（心肝肾亏损型）

　　　　西医诊断：小儿脑瘫

治法：益心脑、补肝肾。

主穴：神门、四神聪、百会、神庭、上廉泉、足三里、三阴交、太溪。

操作：神门直刺 0.3 寸，百会、神庭平刺 0.3~0.5 寸，四神聪针尖朝向百会穴方向平刺 0.5~0.8 寸，用补法；上廉泉、足三里、三阴交、太溪用平补法。隔日治疗 1 次。

2~5 诊，家长诉患儿可放手站立数秒，言语不利较前改善，但行走仍困难。故在原治则基础上，辨证加头皮针运动区、语言区，曲池、外关、合谷、环跳、秩边、阳陵泉、委中、承山、申脉、解溪、外金津、外玉液、天突，每次选 4~5 穴。

6~10 诊，辨证交替选穴同上。治疗后患儿可独站，稍可扶走，拖步而行，可主动说话，疗效初显。经 10 次治疗（1 个疗程）后，休息 1 周，继续按原治则治法，辨证交替选穴，每周治疗 2 次，继续治疗 3 个疗程。并嘱其家属自行在家每日用艾条温灸肝俞、脾俞、肾俞、足三里、三阴交、百会，每次取百会及背俞、下肢各一穴，每次 20min。

4 个疗程治疗后，家属喜诉患儿步行基本正常，语言明显改善，食欲增进，体重增加。现患儿神情活泼、面色红润，可主动表达交流，可行走，步行姿势基本正常，终止针刺。嘱其家属继续按前法自行每日用艾条温灸，并加强体能训练，包括日常生活动作及语言训练等，以促进智能发展，巩固疗效。

按：本病病位在脑，应在四肢。诸阳会于头，内藏脑髓，如《灵枢·邪气脏腑病形》曰："十二经脉，三百六十五络，其血气皆上于面而走空窍。"故针灸取任督二脉、足少阳、手足阳明等经脉腧穴，以及头皮针，辨证选穴治疗，针灸并用，配合体能训练有助于康复。脑瘫的康复是一个慢性过程，考验患儿意志，更需要家属耐心陪护。临床症状不重的患儿，在经过规范治疗及康复训练之后，很多人可以回归正常生活。

二、小儿消化不良

小儿消化不良是由乳食喂养不当，停积脾胃，运化失健引起的一种病证，以不思乳食，腹胀嗳腐，大便不调为特征。常见症状有上腹痛、腹胀、胃胀、早饱、嗳气、恶心、呕吐、上腹灼热感等，这些症状持续存在或反复发作，但缺乏特征性，并且极少全部同时出现，多只出现一种或数种。这些症状影响患儿进食，导致长期营养摄入不足，患儿营养不良发生率较高，生长发育迟缓也可能发生。不少患儿合并有神经症、焦虑症等精神心理症状。

本病属于中医学"食积""疳积"范畴，病因主要是乳食内积，脾胃虚弱，病机为乳食停滞不化，气滞不行。

【辨证治疗】

1.乳食内积型　乳食不思或少思，脘腹胀满，疼痛拒按，或嗳腐吞酸，恶心呕吐，烦躁哭闹，低热，肚腹热甚，大便臭秽，舌淡，苔白腻。

治法：消食化积。

主穴：中脘、梁门、足三里。

配穴：天枢、四缝。

2.脾虚夹积型　神疲乏力，面色萎黄，形体消瘦，不思乳食，食则腹胀，喜俯卧，呕吐酸馊，夜寐不安，大便溏薄，1日2~3次，或夹乳片或食物残渣，舌淡红，苔白腻，脉细弱或细滑。

治法：健脾消积。

主穴：中脘、梁门、足三里。

配穴：脾俞、胃俞。

按：中脘为胃之募穴，配合足阳明经穴梁门可疏调脘腹经气，以助胃纳和脾之运化；足三里是足阳明胃经合穴和胃腑的下合穴，可和胃健脾、补养气血。

【其他疗法】

1.耳穴贴压　脾、胃、大肠、小肠、皮质下，每次选2~3穴，用王不留行籽贴压，左右耳交替。

2.捏脊　沿患儿背部膀胱经由下而上用两手行捏法3~5遍。

【医案选辑】

1.邓某某，男，3岁半，就诊时间：2016年9月15日。

主诉：不思饮食3个月。

病史：患儿平素进食过多，最近3个月不思饮食，进食少量则脘腹胀满，烦躁易惊，夜间经常哭闹，大便溏，小便黄，舌红，苔腻。

诊断：中医诊断：食积

西医诊断：小儿消化不良

治法：消食化积。

主穴：四缝、中脘、天枢。

操作：四缝穴消毒后用三棱针点刺，挤出少量黄水；中脘、天枢平补平泻，提插捻转，神灯照射腹部。留针 20min。

耳穴取脾、胃、大肠，用王不留行籽贴压。

2诊，家长代诉，患儿脘腹胀满减轻，胃纳改善，取穴中脘、天枢、足三里，平补平泻；配合艾灸足三里，20min。

3诊，患儿腹胀基本缓解，大便正常，胃纳佳，睡眠好，舌淡，苔薄润。继续原方隔天治疗 1 次，治疗 10 次后病愈。

按：本病是饮食喂养不当，停积胃腑，胃失和降，脾不运化，中焦气滞，出现脘腹胀满，烦躁易惊，大便溏。治疗宜消食化积。四缝是治疗疳积的经验效穴，现代研究表明，针刺四缝穴能增强多种消化酶的活性；中脘乃胃之募穴、腑会穴，天枢乃大肠募穴，诸穴共奏健运脾胃，通调腑气，消积导滞之功。同时纠正不良饮食习惯，保持良好的生活规律。嘱家长常带小孩进行户外活动，呼吸新鲜空气，多晒太阳，增强体质。

2.丘某某，女，4岁半，就诊时间：2018 年 7 月 15 日。

主诉：食欲不振半年。

病史：患儿平素喂养不当，饮食不节，最近半年不思饮食，精神不振，烦躁不安，面色萎黄，食后即饿，毛发干枯结穗，形体消瘦，头大颈细，腹部膨胀，青筋暴露，舌质淡，苔腻。

诊断：中医诊断：疳积（积滞伤脾型）

西医诊断：小儿消化不良

治法：益气健脾，消积和胃。

主穴：四缝、中脘、天枢、足三里、公孙。

操作：四缝穴消毒后用三棱针点刺，挤出少量黄水；中脘、天枢、足三里、公孙平补平泻，提插捻转，神灯照射腹部。留针 20min。

耳穴取脾、胃、小肠、大肠，用王不留行籽贴压。

2诊，患儿精神状况良好，面色好转，脘腹胀满减轻，胃纳改善，取穴中脘、天枢、足三里，平补平泻；配合小儿推拿：退六腑2min，摩腹 1min，逆揉天枢 1min，分腹阴阳 1min。

3 诊，患儿腹胀缓解，体重增加，精神如常，胃纳佳，睡眠好，舌淡红，苔薄润。继续原方隔天治疗 1 次，治疗 20 次后病愈。

按：本病是饮食喂养不当，损伤脾胃，积滞中焦，日久形成疳疾。脾胃为后天之本、气血生化之源，小儿脾胃嫩弱，易为乳食、湿热等病邪所伤，脾胃伤、津液耗则气血虚衰，肌肤、筋骨、经脉、脏腑失养，故疳积诸症随之发生。治疗宜益气健脾，消积和胃。四缝是治疗疳积的经验效穴，中脘乃胃之募穴、腑会穴，天枢乃大肠募穴，足三里归属足阳明胃经，为本经之合穴、胃腑的下合穴，公孙为足太阴络穴，诸穴共用，共奏益气健脾、通调腑气、消积和胃导滞之功。结合小儿推拿，纠正不良饮食习惯，故疾病痊愈。

三、小儿多动症

小儿注意缺陷多动障碍，简称小儿多动症，是儿童时期一种较常见的行为异常性疾患，临床以与年龄不相称的注意力不集中，不分场合的动作过多，情绪冲动，可伴有认知障碍和学习困难，但智力正常或基本正常为特征。病因与遗传、轻微脑损伤、社会心理因素有关。早产、缺血缺氧性脑病、妊娠不良药物接触史对本病的发病有一定影响，家庭和社会提供教育方式不足、养育方式不当和严重的家庭变故将增加本病患病风险，部分患儿可有相关家族病史。

本病根据患儿神志涣散、多动多语、冲动不安等表现，可归入中医学"脏躁""躁动"范畴。患儿智能基本正常，但由于活动过多，思想不易集中而导致学习能力下降，故又与"健忘""失聪"有关。中医认为本病多由阴阳动静变化失调而致。《素问·阴阳应象大论》言"阴静阳躁"，即阴主柔静，阳主刚躁，两者充盛和谐则无病。儿童的生理特征为"纯阳之体"及"稚阴稚阳"，表现特点为阳常有余，阴常不足，本性好动，若因先天禀赋不足，或后天护养不当、外伤、病后、情志失调等可致心肾肝脾功能失调，阴阳失衡，形成多动之症。心肝脾肾功能失常、阴阳失调、阴虚阳亢是其主要病机。若心气不足，心失所养可致心脾失守而情绪多变，注意力不集中；肾精不足，髓海不充则脑失精明而不聪；肾阴不足，水不涵木，肝阳上亢，可有多动、易激动之表现。

【辨证治疗】

临床辨证可分为两类。

1. 心脾两虚型　注意力不能集中，精神不振，形体消瘦或虚胖，多动但不暴躁，记忆力差，伴有自汗、心悸、偏食等，舌质多淡，苔薄白，脉细弱。

治法：健脾养心，益气安神，平补法。

主穴：四神聪、心俞、脾俞、内关、足三里。

2. 肝肾阴虚型　行为多动，难以自制，躁动易怒，情绪不稳，注意力不集中，常搞小动作，五心潮热，夜寐不安，舌红少苔，脉细数。

治法：补益肝肾，开窍醒脑，用平补平泻法。

主穴：四神聪、印堂、肝俞、肾俞、风池。

配穴：夜寐不安可加安眠穴；记忆力差，注意力不集中加百会、上星；瞬目加攒竹；烦热汗多加太溪。

操作：四神聪用平刺 0.5~0.8 寸（针尖朝向百会穴方向）；百会平刺 0.5 寸；刺风池时针尖微向下，向鼻尖方向斜刺 0.3~0.5 寸；心俞、脾俞、肝俞、肾俞向下斜刺，得气后行小幅度捻转，平补平泻；印堂平刺，向鼻根方向顺捻导气；太溪得气后，缓慢捻转，行补法；内关进针得气后，针尖向上斜刺，逆捻转导气，使针感沿手臂内侧向上传；足三里针尖朝上，进针得气后，逆向捻针，用补法，使针感沿腿部向上传。

按：四神聪、印堂、上星有醒脑、健脑之功；百会、风池可平肝潜阳，息风以制动；肝俞益肝阴；肾俞、太溪补肾阴、益肾精而生髓充脑；心俞补益心之气血；脾俞、足三里健脾益气；内关为手厥阴心包经络穴，宁心安神。

【其他疗法】

1. 耳穴贴压　选心、神门、交感、脑干、肝、肾等点，每次 2~3 穴，用王不留行籽贴压，每 3~4 天辨证更换穴位 1 次。

2. 头针疗法　舞蹈震颤区。

3. 小儿推拿　摩腹、分推腹阴阳、揉中脘、补脾经、推胃经、按揉足三里、补肾经、补肝经、揉小天心、擦命门、揉心俞及捏脊等，辨证选穴推拿。

【医案选辑】

王某，男，9 岁，小学生，就诊时间：2014 年 12 月 3 日。

代诉：注意力不集中、学习困难 1 年余。

病史：家长发现患儿 1 年前出现小动作增多，注意力不集中，难以自控，当时未予重视，未行系统诊治。最近患儿注意力不能集中，上课不专心，频做小动作，眠差，记忆力下降，学习困难，成绩不断下降，遂来门诊就诊。现症见：神志涣散、多动、冲动易怒、夜寐不安、五心烦热、面红、健忘，舌红苔少、脉弦细数。心肺及腹部查体未见异常。

诊断：中医诊断：失聪（肝肾阴虚型）

西医诊断：注意缺陷多动障碍

治法：滋补肝肾，平肝潜阳，醒脑益智。

主穴：四神聪、印堂、风池、合谷、太冲。平补平泻法。

操作：四神聪平刺 0.5~0.8 寸（针尖朝向百会穴方向）；印堂平刺，向鼻根方向顺捻导气；风池针尖微朝外，向鼻尖方向斜刺 0.3~0.5 寸，得气后，小幅度捻转；合谷、太冲针刺得气后，针尖向上，逆时针捻转导气，使针感上传。

2~4 诊，家长诉患儿烦躁易怒、夜寐不安之症较前减轻，但仍有注意力难以集中，多动，五心烦热等症，纳可，小便调，大便硬。舌红少苔，脉细数。四神聪、印堂有醒脑、安神镇静之功，风池有平肝潜阳、息风制动之功，故患儿情绪较前稍稳定。取安眠穴加强助眠之功；患儿烦热易怒，有水不涵木、肝阳上扰之象，取肝俞、肾俞以滋肾阴、平肝阳，用平补平泻之法。

5~10 诊，家长述患儿经治后，手足心烦热、多动之症较前改善，注意力较集中，夜安睡，情绪稳定，在家长的督促下可完成作业。患儿肝肾得补，脑髓得充，疗效渐显，论治得当，按前旨辨证选穴，加用耳穴贴压以巩固疗效。耳穴取心、肝、神门，每日自行按压 3~5 次，3 天更换 1 次，刺激强度以有胀痛感为宜。

11~15 诊，经治 1 个疗程（15 次）后，患儿情绪平和，但活动过度兴奋后尚微现神烦躁动，学习成绩稍有提高。针刺之后，肝肾之虚得以补益，脑髓之亏得以充养，故情绪稳定，交替辨证选取内关、心俞、肝俞、太冲以宁心疏肝理气。

此病与先天不足有密切关系，肝肾之虚非一朝一夕可补足，故此病需要长期调治。按前治则治法辨证选穴，隔日治疗 1 次，嘱其家属注意调理患儿情志，合理安排生活作息，避免过度嬉闹。第 2 个疗程后，患儿各项情况基本正常。情绪平和，注意力集中，可自行完成作业，学习成绩有所提高，面色红润，毛发有光泽，舌淡红，苔薄白，脉缓。病已基本痊愈，终止针刺，每周贴耳穴 1 次，连续 1 个月以巩固疗效。

按：本病病因与遗传、轻微脑损伤和社会心理因素有关，有些也与家庭教育养护不当、家庭变故有关。在治疗过程中，注意调理心脾，滋补肝肾，平衡阴阳。辅以社会心理治疗，创造和谐有爱的家庭环境，为患儿康复创造有利条件。本病随着年龄增长，很多临床症状可减轻，患儿可回归正常生活。

四、遗尿

小儿遗尿症是指 5 岁或以上小儿每周睡眠状态下不自主排尿大于等于 2 次，持续 6 个月以上。本病男孩发病率较女孩高，引起发病的相关因素包括睡眠深、家族遗传、环境因素、排尿控制不佳等，可伴随多种排尿障碍或排尿异常出现。根据发病特点，可分为原发性和继发性两种，原发性遗尿是指小儿从小至就诊时一直有遗尿，而继发性遗尿是指小儿曾经停止遗尿至少 6 个月，以后又发生遗尿。排除疾病引起尿床的原因，原发性遗尿确切病因尚不清楚。遗尿可严重损害儿童自尊，患儿常有心理负担而不愿意与同龄人交往，在睡前担忧遗尿，导致严重的心理与精神异常。若家长对患儿不进行耐心引导，反施加压力，则会加重患儿精神负担，产生恶性循环，形成顽固性遗尿。

本病中医学称为"夜尿""遗溺"等，《素问·脉要精微论》曰："水泉不止者，是膀胱不藏也。"《诸病源候论》载："遗尿者，此由膀胱虚冷，不能约于水故也。"多认为本病主要因肾气不足，膀胱不能制约所致。肾为先天，主司二便，膀胱主藏尿液，与肾相表里，膀胱开阖功能主要依赖于肾的气化之功。肾气不足，致气化功能失调，闭藏失司，不能约束水道而遗尿。

【辨证治疗】

肾气不足型：寐中多遗，小便清长，又因睡眠不宁和情绪等因素影响，出现面白无华，精神不振，神疲乏力，食欲减退，多伴有头晕、腰酸、耳鸣、肢冷畏寒等肾虚症状。舌质多淡，脉细弱。

治法：补益肾气，固摄膀胱，用补法，针灸并施。

主穴：关元、三阴交、肾俞、膀胱俞。

配穴：食欲不振配足三里、脾俞；腰酸尿频加命门、气海；眩晕灸百会；耳鸣刺听宫、听会。

操作：刺关元，先排空膀胱，向下斜刺进针，不宜深刺，得气后顺时针捻转导气下行；三阴交进针得气后针尖朝上逆向捻针，使针感沿腿部向上传；肾俞、膀胱俞斜刺，得气后行小幅度捻转。

按：关元是足三阴经与任脉的交会穴，可温补元阳、调补脾肾；气海、命门有补益肾气、加强膀胱固摄的作用；三阴交、足三里、脾俞，能健脾胃而益气血之源；肾俞、膀胱俞有补益肾、膀胱气机，加强膀胱约束之功；灸百会能升提阳气；听宫、听会是调理耳部经气的有效经穴。

在针灸治疗期间，应取得患者或其家属的合作，除坚持每日或隔日针灸外，可嘱患者或家属按上述穴位施灸，早晚 1 次，每次 20~30min。习惯性遗尿者，晚饭后宜少饮水，尽量定时起床排尿，使之逐渐习惯。同时还应鼓励患者多做体育锻炼，以增强体质。

如遗尿属器质性病变或其他病继发者，则应结合病因治疗。

【其他疗法】

1. 耳穴压豆　取肾、膀胱、心、神门、脾、皮质下点，每次选 2~3穴，用磁珠贴压。

2. 穴位注射　按上述辨证取穴。用当归注射液，每穴注入 0.5~1ml，每日 1 次。

【医案选辑】

朱某，男，8 岁，就诊时间：2015 年 5 月 14 日。

代诉：反复遗尿 5 年余。

病史：母亲代诉患儿自幼遗尿，随年龄增长夜间尿床频次增加，每晚 2~3 次，曾尝试多种治疗，效果不显。刻下见患儿精神不振，面色偏白，营养中等，智力发育正常，纳一般，眠可，舌质淡，苔薄白，脉沉细。双肾及泌尿系 B 超、小便常规均未见异常。

诊断：中医诊断：遗尿（肾气不足型）

　　　　西医诊断：原发性遗尿

治法：补益肾气，固摄膀胱。

主穴：关元、三阴交（左）、肾俞（左）、膀胱俞（右）。

操作：关元，斜向下刺进针，得气后行补法；三阴交进针得气后逆向捻针，使针感沿腿部向上传；肾俞、膀胱俞斜刺，行补法。

2~4诊，患儿针后当夜仍有尿床1次，量不多，精神好转，舌质淡，苔薄白，脉沉细，疗效初现，仍旨原意辨证，加取生殖区平刺，沿发际进针，小幅度捻转补法；针刺中极、三阴交（右）、肾俞（右）、膀胱俞（左），并嘱患者母亲自行温灸关元、足三里，每日1次，每次20min，睡前行之为佳。

5~8诊，患儿家属喜诉近两夜未见遗尿，食欲增加，精神较前集中，观其面色较前红润，舌淡红，苔薄白，脉细。针灸并施，脾肾得温补，故效显，前法合度，续按前方辨证施治。

9~10诊，隔日治疗1次。患儿遗尿近1周未发，精力充沛，面色红润，食欲可，脉象平和，舌淡红，苔薄白。证脉合参，经治肾气得补，固摄功能得复。再行针灸2次以巩固疗效，并嘱坚持艾灸关元、气海、足三里等穴，终止观察。随访2个月遗尿未现。

按：遗尿的主要病机是肾气不足、下元虚冷，而小儿脾常不足，肾虚火不暖土，脾虚运化失健，故常伴面色淡白、纳呆便溏等症。治宜健脾益气，滋补肝肾，温阳固本。在治疗上，取足太阴、足少阴、足厥阴三阴经的交会穴——三阴交健脾益气、滋补肝肾，肾俞、膀胱俞健脾补肾温阳，脾肾双补，温肾水以暖下元，培脾土以制寒水，左右交替取穴治疗，故临床疗效显著。

第四节　妇科常见病症

一、痛经

痛经是妇科常见病，是指妇女在月经期或月经期前后出现下腹部疼痛，或痛引腰骶，严重者剧痛难忍、面色苍白、恶心呕吐甚至晕厥等病症，影响工作学习及日常生活质量。西医分为原发性和继发性痛经两类。原发性痛经又称为功能性痛经，指经妇科检查，生殖器官无明显器质性病变者，多发于月经初潮后 2~3 年的青春期少女或未生育的年轻妇女；继发性痛经是指由于生殖器官器质性病变所引起的痛经。

中医学认为本病常与饮食生冷、情志不畅、起居不慎等因素有关。经期坐卧湿地、受寒饮冷，或冒雨涉水，寒邪客于冲任而发痛经；或情志不畅，肝气郁结，血行受阻；或脾胃素虚或大病久病，气血虚弱，或禀赋素虚，肝肾不足，精血亏虚，加之行经之后精血更虚，冲任不足，胞脉失养而引发痛经。本病病位在胞宫，与冲、任二脉及肝、肾关系密切。基本病机不外虚实，实者为冲任瘀阻，气血运行不畅，胞宫经血流通受阻，"不通则痛"；虚者为冲任虚损，胞宫失于濡养，"不荣则痛"，故痛经发作。

【辨证治疗】

1.实证　疼痛多发生在经前或经期，痛势剧烈，经行不畅，少腹疼痛拒按，经色紫红或紫黑，有血块，下血块后疼痛缓解；兼见经前期乳房胀痛，舌有瘀斑，脉细弦，为气滞血瘀；腹痛有冷感，得温热疼痛可缓解，月经量少，色紫黑有块，畏寒肢冷，苔白腻，脉沉紧，为寒邪凝滞。

治法：散寒行气，通经止痛，毫针刺，用泻法，局部配合神灯照射。寒邪甚者可用艾灸。

主穴：中极、地机、三阴交、次髎。

配穴：气滞血瘀配太冲、阳陵泉；寒邪凝滞配归来、命门；腹胀配天枢、足三里；胁痛配支沟、阳陵泉；胸闷配膻中、内关。

按：中极为任脉穴位，可通调冲任之气，散寒行气；地机乃脾经郄穴，能疏调脾经经气而止痛；三阴交为足三阴经之交会穴，可通经而止痛；次髎位于腰骶部，可调补冲任、理气化瘀，为治疗痛经的经验穴；四穴合用，共奏行气活血，温经止痛之功。

2.虚证　腹痛多在经后，小腹绵绵作痛，少腹柔软喜按，月经色淡、量少。兼见全身乏困无力，头晕眼花，心悸，面色苍白或萎黄，舌色淡，舌体胖大边有齿印，脉细弱，为气血不足；腰酸肢倦，夜寐不宁，头晕耳鸣，舌红苔少，脉细，为肝肾不足。

治法：调补气血，温养冲任，毫针刺，用补法，可配合灸法。

主穴：气海、关元、三阴交、足三里。

配穴：气血亏虚配脾俞、胃俞；肝肾不足配太溪、肝俞；头晕耳鸣加百会、悬钟。

按：气海、关元为任脉穴，又为全身强壮要穴，可补气血、养冲任、暖下焦；三阴交为肝、脾、肾三经之交会穴，可调理气血；足三里为补益气血之要穴。

【其他疗法】

1.穴位注射　三阴交、地机、足三里、归来。每次选用 1~2 穴，选黄芪或当归、丹参等注射液，每穴注入药液 0.5~1ml。

2.耳穴压豆　子宫、内生殖器、交感、皮质下、内分泌、神门、肝、肾，每次选 3~5 穴王不留行籽贴压，3~5 日更换 1 次。

【医案选辑】

1.刘某某，女，28 岁，销售员，就诊时间：2015 年 9 月 20 日。

主诉：痛经 5 年余。

病史：患者自述经期小腹即发疼痛，拒按，平素经量少，色紫暗有块，块下疼痛减轻，乳房时有胀痛，兼有胸闷、食少、肛门坠胀等症状，情绪多抑郁。

查体：舌质紫暗，苔薄白，脉弦涩。

诊断：中医诊断：痛经（气滞血瘀型）

　　　　西医诊断：原发性痛经

治法：理气行滞、化瘀止痛。

主穴：关元、三阴交、地机、十七椎、次髎、合谷、太冲。

操作：关元用连续捻转手法，使针感向下传导，余穴平补平泻常规针刺，用中等强度的刺激手法。月经来潮前 7 天开始治疗，发作期每日治疗 1~2 次，间歇期隔日治疗 1 次。并予王不留行籽贴子宫、内生殖器、皮质下、内分泌、肝、肾。

按上法治疗 2 个月经周期后，痛经明显减轻，继续针灸治疗 2 个周期，以巩固疗效。后随访，未再复发。

按：患者平素多抑郁，气滞血瘀，瘀阻胞宫、冲任。经期气血下注冲任，胞宫气血更加壅滞，"不通则痛"，故发为痛经。关元为足三阴经与任脉的交会穴，通于胞宫，针之行气活血、化瘀止痛；三阴交针之可调理肝、脾、肾；地机为脾经郄穴，阴经郄穴治血证，可调血通经止痛；次髎、十七椎是治疗痛经的经验效穴；合谷、太冲合称四关，刺之理气止痛。诸穴合用，起化瘀通经止痛之功。

2. 吴某某，女，32岁，家庭主妇，就诊时间：2018年5月20日。

主诉：痛经2年余。

病史：患者自述产后1年开始，出现经期后小腹绵绵作痛，得温痛减，遇寒加重，少腹柔软喜按，月经色淡、量少，兼有少许血块，平素容易全身乏困无力，经后易出现眩晕、心悸。胃纳一般，睡眠欠佳，时有难以入睡，梦多，大便偏稀软，每日1~2次，小便正常。

查体：面色萎黄，舌淡胖，边有齿印，苔薄白，脉细弱。

诊断：中医诊断：痛经（气血不足型）

西医诊断：原发性痛经

治法：调补气血，温养冲任。

主穴：气海、关元、三阴交、足三里。

配穴：脾俞、胃俞。

操作：关元、气海向会阴部方向斜刺，用小幅度捻转手法使之得气，施以补法，使针感向下传导，针后予艾灸治疗；余穴平补平泻常规针刺，用中等强度刺激手法。月经干净后第2天开始治疗，发作期每日治疗1~2次，间歇期隔日治疗1次。并予王不留行籽耳穴压豆治疗，取子宫、内生殖器、皮质下、内分泌、脾、胃。

按上法治疗2个月经周期后，痛经明显减轻，继续针灸治疗2个周期，以巩固疗效。后随访半年，未再复发。

按：患者产后休养欠佳，体质偏弱，气血不足，结合舌脉，可见脾胃虚弱之征。气虚则推动血行无力，导致气血瘀阻胞宫、冲任而发病。关元为足三阴经与任脉的交会穴，通于胞宫，针之可温经散寒、行气活血、化瘀止痛；气海穴亦为任脉下腹部经穴，刺之可调补气血，气血充则冲任脉盈，畅通无瘀；三阴交乃肝、脾、肾三经之交会穴，刺之可疏肝调经、补肾健脾；足三里为足阳明胃经之下合穴，刺之可健脾和胃、补气生血；脾俞、胃俞乃脾胃之背俞穴，刺之亦可健脾胃、补气血，气血足则寒凝温散而经脉通、疼痛止。诸穴合用，共奏温补气血、散寒止痛之功。

二、崩漏

崩漏又称功能失调性子宫出血，是较为普遍的一种妇科疾病，临床治疗难度较大，属于疑难杂症之一。临床表现为月经周期紊乱，经期长短不一，经量时多时少，甚至大量出血。本病可分为无排卵型和排卵型两类，前者是排卵功能发生障碍，好发于青春期及更年期；后者系黄体功能失调，多见于育龄期妇女。

本病属中医"崩漏"范畴，又称"崩中""漏下"，前者指月经非时而下、来势迅猛、量多如注；后者指月经非时而下、来势稍缓、淋漓不止。中医认为崩漏的发生主要与肝、脾、冲任等功能失调关系密切。女子以血为本，以肝为用，肝藏血，喜条达而恶抑郁；冲为血海，本属于肝，隶属于阳明；脾为后天之本，统血之脏，生血之源，易受肝木克乘。肝郁气滞，横逆克土，最终致肝失所藏，脾失统摄，冲任失调，故经血紊乱而下。

【辨证治疗】

根据不同病因，临床上可分为四型。

1.肾阴虚型　经乱无期，阴道出血淋漓不净或量多如崩，或崩与漏交替出现。经色鲜红，质稠。头晕耳鸣，腰膝酸软，夜尿多，心烦多梦，面部黧斑，眼眶黯，或先天发育不良。舌质偏红，苔少，脉细数。

治法：滋肾益阴，止血调经，用平补法，久留针，配合局部神灯照射，温针灸、艾灸。

主穴：三阴交、中极、太溪、肾俞、次髎。

配穴：胁痛刺肝俞、期门；腹痛甚配归来、天枢、地机；血虚眩晕灸百会、足三里、脾俞。

2.脾虚型　经血非时妄行，崩中与漏下交替反复，经色淡而质稀，可有血块。面色㿠白，气短神疲，甚则两目昏花，面浮肢肿，四肢不温，食欲不振。舌淡胖，苔白，脉细弱。

治法：补气摄血，养血调经，用平补法，久留针，配合局部神灯照射，温针灸、艾灸。

主穴：隐白、三阴交、气海、足三里、脾俞。

配穴同上。

3. 血热型　经血非时妄行，时崩时漏，淋漓不止，经色鲜红或深红，质稠或夹小血块。面赤唇红，口干渴，头晕耳鸣，或五心烦热，夜睡不宁，大便秘结，小便黄，舌红苔少，脉细数。

治法：滋阴清热，止血调经，用平泻法，短留针。

主穴：三阴交、太冲、血海、曲池。

配穴同上。

4. 血瘀型　经血非时而下，时下时止，或淋漓不净；或停闭日久，又突然暴下不止，继而淋漓不断，经色紫黑有块。伴见下腹胀痛不适，或痛则下血有块，块出痛减。舌质紫暗，苔白，脉弦涩。

治法：活血化瘀、固摄冲任，用平补平泻法，久留针，配合局部神灯照射。

主穴：合谷、三阴交、次髎、血海。

配穴同上。

按：三阴交、中极、次髎固摄冲任、止血调经；足三里、气海、太溪补益脾肾之气，气足则血摄不溢于外经；泻刺太冲、血海泻血热，使血不妄行；隐白为治崩漏之经验要穴；温灸脾俞、肾俞温补脾肾之阳，固护中下焦。刺肝俞、期门疏肝解郁；刺归来、天枢缓急止痛，亦可调经；灸百会、足三里提气升阳、大补元气。诸穴随证加减，阴阳虚实得调，崩漏可止。

【其他疗法】

1. 穴位注射　辨证取穴。可选当归注射液，每穴注入 0.5~1ml，每日 1 次。

2. 耳穴贴压　选肝、脾、肾或内分泌点，每次选 2~3 穴用王不留行籽贴压。

【医案选辑】

1. 李某某，女，34 岁，公司职员，就诊时间：2015 年 8 月 11 日。

主诉：行经 12 天点滴不尽。

病史：月经停经 3 个月后才来，月经紊乱病史，本次行经 12 天仍点滴不尽，色淡量少，下腹部时有疼痛，疲倦乏力，面色黄，唇乏血色，纳眠可，大便稀烂不成形。

查体：神经系统查体未见异常。舌淡胖，边有齿印，无苔，脉软细沉。

诊断：中医诊断：崩漏（脾虚型）

西医诊断：功能失调性子宫出血

治法：补气摄血，养血固冲，用平补法，久留针。

主穴：三阴交、气海、关元、足三里；艾灸脾俞、肾俞、隐白。

操作：患者平卧，毫针先刺双侧三阴交，得气行捻转提插补法；再刺气海、关元、足三里，予平补法，局部有针感为度，术后留针 30min 后出针，并予局部照神灯，出针后艾灸脾俞、肾俞、隐白各 10min。予王不留行籽于双侧肝、脾、肾、内分泌处耳穴贴压；嘱少纳生食寒饮，适当运动，畅调情志。

次日患者已无明显漏血，上法得当，守方继续目前治疗方案，巩固疗效。

按：本例患者以月经 12 天点滴不尽为主症，面色泛黄，舌淡胖，一派脾虚之象，以"补气摄血，养血固冲"为法。重点选用脾经及任脉穴位，气海、关元、足三里为补气健脾要穴，配合艾灸进一步温补阳气。由于患者脾虚日久，为巩固疗效应注意日后调养。崩漏之病应辨别标本缓急，"急则治其标"，"缓则治其本"，同时兼顾塞流、澄源、复旧原则。

2. 徐某，女，40 岁，纺织工人，就诊时间：2016 年 5 月 3 日。

主诉：月经延期，淋漓不尽 2 年余。

病史：患者自诉 2 年前第 3 胎顺产，但失血较多，产后体虚明显；继之月经延期，且经期每次持续 10~15 日，淋漓不尽，量多色淡质稀，常头晕耳鸣，心悸气短，纳呆，视物不清，神疲倦怠。

查体：身体肥胖，舌淡嫩，苔薄白，脉缓无力。

诊断：中医诊断：崩漏（脾肾两虚型）

西医诊断：功能失调性子宫出血

治法：补肾固冲，健脾化湿。

主穴：脾俞、肾俞、血海、足三里、三阴交、水分、太溪、大椎、中极、隐白。

操作：补虚泻实捻转手法，加温和灸三阴交、隐白。每日治疗 1 次，15 次为 1 个疗程。并予王不留行籽贴耳穴内生殖器、皮质下、内分泌、肾、脾。

上法治疗 3 个疗程后，经血量减少，体重下降 5kg。继续针灸治疗，共 5 个疗程痊愈，后随访，未再复发。

按：患者生育多胎，阴血耗损，肾气匮乏，劳则伤脾，导致冲任亏损，固摄失权，血不归经，经血淋漓不尽。其体型肥胖，故治以补肾固冲，健脾化湿，调节内分泌为主。脾俞、足三里、三阴交，健脾统血，补养后天之本；肾俞、太溪养肾固冲；中极、水分调理冲任之气，加强固摄止血之功；大椎壮阳气，摄气血；隐白健脾益气，固摄调经。数穴合用，共奏益脾肾、固冲任、止血崩之功。

三、多囊卵巢综合征

多囊卵巢综合征是青春期和育龄期妇女常见的内分泌紊乱性疾病之一，临床表现多样，以高雄激素血症、胰岛素抵抗及高胰岛素血症、促性腺激素水平异常、月经紊乱、闭经、无排卵、不孕合并多囊卵巢性改变为特征，还可不同程度地表现为多毛、痤疮、油性皮肤、肥胖、脱发等。

多囊卵巢综合征虽然是西医学的疾病名称，但中医学对该病早有认识，此病可归属于中医学"月经后期""闭经""不孕"等范畴。中医学认为，女子月事的正常运行，依赖于女性"肾气—天癸—冲任—胞宫"生殖轴生理功能的相互协调，若受内外致病因素影响，如先天遗传因素、后天饮食习惯、生活方式、六淫七情等，女子的生殖轴功能将会失常，导致月事不能依时而至。肾主藏精、生殖，为先天之本，肾气的盛衰决定了女性生殖、孕育功能的正常与否；肝主藏血、疏泄，体阴而用阳，女子以肝为先天，肝气舒畅，肝血有余，则下注血海，经血方能按时而下。综上，肾虚肝郁、痰湿内蕴为其主要病机，病位在冲任，与肾、肝、脾相关。

【辨证治疗】

1. 肾虚型 月经初潮迟至，量少，色淡质稀，渐至停经。舌质淡，苔薄白，脉沉数。

治法：补肾调经。毫针补法，久留针。

主穴：关元、气海、肾俞、三阴交、太溪。

配穴：头晕耳鸣配百会、然谷；腰膝酸软配腰眼、阴谷。

2. 肝气郁结型　月经稀发，量少，经闭不行或经期先后不定期，崩漏淋漓。舌质正常或暗红，苔薄白，脉弦。

治法：疏肝理气调经，平补平泻法。

主穴：肝俞、归来、子宫、太冲、合谷。

配穴：胸胁胀痛配内关、膻中；经行涩滞配血海。

3. 痰湿内蕴型　月经后期、量少，甚则停经。形体丰满肥胖，多毛，头晕胸闷，喉间多痰，四肢倦怠。带下量多，婚后不孕。舌体胖大，色淡，苔厚腻，脉沉滑。

治法：化痰除湿，通络调经，用平补平泻法。

主穴：脾俞、丰隆、足三里、三阴交。

配穴：带下量多配次髎、水分；胸闷不畅配合谷、太冲。

按：气海为任脉穴，可固本益气、温养冲任，暖下焦；关元为任脉与冲脉、足三阴经交会穴，补肾调冲任；三阴交为足三阴经交会穴，可健脾、益肾、疏肝；太溪为肾经原穴，与肾俞相配，补肾调经；肝俞为肝经背俞穴，可疏肝解郁；归来、子宫可化瘀而通胞宫；合谷、太冲合称四关，刺之宽胸理气解郁；刺足三里、丰隆，能旺盛阳明气血而化痰湿；刺脾俞，健脾运化痰湿。

【其他疗法】

1. 穴位注射　选关元、气海、肾俞、肝俞、足三里、大赫。每次2~3穴，用5% 当归注射液，每穴注射 1~2ml。治疗从月经周期第 12 天开始，每天 1 次，连续 5 次。

2. 耳穴贴压　选内生殖器、皮质下、肾、肝、内分泌，每次选 2~3穴，用王不留行籽贴压。

【医案选辑】

1. 邓某某，女，25 岁，已婚，就诊时间：2015 年 2 月 5 日。

主诉：停经 3 月余。

病史：患者自初潮以来月经周期不规律，时常出现月经后期，8 年前始逐渐不能自主行经，需依赖间隔进行雌、孕激素序贯法（即人工周期）来维持行经，服药期间可有正常月经，药停经停，近 4 年逐渐出现形体发胖。现乏力，手足不温，多寐，纳可，大便溏，小便清长。望之，毛发浓密，面色不华；按之，尺肤粗糙、干涩。

查体：形体丰满肥胖；舌体胖大，苔白腻，脉沉迟。

诊断：中医诊断：月经后期（脾肾阳虚型，痰湿内蕴型）

西医诊断：多囊卵巢综合征

治法：温补脾肾，化痰燥湿。

主穴：中脘、气海、关元、子宫、足三里、丰隆、三阴交、肾俞、太溪、太冲。

操作：患者平卧，除中脘、气海、关元、子宫外，其他穴位均取双侧。毫针行捻转补法。关元、足三里、三阴交、肾俞、太溪配合艾灸，行温针灸。留针 20min 后出针，并予局部照神灯。予王不留行籽于神门、内生殖器、内分泌、脾、肾、三焦处耳穴贴压。

经治疗，患者分别于 2015 年 3 月 13 日、4 月 30 日、5 月 15 日、6 月 1 日行经 4 次。第 4 次行经经期 5 日，经量适中，色暗红，质不稀不稠，无血块，行经期间无小腹冷痛。

2015 年 6 月 5 日诊见：患者精神佳，手足渐温，寐可，纳可，二便正常。望之，面色红黄隐隐，明润含蓄；按之，尺肤滑润有弹性。舌质淡红、苔薄白，两脉不浮不沉、和缓有力。停治疗，观察 3 个月，患者分别于 2015 年 9 月 21 日、10 月 6 日、11 月 19 日行经 3 次，月经经期、量、色、质均正常。

随访 3 个月经周期，患者分别于 2015 年 12 月 4 日、2016 年 1 月 18 日、2016 年 2 月 2 日行经 3 次，月经经期、量、色、质均正常。

按：根据患者月经情况及舌脉可知，此病患为月经后期，证属脾肾阳虚、痰湿内蕴。关元、气海为任脉要穴，两穴合用可调一身元气，气充则能生血、行血。中脘为胃之募穴、腑之所会，可健运中焦；足三里有健脾和胃、运化水湿之功。丰隆为足阳明胃经之络穴，络于足太阴脾经，功擅化痰降浊，为治痰要穴；三阴交为肝脾肾三阴经之交会穴，既可疏导诸阴经经气而调理气血，又可补益三阴经之虚损。太溪为肾之原穴，功能补益肾气，滋阴填精，与肾俞相配，共奏补肾滋阴之功。经外奇穴子宫可调补胞宫，温补下元。诸穴相配，诸法并用，具有温补脾肾、化痰燥湿、祛瘀通经之功。

2.张某某，女，30岁，已婚，就诊时间：2020年8月3日。

主诉：月经周期延后7天以上2年。

病史：近2年来月经50~80天一行，量少，4天干净，LMP（末次月经）：2020年6月1日至6月5日，量少，色暗，血块（+），腰酸，痛经（+），体型肥胖，寐差多梦，纳可，每晚1~2次夜尿，大便2天1次。舌淡暗，苔薄白，边有齿印，脉沉细。已婚4年，2017年怀孕并育有一子。近2年未避孕未孕，有生育要求，今年6月开始B超监测排卵，未见成熟卵泡，曾口服中药调理未见明显改善，未曾服用促排卵药等药物。无明显的多毛、皮肤皱褶处色素沉着体征。

检查：2020年2月、4月行妇科B超均未见成熟卵泡，子宫大小未见异常，双侧卵巢多囊改变。查性腺激素六项：促黄体素（LH）/促卵泡激素（FSH）比值增高。2020年5月输卵管通液术提示：双侧输卵管通畅。

诊断：中医诊断：月经后期（脾肾阳虚型，痰湿阻滞型）

西医诊断：多囊卵巢综合征

治法：健脾补肾，燥湿化痰，活血化瘀。

主穴：中脘、关元、水分、中极。

配穴：列缺、水道、三阴交、气穴、气海。

操作：患者平卧，除中脘、气海、关元、水分、中极外，其他穴位均取双侧。毫针行捻转补法，留针20min后出针，并予局部照神灯。取中脘、关元、中极、天枢、丰隆、脾俞、肾俞穴予穴位埋线；取内分泌、卵巢、肝、肾、神门予王不留行籽耳穴压豆；背部督脉及膀胱经予平衡火罐疗法；膈俞、次髎穴位放血。

2诊（8月14日），LMP：2020年8月6日至8月12日，经量较前增加，经行6天干净，血块（+-），无明显腰酸、痛经；现寐纳可，无夜尿，大便调。无其他明显不适。治疗方案同前。

3诊（8月21日），病史同前，无其他明显不适。治疗方案同前。

4诊（8月28日），诉体重有所减轻，其他病史同前，无其他明显不适。继续予针灸治疗。

5诊（9月4日），病史同前，无其他明显不适。治疗方案同前。

微信随访告知：9月6日月经量正常，经行6天，建议继续目前治疗。10 月 18 日：验孕试纸检测阳性。

按：该患者体型肥胖，首先，建议其减重，适当锻炼，保证充足睡眠，不熬夜。其次，根据患者临床症状及舌脉表现，辨证为脾肾阳虚，痰湿阻滞。脾肾阳虚，则冲任虚衰，胞脉失于温煦，寒湿滞于冲任，湿壅胞脉，则不能凝精成孕。治以"健脾补肾，燥湿化痰，活血化瘀"，治疗上以补肝肾、调冲任为主，经多种方法治疗后，气血畅达，月经规律来潮而受孕。

四、月经量少

月经量少指月经周期基本正常，经量明显减少，甚至点滴即净；或月经来潮时间过短，一次不足两天，经量亦少者。一般认为经量少于30ml 即为月经量少，月经量少常与月经后期并见，常伴体重增加，该病发生于青春期和育龄期者可发展为闭经，发生于更年期者往往进入绝经。

月经过少在临床上较为常见，不同年龄段均有发病。西医常见病因为子宫发育不良、内分泌失调、雌激素水平过低、反复流产、宫腔手术史，致使子宫内膜损伤、宫腔粘连等。月经量少的诊断，一般是指连续发生两次异常，如一贯正常、突然过少者，应注意是否为受孕早期的先兆流产，或异位妊娠所表现的少量阴道出血，必须进一步做相关检查鉴别。有些药物可引起月经量少，如避孕药、精神科药物、抗肿瘤药、治疗子宫内膜异位症的药物等，临床诊疗时应详细询问有关病史。

本病古籍又称"经水涩少""经水少"，中医认为月经过少的发病机制有虚有实，临床常见虚实夹杂。虚者多因身体虚弱、大病、久病、失血或饮食劳倦伤脾，或房劳伤肾，冲任血海亏虚，经血乏源。实者多因气滞、寒凝、血瘀，或痰湿壅滞，经脉阻滞，血行不畅而血少。

【辨证治疗】

根据月经颜色、质、量，有无腹痛及伴随症状，常将月经量少分为三型。

1.血虚型　经血颜色较淡，无血块，经期常伴有全身乏困无力、头晕眼花、心悸、面色苍白或萎黄、下腹出现空坠感等症状，舌淡，舌体胖大边有齿痕，脉象细小。

治法：调补气血、温养冲任，用补法，可配合灸法。

主穴：气海、三阴交、足三里、脾俞、胃俞。

2. **肾虚型** 经血颜色淡红，甚至暗红，质稀，经期常伴有腰酸膝软、肢体倦怠、足跟痛、夜寐不宁、头晕耳鸣、目糊、夜尿频多等症状，舌红苔少，脉象沉弱或沉迟。

治法：调补肝肾、调理冲任，用补法。

主穴：肾俞、太溪、关元、归来、足三里。

3. **血瘀型** 经血颜色紫黑，有血块，经前期多乳房胀痛，经期常伴有烦躁易怒、胸胁胀满、小腹胀痛拒按，当血块排出后腹痛症状会缓解。舌质紫暗，或有瘀斑，脉象细涩或弦涩。

治法：活血调经，用泻法。

主穴：中极、合谷、三阴交、阳陵泉、太冲。

按：气海为任脉穴，可温养冲任暖下焦，三阴交为肝、脾、肾三经之交会穴，可调理气血，归来、足三里为胃经穴，可健脾胃而化生气血，血海充盈，则经血自通，月事自能按时而下。关元属任脉，为调理冲任的要穴；中极可通调冲任之气，行气活血化瘀。温灸胃俞、脾俞、肾俞，能健脾胃、生气血，滋肾阴、调冲任、通胞脉。

【医案选辑】

1. 王某某，女，32岁，家庭主妇，就诊时间：2015年10月22日。

主诉：流产后月经量少色淡3个月。

病史：患者3个月前不慎流产，近3个月每次月经量少，两日即净，或点滴即止，经色淡红，质稀，经期常伴全身无力，头晕眼花或伴小腹部隐痛，心悸失眠，皮肤不润，面色萎黄，舌淡，苔薄，脉细无力。

诊断：中医诊断：月经过少（血虚型）

西医诊断：月经不调

治法：调补气血、温养冲任。

主穴：气海、三阴交、足三里、脾俞、胃俞。

操作：诸穴进针得气后，采用提插捻转补法。气海穴快速进针后，针尖向下斜刺，捻转提插，使针感向子宫及会阴方向扩散；三阴交、足三里穴双侧均取，以1寸毫针速刺入皮肤，徐徐捻转进针，以有强烈针感为度，留针20min后出针，并予局部照神灯。

2 诊，患者诉全身无力、头晕眼花及心悸失眠等症状较前好转，舌淡红，苔薄白，脉细。在原方基础上加血海穴，手法以补法为主，进针得气后，使针感向远端扩散。上方针刺 1 周后，患者月经来潮。

3~5 诊，患者喜诉月经量较前明显增加，经色鲜红，质稠，小腹部少许隐痛，余症基本消失。精神好，面色微红润，纳眠可，二便调，舌红，苔薄，脉弦细。刺法以平补平泻为主。随访半年，无复发。

按：本案为血虚型月经过少，病机在于流产耗伤气血，冲任失养，胞宫失濡，故经量减少、色淡质稀。治疗需注重气血双补，兼顾冲任二脉的温煦滋养。首诊以补法为主，着重培元固本；2 诊加入血海穴，取其"祛瘀生新"之效，配合补法推动气血运行，促使月经来潮；后续转为平补平泻，既巩固气血，又防补益过亢。方中诸穴协同，构建"补气—生血—养冲任—调经"的治疗闭环。对于流产术后月经异常，需早发现、早干预，抓住"气血未复"的关键窗口期，通过针灸快速调节气血状态，可有效预防继发性闭经、不孕等并发症。

2. 黄某某，女，43 岁，社区工作者，就诊时间：2018 年 10 月 15 日。

主诉：月经量少 2 年。

病史：患者诉 2 年前二胎产后出现月经量减少，每次 2~3 天，点滴即净，色暗淡，质稀，少量血块，经期伴腰酸、乏力、腹部冰冷感，平素月经 28~32 天一潮。现自觉乏力不适，纳食可，寐差，易醒，醒后难再入睡，夜尿多，大便可。舌淡，苔薄白，脉沉细。

诊断：中医诊断：月经过少（肾虚型）

西医诊断：月经不调

治法：补肾益精、养血调经。

主穴：肾俞、太溪、关元、归来、足三里。

操作：诸穴进针得气后，采用提插捻转补法。关元、归来快速进针后，针尖向下斜刺，使针感向下腹及会阴部方向扩散，可多提插捻转。足三里、太溪徐徐捻转进针，以有强烈针感为度。肾俞温针，留针 30min。

上法治疗 3 个疗程后，经血量逐渐增多。继续原针灸治疗，共 5 个疗程痊愈，后随访，未再复发。

按：本案孕产伤肾，肾气亏虚，精血不足，冲任血海亏虚，以致经量减少。肾阳虚，血不化赤，则经色暗淡，质稀；肾虚经脉失养则腰酸；肾阳不足，胞失温煦，故小腹冷；肾虚膀胱之气不固，故夜尿多；舌淡、脉沉细均为肾气不足之象。故治以补肾益精、养血调经。肾俞可益肾助阳、强腰利水；太溪有滋阴益肾、安神之功；关元属任脉，为小肠募穴，具有培元固本、补益下焦之效；归来属足阳明经穴，邻近胞宫，具有调血室、温下焦之作用；足三里为足阳明经合穴，又是胃腑下合穴，可理脾胃、调气血、补虚乏。诸穴合用，共奏补肾益精、养血调经之功。

第五节　五官科及皮肤科常见病症

一、青少年近视

近视是眼屈光不正的一种，指眼在调节松弛的状态下，平行光线经眼的屈光系统折射后，在视网膜前形成焦点，使远点移近。主要临床症状为视近物清晰，视远物模糊。学龄期儿童和青少年的发病率在20%~25%，中青年在25%~35%，较少于45岁以后发病。女性发病率高于男性。近年来，我国的情况令人担忧，大学生发病率高达80.3%，并呈现出低龄化（小学生甚至幼儿）趋势。近视是由多种因素导致的，常见的有环境因素与遗传因素。其中，视疲劳是诱发近视的重要原因，与长期视物过近、环境光线不足、户外运动不足等密切相关。遗传因素方面，高度近视的双亲家庭，其下一代近视的发病概率可达30%~40%，明显高于正常视力的家庭（发病率低于10%）。单纯性、低度、假性近视短时间内对生活的影响不大，但部分患者可随着病情向中高度、真性、病理性近视发展，引起黄斑出血、视网膜剥离、角膜色素沉着，甚至失明，从而严重影响生活水平。

根据发病特点，本病属于中医"近视"范畴，古称"目不能远视症""能近怯远症"，至清代黄庭镜《目经大成》始称近视。中医学认为本病多由先天禀赋不足，后天发育不良，劳心伤神，心阳耗损，使心、肝、肾气血亏虚，加上用眼不当，目络瘀阻，目失所养而致。

6~18 岁的青少年患者多为单纯性、轻中度、假性近视，针灸可通过缓解睫状肌痉挛，舒缓疲劳，较大程度地恢复视力，而对其他类型近视主要起辅助作用。

【辨证治疗】

根据不同病因病机，分为以下三型：

1.肝肾亏虚型　视远物模糊，目昏干涩，昏蒙如雾，头晕耳鸣，夜寐多梦，腰膝酸软。舌偏红，少苔或无苔，脉细或细数。

治法：补益肝肾，养精明目，针灸并用，补法，眼周穴位加温和灸。

主穴：睛明、四白、太阳、风池、光明、合谷、肝俞、肾俞、太冲、太溪。

2.心脾两虚型　视远物模糊，易疲劳，目喜垂闭，面色不华，少气懒言，声低气短，四肢乏力，食欲不振，或腹胀便溏。舌淡苔白，边有齿印，脉弱。

治法：补益心脾，生血养目。针灸并用，补法，眼周穴位加温和灸。

主穴：睛明、四白、太阳、风池、光明、合谷、脾俞、心俞、足三里、内关。

3.心阳不足型　视远物模糊，神疲乏力，畏寒肢冷，气短自汗，面色㿠白，心烦心慌，失眠健忘。舌淡胖，苔白，脉弱。

治法：温补心阳，通脉养目，针灸并用，补法，眼周穴位加温和灸。

主穴：睛明、四白、太阳、风池、光明、合谷、神门、内关、心俞、命门。

配穴：可适当增加鱼腰、攒竹、丝竹空、瞳子髎等眼周穴位，以疏通局部经络；翳明、目窗、承光增强近治作用。

按：睛明、四白、太阳为局部取穴，以疏通眼周经络之气血；风池为足少阳与阳维之交会穴，内与眼络相连；合谷与光明为治疗眼疾的经验效穴，可疏调眼络、养肝明目。肝俞、太冲养肝明目，肾俞、太溪滋肾养目，脾俞、足三里养血明目，心俞、内关养心通目。神门、命门温补心阳，养目复视。眼周穴位加温和灸可加强疏通局部气血之功。诸穴辨证选用，共奏补虚泻实、养心补肾、柔肝明目之功。

针灸治疗本病，年龄愈小治愈率愈高，需坚持半年以上巩固疗效，嘱患儿消除造成近视的因素，纠正不良用眼习惯，治疗期间尽可能不戴眼镜，以利于针刺发挥良性调节作用。

【其他疗法】

1. 梅花针　选取眼周 3~5 个穴位，每日 1 次，轻度叩刺。

2. 耳穴贴压　选肝、肾、脾、心、目、眼、枕、脑干，每次选 3~5 穴用王不留行籽贴压。

3. 穴位埋线　据辨证取穴（眼周穴位除外），每次选 8~10 个穴位。以可吸收羊肠线埋入穴位，7 天 1 次。

【医案选辑】

1. 陈某某，女，12 岁，学生，就诊时间：2016 年 7 月 20 日。

主诉：视远物不清 5 月余。

病史：患儿喜卧床看书，近 5 个月来，逐渐出现视远物不清，视近物清晰，眼科门诊检查双眼视力 0.5，屈光度 −2.00D，散瞳后基本正视，诊断为假性近视。症见视远物模糊，易疲劳，面色不华，少气懒言，食欲不振。

查体：舌淡红，苔薄白，边有齿印，脉弱。

证脉合参：本病以视远物不清为主要症状，无其他病史，属中医"近视"范畴。心脾气血不足，无以濡养目络，加之用眼不当，目络空虚，故视远物模糊；血虚则面色不华；气虚则少气懒言，食欲不振；病位在目、心、脾，治宜补益心脾，生血养目。

诊断：中医诊断：近视（心脾两虚型）

　　　　西医诊断：假性近视

治法：补益心脾，生血养目。针灸并用，补法，眼周穴位加温和灸。

主穴：睛明、四白、太阳、风池、光明、合谷、脾俞、心俞、足三里、内关，捻转补法。睛明、四白、太阳加温和灸。

操作：患者俯卧，毫针先刺脾俞、心俞，捻转补法，得气后出针；患者平卧，毫针刺睛明、四白、太阳、风池、光明、合谷、足三里、内关，留针 20min 后出针，并予眼周穴位温和灸。予王不留行籽于心、脾、目、肝、神门处耳穴贴压。

1 个月后，患者诉视远物较前清晰，继续目前治疗方案。

3 个月后，患者胃纳、乏力均改善，视力初测 0.8，在原治疗方案基础上加用丝竹空、瞳子髎增强疗效。

4个月后，患者眼科门诊测视力与屈光度均恢复正常，嘱再治疗1个月巩固疗效。

按：本例患者以视远物不清为主要症状，结合专科检查，符合假性近视的诊断标准。中医四诊合参，辨证属"心脾两虚型"，故以"补益心脾，生血养目"为法。选用睛明、四白、太阳疏通目络气血；风池通于阳维主治目疾；《席弘赋》："睛明治眼未效时，合谷、光明安可缺"，合谷为大肠经原穴，多气多血，光明为胆经络穴，与肝相通于目，两穴合用，可通络养肝明目；脾俞与足三里补益后天之本，补气生血以养目明目；心俞与内关养心安神明目。眼周穴位加温和灸可加强疏通局部气血之功。并嘱患者保持心情舒畅，纠正不良用眼习惯，坚持治疗，故疗效甚佳。

2. 朱某某，男，6岁，学生，就诊时间：2018年7月25日。

主诉：视物模糊，眼睛疲劳酸胀半年余。

病史：患儿长时间使用电子产品，近半年来，逐渐出现视远物模糊，视近物清晰，双眼易酸胀干涩，眼前黑花渐生，于眼科门诊检查，右眼视力0.5、左眼视力0.6，屈光度 −2.25D，眼底检查可见玻璃体混浊，散瞳后基本正视，诊断为假性近视。症见视远物模糊，视近物清晰，双眼易酸胀干涩，眼前黑花渐生，口干，甚时头晕耳鸣。

查体：舌红少苔，脉细数。

证脉合参：本病以视远物不清为主要症状，没有其他病史，属中医"近视"范畴。患儿长时间用眼不当，久视伤血，肝血不能上承濡养目络，故视远物模糊；肝肾亏虚，精血不足，则双眼干涩，头晕耳鸣；病位在目、肝、肾，治宜补益肝肾，养精明目。

诊断：中医诊断：近视（肝肾亏虚型）

西医诊断：假性近视

治法：补益肝肾，养精明目。针灸并用，补法，眼周穴位加温和灸。

主穴：睛明、四白、太阳、风池、光明、合谷、肝俞、肾俞、太冲、太溪，捻转补法。太阳加温和灸。

操作：患儿俯卧，毫针先刺肝俞、肾俞，捻转补法，得气后出针；再平卧，毫针刺睛明、四白、太阳、风池、光明、合谷、太冲、太溪，留针20min后出针，并予太阳温和灸。耳豆贴压：肝、肾、目、眼、心。

3个月后，患儿诉视远物较前清晰，无头晕耳鸣，继续目前治疗方案。半年后，患儿眼科门诊测视力、屈光度恢复正常。

按：本例患儿证属"肝肾亏虚型"，以"补益肝肾，养精明目"为法。选用睛明、四白、太阳疏通眼周经络气血，肝俞、太冲养肝明目，肾俞、太溪滋肾养目，诸穴共奏补肾柔肝明目之功。嘱患儿纠正不良用眼习惯，坚持治疗，巩固疗效。

二、耳鸣、耳聋

耳鸣、耳聋都是听觉异常。耳鸣是指自觉耳内鸣响，耳聋是指听力减退或听觉丧失。西医学的许多疾病，如耳科疾病、脑血管疾病、感染性疾病、药物中毒及外伤等均可出现耳鸣症状。

其临床表现多样，有的为一侧或双侧耳鸣、耳聋；有的间歇出现，或持续不停；轻者安静时方觉耳鸣，重者虽身处闹市仍感吵闹不安。耳内鸣响妨碍正常听觉，以致听力减退，故耳聋又有自耳鸣发展而来的，如《医学入门》所说："耳鸣乃是聋之渐。"二者症状虽有不同，但发病机制基本一致。其病因病机归纳起来，可分为虚实两类。实证常因外感风热或内伤情志、饮食，致痰湿内生，气郁化火循经上扰，蒙蔽清窍；虚证多由久病体虚，气血不足，劳倦纵欲，肾精亏损，精血不能上承，耳窍失养所致。猝然而聋者，谓之暴聋，多属实证；听力逐渐减退者，谓之久聋，多属虚证。其病位在耳，多与肝胆肾心脾相关。

【辨证治疗】

1. 风热侵袭型　外感风热邪气郁遏不泄，循经上扰，壅蔽清道，引起耳聋。或热病余热未消，清窍不通，或反复感冒，邪蒙耳窍，均能引起耳鸣、耳聋。开始多有感冒等前驱表现，起病较速，症见耳胀耳鸣，听力下降，头痛恶寒，发热口干，舌淡红，苔薄白或薄黄，脉浮数。

治法：疏风清热，散邪宣窍，只针不灸，平泻法。

主穴：听宫、听会、翳风、中渚、侠溪、风池、外关、合谷。

配穴：头痛者配太阳，鼻塞者配迎香。

2. 肝胆火盛型　肝气失于疏泄，郁而化火，或暴怒气逆，肝胆之火循经上扰，则清窍被蒙。症见自觉耳内如雷鸣，每于郁怒之后加重，耳胀耳痛，头痛眩晕，目红面赤，口苦咽干，夜寐不安，便秘尿赤，舌红苔黄，脉弦数。

治法：清肝泄热，解郁通窍，只针不灸，泻法。

主穴：听宫、听会、翳风、中渚、侠溪、肝俞、太冲、胆俞、足临泣。

配穴：头痛者配太阳，眩晕者配风池，夜寐不安者配心俞。

3.痰火郁结型　平素嗜饮酒厚味，聚成痰热，郁久化火，痰火上升，壅塞清窍，以致耳鸣，甚则气闭，成为耳鸣耳聋。症见自觉耳内鸣响，听力下降，头昏沉重，胸闷脘痞，咳嗽痰多，舌红，苔黄腻，脉弦滑。

治法：清火化痰，降浊开窍，只针不灸，平泻法。

主穴：听宫、听会、翳风、中渚、侠溪、丰隆、内庭。

配穴：头晕者配风池，胸闷者配内关，咳嗽者配尺泽。

4.肾精亏损型　病后精血衰少，或恣情纵欲，以致耗伤肾精，耳为肾之外窍，内通于脑，肾精损耗，髓海空虚，不能上濡清窍，而无根之火上浮，引起耳中轰轰有声，其人昏昏愦愦。症见耳如蝉鸣，夜间较甚，听力下降，头晕眼花，腰膝酸软，多梦遗精，舌红少苔，脉细数。

治法：补肾益精，滋养清窍，针灸并用，补法。

主穴：听宫、听会、翳风、中渚、侠溪、肾俞、关元。

配穴：头晕者配风池，多梦遗精者配命门艾灸。

5.心脾两虚型　心气虚则经脉空虚，气血生化不足，不能上奉于耳，或脾虚清阳不振，清气不升，导致耳鸣、耳聋。症见耳鸣耳聋劳累后加重，或在蹲下站起时较甚，耳内有突然空虚的感觉，伴神疲肢怠，纳呆，食后腹胀，大便时溏，面色萎黄，舌淡苔白，脉弱。

治法：健脾益气，补血通窍。针灸并用，补法。

主穴：肾俞、心俞、听宫、听会、翳风、中渚、脾俞。

配穴：腹胀者配足三里，便溏者配上巨虚。

按：耳周穴位进针得气后，宜轻捻，不提插，导气至耳窍。听宫、听会、翳风可疏通局部经络气血；耳为手足少阳所辖，取手足少阳之中渚、侠溪疏导少阳经气，宣通耳窍。外感风热者加风池、外关、合谷疏风清热；肝胆火盛者交替选太冲、肝俞、胆俞、足临泣以泻肝胆之火；痰火郁结者加丰隆、内庭以豁痰泻火；肾精亏损者加命门、关元以补肾填精；心脾两虚者加足三里、脾俞补益脾胃，生发气血。

注：针刺治疗操作前，针刺部必须经严格消毒以防感染。命门、肾俞、关元等穴可用艾条温灸，每次 15~20min，注意防止灼伤皮肤，引起感染；需在患者平静时针刺。

在治疗期间，应根据不同证型，嘱患者注意调理生活作息及情志，如外感风热者应避寒热；肝胆火盛者忌发怒；心脾两虚者忌劳累等。

【其他疗法】

1. 头针法　交替选晕听区、血管区，毫针刺，间歇运针，留针20min，每日或隔日 1 次。

2. 穴位注射　听宫、听会、翳风，可选丹参注射液或维生素 B_1 注射液，每穴注入 0.5~1ml，每日 1 次。

3. 耳穴贴压　选心、肝、肾、神门或相应痛点，每次选 2~3 穴用王不留行籽贴压。

【医案选辑】

1. 李某某，男，51 岁，就诊时间：2017 年 8 月 20 日。

主诉：突发右耳听力下降伴耳鸣 5 天。

病史：患者述 5 天前晨起后突发右耳鸣，而后发现右耳听力下降，自行耳周按摩后至今未见好转，今日查电测听提示右耳平均听力 90dB，左耳正常听力，来诊时患者神情焦躁，诉右耳聋，耳内如蝉鸣，耳胀闷，头晕，口苦咽干。患者平素性情急躁易怒，夜难入睡，大便尚可，小便黄，舌红苔黄，脉弦数。

诊断：中医诊断：暴聋（肝胆火盛型）

　　　　西医诊断：感音神经性耳聋

治法：清泻肝胆，宣通耳窍。

主穴：听宫（右）、听会（右）、翳风（右）、中渚（右）。

配穴：合谷（双）、太冲（右）。

操作：听宫、听会、翳风平泻以疏通经络；中渚、合谷、太冲均用泻法。留针 30min，每隔 10min 行针 1 次。耳穴王不留行籽贴压肝、胆、肾、神门。嘱患者每日按压至少 6 次，3 天后更换。

2 诊（8 月 22 日），患者诉右耳听力稍恢复，耳内鸣响已不明显，可入眠，头晕已消失，口干，小便稍黄，大便调，舌淡，苔薄黄，脉弦。

病势渐去，按首诊处方继续施治。

3 诊（8 月 25 日），诉右耳听力明显好转，可听见手机通话音，耳鸣基本消失，舌淡，苔薄黄，脉弦缓。证脉合参，肝胆火得平，耳窍经络气血得通，耳鸣止，听力恢复。为巩固疗效，按原旨选穴隔日 1 次，续治 3 次。耳穴王不留行籽贴压心、肝、肾、神门穴 3 天。

两周后复诊，患者神清气爽，喜诉听力恢复，耳鸣消失，病愈矣，终止治疗。嘱患者注意调神志，以防病再现。

按：此例患者平素性情急躁易怒，肝火亢盛。肝为将军之官，性刚劲，主升发疏泄，患者因情志失调，肝火过亢，上逆滋扰清窍，而发为暴聋，《中藏经·论肝脏虚实寒热生死逆顺脉证之法》谓："其（肝）气逆则头痛、耳聋。"治宜清泻肝胆火热、疏通耳窍为法，辨治得当，故病可平。

2. 王某某，男，65 岁，就诊时间：2020 年 10 月 20 日。

主诉：耳鸣伴听力下降 2 年余。

病史：患者述 2 年前开始出现耳鸣，听力下降，曾于外院多次就诊，予口服中药、活血化瘀类中成药，西药营养神经、改善循环等治疗，症状时轻时重。近日因家事烦劳，患者觉耳鸣症状较前明显，听力逐渐下降，遂来诊，查电测听提示双耳平均听力 90dB。来诊时患者神情疲倦，耳聋，耳内如蝉鸣，夜间尤甚，头晕目眩，腰膝酸软，寐差，二便尚调，舌红，苔少薄白，脉弦细。

诊断：中医诊断：耳鸣（肾精亏虚型）

西医诊断：感音神经性耳聋

治法：补肾益精，滋养清窍，针用补法。

主穴：听宫（双）、听会（双）、翳风（双）、中渚（双）。

配穴：肾俞（双）、太溪（双）、关元。

操作：听宫、听会、翳风、中渚平补以疏通经络；肾俞、太溪、关元均用补法以益肾补精。留针 30min，每隔 10min 行针 1 次。耳穴王不留行籽贴压内耳、外耳、肾、神门。嘱患者每日按压至少 6 次，3 天后更换。

2 诊（10 月 22 日），患者诉耳鸣较前稍改善，双耳听力稍恢复，头晕目眩、腰膝酸软改善，寐一般，舌红，苔薄白，脉弦。

病势渐轻，按首诊处方继续施治。

3诊（10月25日），诉耳鸣减轻，双耳听力进一步恢复，头晕目眩、腰膝酸软减轻，寐尚可，舌淡红，苔薄白，脉弦。证脉合参，肾精得补，耳窍得荣，疾病将愈。为巩固疗效，按原旨选穴隔日1次，续治3次。耳穴王不留行籽贴压内耳、外耳、肾、神门、皮质下3天。

两周后复诊，患者精神可，诉听力大致恢复正常，偶觉轻微耳鸣，电测听示左耳提高15dB，右耳提高18dB，暂停治疗。嘱患者注意慎起居、畅神志、忌劳倦，以巩固疗效。

按：此例患者年老体弱，肾精不足，加之平素劳累过度，劳伤气血，肾精亏耗，精血无以上荣耳窍，发为耳鸣。《诸病源候论》曰："肾为足少阴之经而藏精气通于耳。耳，宗脉之所聚也。若精气调和，则肾脏强盛，耳闻五音；若劳伤气血，兼受风邪，损于肾脏而精脱，精脱者则耳聋。"此证为虚，治宜补肾填精、滋养耳窍为法，肾精得充，耳脉得荣，则病减。

三、变应性鼻炎

变应性鼻炎又名"过敏性鼻炎"，是指以突然和反复发作的鼻痒、喷嚏、流清涕、鼻塞等为特征的鼻病。本病的典型症状是呈突发性鼻痒、喷嚏，流涕清稀量多，鼻塞，起病急，消失也快，常反复发作，病程一般较长。本病属中医学"鼽嚏""鼻鼽"范畴。

【辨证治疗】

本病主要由于肺气虚，卫表不固，腠理疏松，风寒乘虚而入，犯及鼻窍，邪正相搏，肺气不得通调，津液停聚，鼻窍壅塞，遂致喷嚏、流清涕。

治法：疏风宣肺，宣通鼻窍。

主穴：合谷、迎香、印堂、鼻通。

1.肺气虚寒型　主症外兼倦怠懒言，气短，音低，或有自汗，面色㿠白，舌淡，苔薄白，脉虚弱。

治法：温补肺脏，祛风散寒。

配穴：肺俞、太渊，用补法。

2.脾气虚弱型　主症外兼纳呆，腹胀，肢体困重，大便溏，舌淡，边有齿印，苔白，脉濡弱。

治法：健脾益气，升清化湿。

配穴：脾俞、足三里，用补法。

3.肾阳虚弱型　主症外兼腰膝酸软，遗精早泄，形寒怕冷，夜尿多，舌质淡嫩，苔白润，脉沉细。

治法：温补肾阳，固肾纳气。

配穴：肾俞、命门，用补法。

按：迎香为手阳明经穴，位于鼻旁，通利鼻窍，治疗一切鼻病；鼻通位于鼻根，印堂位于鼻上，二穴均是治疗鼻炎的要穴；合谷为手阳明经原穴，善治头面部疾病。诸穴合用，疏风宣肺，通利鼻窍。取肺俞、太渊以温补肺脏，祛风散寒；脾俞、足三里健脾益气，升清化湿；肾俞、命门温补肾阳，固肾纳气。

【其他疗法】

1.耳穴贴豆　取内鼻、外鼻、肾、肺、肾上腺、脾，每次选 2~3 穴，用王不留行籽贴压，左右耳交替。

2.艾条温灸　取风门、肺俞、脾俞、肾俞，每次共灸 20min，以皮肤微微发热为度。

【医案选辑】

1.肖某某，女，41 岁，就诊时间：2016 年 1 月 27 日。

主诉：反复打喷嚏、流涕 3 年余。

病史：患者反复打喷嚏，流清涕，鼻痒，晨起及接触冷空气尤甚，伴腰膝酸软，纳眠可，夜尿多，大便调。舌质淡，苔薄白，脉沉细。

诊断：中医诊断：鼻鼽（肺肾两虚型）

　　　　西医诊断：变应性鼻炎

治法：温肺散寒，补肾纳气。

主穴：印堂、合谷、肺俞、肾俞。

操作：刺印堂时针尖朝下平刺，得气后用提插捻转补法，使针感扩散至鼻尖部；合谷进针得气后，针尖斜向上逆捻导气上行，使针感过腕、肘，再运针后患者自觉鼻通气改善，两穴留针 30min；肺俞、肾俞艾条温灸 20min。

2 诊，打喷嚏、流涕症状明显改善。按原旨选穴。

3 诊，患者鼻痒、打喷嚏、流涕等症状明显好转，腰酸改善，纳眠可，二便调。取肺俞、肾俞、百会。针刺百会时向前额方向平刺，进针得气后缓慢捻转，使针感向前额扩散；肺俞、肾俞平补平泻法，留针 30min。艾条灸上星、肾俞 20min，隔天治疗 1 次。共治疗 30 次后，患者诸证缓解。

按：本案患者主因卫阳不固、寒邪袭肺致气机失调，肾虚不纳气，气壅成液，故现此症。治宜温肺散寒，补肾纳气。印堂位于鼻上，是治疗鼻炎要穴，手阳明经原穴合谷善治头面疾病，两穴合用，疏风宣肺，通利鼻窍。肺俞温补肺脏，肾俞温补肾阳、固肾纳气。在治疗期间，嘱患者注意保暖，免受风寒，防止粉尘、花粉等过敏原刺激，经常参加体育锻炼，增强体质，促进康复。

2. 梁某某，男，72 岁，就诊时间：2017 年 12 月 13 日。

主诉：反复流鼻涕、打喷嚏 3 个月。

病史：患者 3 个月前晨起后出现鼻痒，继而出现每日晨起连续打喷嚏，伴鼻涕清稀量多，鼻塞，自觉嗅觉减退，晨起及天气变化时上述症状加重，曾口服中药（具体不详）后症状缓解，但仍反复出现。平素怕冷，易汗出，鼻塞喷嚏严重时伴头胀痛，无恶心呕吐，无胸闷心悸，纳眠一般，二便调。

诊断：中医诊断：鼻鼽（脾肾两虚型）

　　　　西医诊断：变应性鼻炎

治法：健脾益肺补肾。

主穴：印堂、迎香（双）。

配穴：气海、关元，太渊（双）、足三里（双）、复溜（双）。

操作：采用快速旋转进针法，印堂平刺，进针至 0.3~0.5 寸，迎香采用略向上方斜刺或平刺 0.3~0.5 寸，得气后行平补平泻法。气海、关元直刺进针 0.5 寸，针刺得气后，采用平补手法；太渊直刺 0.3~0.5 寸，避开桡动脉；足三里直刺 0.8 寸，小角度捻针，得气后平补；复溜，直刺 0.5~0.8 寸，平补法。蜂疗：肺俞（双）。

2~4 诊，治疗后鼻痒、鼻塞、打喷嚏、流清涕等症状明显改善，仍有怕冷、易汗出等症状，无头痛，纳眠可，大便溏，小便调。舌质红，苔薄白，脉弦。在守上方基础上加鼻通通调鼻窍，百会补气散邪，中脘、下脘理中焦、健脾胃、补肺气。继续蜂疗肺俞（双），温肺散寒，以化痰湿。

5~7 诊，经过治疗后，患者已无鼻塞、流涕、打喷嚏症状，怕冷症状消失，汗出明显减少，纳眠可，二便调。舌质红，苔薄白，脉弦。依原法继续巩固治疗 3 次。

按：《素问玄机原病式·六气为病》中提到："鼽者，鼻出清涕也""嚏，鼻中因痒，而气喷作于声也"。中医认为，鼻鼽的发生多因感受风寒、异气之邪而致，肺脾肾脏功能虚损，肺气虚弱，卫表不固；脾气虚弱，生化不足，肺气亦虚，鼻窍失养；肺气之根在于肾，肾虚摄纳无权，气不归元，风邪得以入侵。根据"急则治其标，缓则治其本"原则，予局部选穴，取印堂、迎香调和气血、疏经通络；气海、关元培元固本、补气回阳；复溜为肾经经穴（五行属金），补刺复溜有补其母之意；足三里补益气血，强壮体质；太渊为肺经原穴、八脉交会穴，可增强肺的宣发肃降作用。初诊后患者大便溏，此为脾气虚，故加中脘、下脘健脾益气。

四、带状疱疹

带状疱疹是由水痘－带状疱疹病毒感染引起的一种以沿神经分布的群集性水疱和局部神经痛为特征的病毒性皮肤病。本病发病率较高，年发病率可达 1.4%~4.8%。近年来，在高速发展的经济状况下，因为生活节奏日益加快、人口老龄化等因素，带状疱疹的发病率逐年上升，并呈年轻化趋势。该病各个年龄段都可发病，其发病与机体年龄大小、水痘－带状疱疹病毒感染史、抵抗力下降和其他疾病等相关，好发于中老年人。临床上，20% 的带状疱疹患者因治疗不及时或者治疗失当，常会遗留顽固的后遗神经痛，严重影响患者的睡眠和饮食，从而降低生活质量。

在皮疹出现之前常先有轻度体温升高、倦怠乏力，全身肌肉不适，食欲下降或皮肤灼热感或神经痛等前驱症状；部分患者发病前亦可无前驱症状。在前驱症状出现 1~3 天后，可见逐渐出现的沿神经分布区域的不规则红斑，继而出现大量或簇状的粟粒至绿豆大小的丘疱疹，迅速变成疱液透明澄清、疱壁紧张发亮的水疱。数日后疱液变浑浊或化脓，或破溃形成糜烂面，最后干燥结痂，痂脱而愈，皮损部位则留有暂时性淡红色斑或色素沉着，不留瘢痕。

本病属中医学"缠腰火丹""缠腰龙""蛇丹""蛇串疮"等范畴。其发病多与机体的情志变化相关；或因饮食失节，脾失健运，湿邪内生，蕴而化热，以致毒邪侵袭，湿热火毒蕴积肌肤而发病；或因机体受风寒湿热毒邪侵袭，余邪未清，气血运行不畅所致；或因肝郁气滞，郁而化火，外窜皮肤，或肝经湿热下注，流注于皮肤而发病；后期多因肝肾阴虚、气血不通所致。此外，年老体弱患者，素体禀赋不足，或过用苦寒之品而耗伤阳气，阳虚寒凝，损伤阴液而致经络失养、痹阻不通导致后遗神经痛。

【辨证治疗】

根据不同病因，一般分为三型。

1. 肝经郁热型　皮损鲜红，灼热刺痛，疱壁紧张；口苦咽干，心烦易怒，大便干燥或小便黄；舌质红，苔薄黄或黄厚，脉弦滑数。

治法：清热利湿、解毒。

2. 脾虚湿蕴型　皮损色淡，疼痛不显，疱壁松弛；口不渴，食少腹胀，大便时溏；舌淡或正常，苔白或白腻，脉沉缓或滑。

治法：健脾益气、化湿。

3. 气滞血瘀型　皮疹减轻或消退后局部疼痛不止，放射到附近部位，痛不可忍，坐卧不安，重者可持续数月或更长时间，舌暗，苔白，脉弦细。

治法：理气活血、止痛。

主穴：曲池、足三里、大椎、委中，用泻法。

配穴：病变在面部加太阳或颊车、合谷；在胸胁取内关、阳陵泉；血热盛选配膈俞、肝俞、胆俞；湿盛配脾俞。并施用梅花针叩刺督脉、背部膀胱经循行处和病区邻近处。

按：阳明为多气多血之经，泻刺曲池、足三里可疏通经络气血而祛热邪；大椎为手足三阳经之会穴，泻之可清热毒；刺委中可增强膀胱经疏泄阳邪之功，清湿热之毒。太阳、颊车可直接疏通患部经气而祛邪，合谷善治面口疾病；内关、阳陵泉可清心包、胆经之湿热；膈俞为血之会穴，肝俞、胆俞可清少阳之火，诸穴泻刺可清内蕴之热毒。梅花针叩刺则有疏通经络气血之功。

【其他疗法】

1.穴位注射　可参照上法每次选 2~3 穴，用穿心莲注射液或丹参注射液，每穴注入 0.5~1ml，每日 1 次。

2.中药外敷　将新鲜马齿苋捣碎成泥均匀外敷于皮损处，1 天 1 次。

3.火针　选用火针点刺皮损相应节段夹脊穴及局部痛点，配合皮损局部拔罐，1 天 1 次；如病部在眼区，则禁用。

【医案选辑】

1.邹某某，女，20 岁，学生，就诊时间：2016 年 4 月 5 日。

主诉：左侧腰部成簇水疱伴痒痛 3 天。

病史：3 天前腰部开始出现皮肤潮红，继则出现成簇粟粒大小疱疹，呈带状排列，疱疹色鲜红，疱壁紧张，灼热疼痛，不可触碰，伴有口苦，心烦，易怒，睡不宁。纳可，小便黄，大便溏。

长期学习压力大，近期有外出旅游劳倦及过食肥腻史。

查体：左侧腰部皮肤成簇粟粒大小丘疱疹，呈带状排列，疱疹色鲜红，疱壁紧张，无渗水糜烂及溃疡；舌质红，苔黄腻，脉弦滑数。

证脉合参：本病以左侧腰部突发成簇水疱，灼热疼痛为主，结合临床表现及舌脉，证属肝经郁热；病位在左侧腰部，为肝经循布区；因劳倦致肝火郁积，再加湿热蕴蒸，浸淫肌肤经络而发为疱疹。治宜泻火解毒，清热利湿。

诊断：中医诊断：蛇串疮（肝经郁热型）

　　　　西医诊断：带状疱疹

治法：泻火解毒，清热利湿，用泻法。

主穴：局部阿是穴、足三里、大椎、脾俞、肝俞。

配穴：行间、侠溪、阴陵泉。

操作：患者右侧卧位，梅花针沿痛部外围轻叩刺，至表皮轻度潮红为度。俯卧位斜刺大椎、脾俞、肝俞，泻法，后用毫针刺足三里、行间、侠溪、阴陵泉，泻法。留针 20min，加用电针，选疏密波。

药线点灸：选用壮医Ⅱ号药线，先点灸开始出现疱疹的"蛇头"处，再沿病灶皮疹周围，每隔 1.5cm 的边缘皮肤进行围灸，以防止疱疹进一步扩散；嘱患者注意饮食起居，勿过劳倦，清淡饮食，戒食辛辣燥之品，调情志。

2诊，患者腰部皮肤潮红，疱疹疼痛减轻，舌淡红，苔黄，脉弦数。上法得当，辨证选刺太冲、行间、肝俞、膈俞，针用泻法。

3~5诊，患者腰部皮肤疱疹渐消退，周围肤色变浅，间尚轻微疼痛，纳眠可，二便调，舌淡红，苔薄，脉缓。肝火得泻，火毒得清，湿热得利，故腰部疱疹渐退，诸恙渐平，按原治法，辨证交替选穴，隔日治疗10次后，腰部皮肤疼痛消失，患处皮肤尚遗留轻度淡红色素，触之无痛，脉缓。病愈矣。终止治疗观察。并嘱患者调畅情志、合理安排生活作息，巩固疗效。

按：本例患者因平素学习压力大，情志不畅，致肝气郁积，再加湿热浸淫肌肤而发为疱疹，故治以"泻火解毒，清热利湿"为主。病部为肝经所过之处，选取远部穴位行间、侠溪、肝俞及局部循经穴位以清肝泻火，取大椎、阴陵泉、足三里、脾俞清热利湿，配伍药线点灸，既能防止新疹出现，又能促进旧疹皮损修复，故疗效较佳。

2.陈某某，男，70岁，农民，就诊时间：2020年11月25日。

主诉：右侧髂腰部疱疹消退处疼痛2周。

病史：自诉1个月前右侧髂腰部开始出现皮肤潮红，继则出现成簇粟粒大小疱疹，呈带状排列，疱疹色鲜红，疱壁紧张，灼热刺痛，不可触碰。遂到当地卫生站诊治2周后皮肤疱疹结痂，但腰部疱疹消退皮肤处疼痛不减，烧灼样痛伴有瘙痒，疼痛常在夜间加剧，寝食难安，遂来就诊。

长期饮食不节，嗜好煎炸、肥腻食品，近期有外出旅游劳倦史。

查体：右小腹、髂腰部连及脊柱皮肤表面皮损，散在疱疹结痂未脱落，呈带状排列，皮色暗红。舌紫暗，苔白腻，脉弦细。

证脉合参：本证以疱疹消退之后疼痛不止为辨证要点，老年人多见。湿热之邪虽退，但气血凝滞未解，故皮疹消退，疼痛不止。根据患者临床症状及舌脉表现，证属气滞血瘀，治宜调畅气血，化瘀止痛。

诊断：中医诊断：蛇串疮（气滞血瘀型）

西医诊断：带状疱疹后遗神经痛

治法：调畅气血，化瘀止痛，用泻法。

主穴：局部阿是穴、足三里、大椎、委中。

配穴：行间、章门、带脉。

操作：患者左侧卧位，局部阿是穴毫针围刺后，梅花针沿痛部外围轻叩刺，致表皮充血、微出血为度，再在皮损处加用拔火罐，留罐5~10min。用毫针刺大椎、足三里、委中、行间、章门、带脉，泻法；留针20min，加用电针，选疏密波。

艾条灸：选用药用艾条，先灸开始出现疱疹的"蛇头"处，再沿病灶皮疹皮肤进行围灸，灸法治疗20min，回旋熏灸，至局部红润为度。嘱患者注意饮食起居，勿过劳倦，清淡饮食，戒食辛辣燥之品，调情志。

2诊，患者腰部皮肤暗红，散在疱疹已结痂脱落，疱疹皮损处疼痛减轻，舌紫暗，苔白腻，脉弦细。上法得当，辨证选刺行间、章门、带脉、肝俞，针用泻法。再用艾条灸治疗20min。

3~5诊，患者腰部皮肤疱疹完全消退，尚有轻微疼痛，纳眠可，二便调，舌淡红，苔薄，脉缓。按原治法，辨证交替选穴，后局部皮肤疼痛处用艾条灸，隔日治疗10次后，腰部皮肤疼痛消失，触之无痛，病愈。嘱患者清淡饮食，巩固疗效。

按：本例患者年老体衰，劳倦过度，因平素嗜好煎炸、肥腻食物，致肝经湿热，气血循行不畅，凝滞肌肤，不通则痛，故治以"调畅气血，化瘀止痛"为主。病部为肝经、带脉所过之处，选取行间、章门、带脉及局部阿是穴，活血通络、祛瘀泻毒，大椎、足三里、委中清热利湿，并用梅花针刺络拔罐放血配伍艾条灸，活血通络、祛瘀泻毒，诸法并用，故取得较好疗效。

五、荨麻疹

荨麻疹俗称"风疹块"，是一种常见的过敏性疾病，是由于皮肤、黏膜小血管扩张及渗透性增加、血清渗出血管外而出现的局限性水肿反应。主要临床表现为常先有皮肤瘙痒，随即出现风团，呈鲜红色或苍白色、皮肤色，少数患者有水肿性红斑。风团的大小和形态不一，发作时间不定。风团逐渐蔓延，融合成片，由于真皮乳头水肿，可见表皮毛囊口向下凹陷。风团通常在2~24小时内消退，但反复发生新的皮疹，病程迁延数日至数月，消退后不留痕迹。部分患者可伴有恶心、呕吐、头痛、头胀、腹痛、腹泻，严重者还可有胸闷不适、面色苍白、心率加速、脉搏细弱、血压下降、呼吸短促等全身症状。

疾病于短期内痊愈者，称为急性荨麻疹。若反复发作达每周至少两次并连续 6 周以上者称为慢性荨麻疹。荨麻疹的病因非常复杂，约 3/4 的患者找不到原因，特别是慢性荨麻疹。常见原因主要有食物及食物添加剂，吸入物，感染，药物，物理因素如机械刺激、冷热、日光等，昆虫叮咬，精神因素和内分泌改变，遗传因素等。临床上必须通过详细采集病史，进行体格检查以及有关的实验室检查，尽可能明确病因。

本病中医学称为"风疹"，多由于先天禀赋不足，复外感风邪，脾胃湿热、气血虚弱等诸多因素而致人体腠理疏松、营卫失调而发病；也有因情志不遂、肝郁不舒，气机壅滞不畅，郁而化火，灼伤阴血，阴血不足复感风邪而发。

【辨证治疗】

由于慢性荨麻疹在临床表现中呈现各种变化，病因不一，因而中医辨证施治在治疗该病中就显得尤为重要，根据不同病因临床可分为以下两型。

1.风热型　起病急骤，症见神志焦虑，皮肤发热，疹块成团，扁平而微突起，多发于颈、腋、腰、臀部及上下肢内侧，皮肤奇痒，疹块随抓随起，遇风更甚，常伴有口干渴、大便结、小便黄短等，舌质红，苔黄腻，脉浮数。

治法：疏风，清血热。用泻法。

主穴：曲池、血海、膈俞、耳荨麻疹点。

2.脾虚型　多因体质虚弱或急性发作后经久不愈而转为慢性，症见皮肤痒疹忽隐忽现，疹块小而分散，瘙痒较轻，每当感受风寒，饮食不节，或情绪过激、过疲则发。舌质淡，苔薄白，脉浮细数。

治法：疏风，健脾。用平补平泻法，配合艾灸。

主穴：曲池、足三里、脾俞、耳荨麻疹点。

配穴：面颈痒肿刺风池；背腰痒肿配委中；上肢痒肿配外关、合谷；下肢痒肿刺风市、太冲；臀部痒肿刺环跳；伴有肠寄生虫刺四缝、百虫窝。

按：泻刺曲池、血海、足三里，有疏风清热、活血和营的作用；耳荨麻疹点埋针，能持续调和气机而消除皮肤瘙痒；刺膈俞能清血热；针脾俞，能行气血而调和卫气。取风池、风市，能疏风清热；刺委中、太冲能清血热；刺外关、合谷，能调和三焦和阳明经气血；刺环跳时针感宜扩散于患部；四缝、百虫窝为驱虫之效穴。

【医案选辑】

杨某，男，35岁，公司职员，就诊时间：2016年5月19日。

主诉：全身皮肤风疹块瘙痒伴双下肢轻度浮肿5天。

病史：5天前因过食辛辣食物及饮酒后，自觉下肢内侧瘙痒，疹块随抓随起，皮肤潮红，第2天风疹块扩散至腹背部及上肢，疹块以腋窝、腰背部、臀部及大腿内侧为甚，划痕试验阳性，下肢可见轻度凹陷性水肿，大便两日未解，小便黄赤。舌质红，苔黄腻，脉滑数。患者平素喜食辛辣食物，嗜饮酒。

诊断：中医诊断：风疹（风热型）

　　　　西医诊断：荨麻疹

治法：活血祛风止痒，用泻法。

主穴：风门、曲池、血海、膈俞、耳荨麻疹点。

操作：泻刺风门、曲池、血海、膈俞，大幅度提插捻转，得气后加电针，留针30min。针毕在两侧耳舟区"耳荨麻疹"点用麦粒针埋针，并嘱患者每日早晚自行按压针刺部，每次5~10min。

2诊，患者诉皮肤瘙痒已显著减退，每出现皮肤瘙痒时经自行按压"耳荨麻疹"点瘙痒可稍许缓解，下肢及腰背部融合成片的疹块已明显消退，大便仍未解，小便黄，脉弦，苔黄腻。

3~5诊，患者喜诉皮肤瘙痒感消失，下肢浮肿消退，除腋窝及腰背部外，余疹块基本消退，大便已解，小便淡黄。舌质淡红，苔白，脉微滑。为巩固疗效，继续取"耳荨麻疹"点埋针，1周后复诊，症平。随访半年，无复发。

按：本例患者为胃肠素有积热，并过食辛辣刺激食物及嗜酒致积热内不得泄，外不得达，郁于肌表而发病。故除见皮疹块外，并现大便秘结，小便黄赤，舌质红，苔黄腻，脉滑数等症。

耳与脏腑有密切联系，本例患者采用耳穴"耳荨麻疹"点治疗，取得了较好的临床疗效。其要点是当脏腑经络有病变时，耳部相应部位便出现病理性压痛点，通过辨证及耳穴探测找到"耳荨麻疹"点，通过埋针的方法治疗，有强烈的酸麻胀热等针感向耳部扩散，故皮肤瘙痒得以迅速消退。

六、特应性皮炎

特应性皮炎是一种慢性、复发性炎症性皮肤病，以慢性湿疹性皮损为临床特征，主要表现为剧烈的瘙痒、明显的湿疹样变和皮肤干燥。本病病因复杂，目前认为其可能与遗传、环境因素、感染、皮肤屏障功能异常、Th1/Th2 失衡及神经免疫异常等多种因素有关。常伴有个人及家族特应性病史（哮喘、变应性鼻炎等）。常自婴幼儿发病，部分患者延续终生，可因慢性复发性湿疹样皮疹、严重瘙痒、睡眠缺失、饮食限制以及心理社会影响而严重影响患者的生活质量。

本病属中医学"四弯风"范畴，多因风邪夹湿热之气袭于腠理而郁结不去所发。由于素体禀赋不耐，湿热内蕴，风湿热邪客于肌肤，经络受阻，发为本病。好发于两侧对称之肘窝、腘窝、踝关节内侧等处。初起，见患处皮肤渐显红斑，继则见有丘疹、水疱，自觉瘙痒，若破溃则糜烂流水，浸淫蔓延，时轻时重，日久则局部皮肤变厚而粗糙，迁延难愈。

【辨证治疗】

1.心脾积热型　脸部红斑、丘疹、脱屑或头皮黄色痂皮，伴糜烂渗液，有时蔓延到躯干和四肢，哭闹不安，可伴有大便干结，小便短赤。指纹呈紫色，达气关，或脉数。本型常见于婴儿期。

治法：清心导赤。

主穴：曲池、阴陵泉、尺泽、足三里。

配穴：内关、上巨虚。

2.心火脾虚型　面部、颈部、肘窝、腘窝或躯干等部位反复发作的红斑、水肿，或丘疱疹、水疱，或有渗液，瘙痒明显，烦躁不安，眠差，纳呆，舌尖红，脉偏数。本型常见于儿童/成人反复发作的急性期。

治法：清心培土。

主穴：曲池、阴陵泉、尺泽、足三里。

配穴：神门、少海。

3.脾虚湿蕴型 四肢或其他部位散在的丘疹、丘疱疹、水疱，倦怠乏力，食欲不振，大便溏稀，舌质淡，苔白腻，脉缓或指纹色淡。本型常见于婴儿和儿童反复发作的稳定期。

治法：健脾渗湿。

主穴：曲池、阴陵泉、尺泽、足三里。

配穴：三阴交、大横。

4.血虚风燥型 皮肤干燥，肘窝、腘窝常见苔藓样变，躯干、四肢可见结节性痒疹，继发抓痕，瘙痒剧烈，面色苍白，形体偏瘦，眠差，大便偏干，舌质偏淡，脉弦细。本型常见于青少年和成人反复发作的稳定期。

治法：养血祛风。

主穴：曲池、阴陵泉、尺泽、足三里。

配穴：血海、照海。

随证加减：食欲不振，加中脘；大便溏烂，加天枢；大便秘结，加支沟；哭闹不安，加百会；严重瘙痒者，加风池；红肿、糜烂、渗出明显者，加水分；皮肤干燥，加列缺；脱屑、肥厚苔藓样皮损，加三阴交；眠差，加安眠穴；情绪急躁，加太冲。

按：取手厥阴、手足阳明、足太阴经腧穴，曲池为手阳明大肠经合穴，有疏风解表、调和气血、祛邪热、利水湿、止痛除痒之功；足三里为胃之合穴，胃经与脾经相表里，具有调理脾胃、理气和血、益气培元、祛风通络的作用，为常见的保健要穴；阴陵泉为足太阴脾经之合穴，具有健脾利湿的功效，三穴合用具有祛风除湿之功，针对"湿盛则痒、风盛则痒"的瘙痒病机能够发挥较好疗效。尺泽为手太阴肺经合穴，"肺主皮毛"，针刺尺泽能清疏肺卫，祛风止痒。

【其他疗法】

1.药线点灸 采用壮医Ⅱ号药线点灸患者背八穴[肺俞（双）、心俞（双）、脾俞（双）、肾俞（双）]和瘙痒、破溃渗液部位的阿是穴，以患者有轻微灼热感为度，遗留药粉不必扪去，每日1次。眼部和孕妇禁灸。

2.自血疗法 用5ml一次性注射器抽取患者自身的血液，从上肢静脉血管内抽出约 2~4ml，再立即注入患者曲池、阴陵泉、血海等穴位，每穴约 1~2ml，隔天 1 次，每次取 1~2 穴，5 次为 1 个疗程。

3. 小儿推拿　12 岁以下婴幼儿及儿童，可选用清心经、补脾经手法进行推拿，以缓解发作期疹红、渗液明显及缓解期体质虚弱、食欲不振、肌肉消瘦、消化不良等症状。

【医案选辑】

肖某某，女，45 岁，教师，就诊时间：2013 年 2 月 19 日。

主诉：周身皮肤红肿瘙痒 7 年，加重 2 个月。

病史：患者自 2006 年出现全身皮肤瘙痒，周身可见密集红疹与散在红斑，伴有肢体肿胀，外院诊断为湿疹，后连续服用西咪替丁及抗组胺类药物，并在曲池、足三里等穴位间断给予注射激素、维生素 B_{12}、胶性钙等，皮肤瘙痒症状有所缓解，遂停止服用抗组胺类药物。2007 年皮肤瘙痒症状再次加重，服用抗组胺类药物后症状缓解不明显，近 2 个月面部红疹增多。

查体：周身皮肤散在红斑，颈部及乳房下、腹股沟、肛门部红疹与红斑融合成片，边缘不清，皮损部皮肤增厚变硬呈苔藓样变，肘窝及腘窝可见抓痕及渗液，伴有面部皮肤溃烂，皮损面积占全身面积的 70%，瘙痒明显，汗出后加重；夜眠差，纳差，口干口苦，大便干结，3 日一行，小便短赤，夜尿 1~2 次，舌边尖红，苔薄黄微腻，脉滑数。

诊断：中医诊断：四弯风（心火脾虚型）

　　　　西医诊断：特应性皮炎

治法：培土清心，祛风止痒。

主穴：中脘、水分、天枢、大横、水道、内关。

配穴：风池、曲池、阴陵泉、尺泽、足三里、血海；主穴、配穴配合使用。

操作：患者仰卧位。皮肤常规消毒，选 0.22mm×25mm 规格的一次性针灸针，快速旋转刺入上述穴位 0.5~1 寸，得气后，施平补平泻手法，留针 30min。每周针刺治疗 3 次，隔日 1 次，休息 1 天，4 周为 1 个疗程。

2 诊，瘙痒减轻，皮损颜色较前变淡，以腹部改善尤为明显，未出现新皮损，仍伴有睡眠不佳，大便干结较前改善，量少，每日一行。舌边尖红，苔薄黄，脉微数。上法得当，辨证加刺神门、合谷，用泻法。

3 诊，瘙痒程度进一步改善，面部皮肤溃烂处结痂，其余皮损部皮肤增厚程度较前减轻，睡眠较前好转，夜尿 1 次。舌淡，苔薄白微腻，脉滑。上法得当，辨证加刺照海、关元，用补法。

4 诊，瘙痒间期时间延长、程度减轻，面部红肿面积较前缩小、颜色变淡，溃烂结痂处基本消退，胃纳正常，二便调。舌淡，苔薄白，脉滑。按原治法，辨证交替选穴。

5 诊，无明显瘙痒，周身皮肤无皮损，仅于面部及双下肢见少量色素沉着，舌淡红，苔薄白，脉滑。终止治疗观察。并嘱患者注意饮食、合理安排生活作息，巩固疗效。

按：本例患者为心火脾虚之象，针对其病机，确立培土清心、祛风止痒的治疗原则。主穴选用中脘、水分、天枢、大横、水道、内关，以脾胃经、心包经穴位为主，健脾利湿、清泄心火。中脘、大横理中焦、调脾胃以培土；内关属心包经穴位，心包代心受邪，以清心火；天枢、水道为足阳明胃经穴，使邪从阳明经排出，是邪气由脏出腑的妙用；水分为任脉穴位，为治水要穴，可利水祛湿。同时，以风池、曲池、阴陵泉、尺泽、足三里、血海等作配穴，足三里补养气血，血海、阴陵泉滋阴润燥以治本；风池、曲池、尺泽局部祛风止痒。主穴、配穴配合使用，共奏培土清心、祛风止痒之效。

七、痤疮

痤疮俗称青春痘，是一种以颜面、胸、背等处生丘疹如刺，可挤出白色碎米样粉汁为主要临床表现的皮肤病，是毛囊皮脂腺的慢性炎症。痤疮的发生主要与皮脂过多分泌、毛囊皮脂腺导管堵塞、细菌感染以及炎症反应等因素密切相关。主要好发于青少年，因青春期体内雄激素水平迅速升高，皮脂腺迅速发育并产生大量皮脂，同时角化异常的毛囊皮脂腺导管堵塞，排出皮脂障碍，形成微粉刺，但青春期后往往能自然减轻或痊愈，一般无自觉症状，炎症明显时可有疼痛。痤疮病程呈慢性，时轻时重，部分患者至中年期病情方逐渐缓解，但可遗留或多或少的色素沉着、肥厚性或萎缩性瘢痕。

痤疮的非炎症性皮损表现为开放性粉刺和闭合性粉刺。闭合性粉刺

（又称白头）的典型皮损是约 1mm 大小的肤色丘疹，无明显毛囊开口。开放性粉刺（又称黑头）表现为圆顶状丘疹伴显著扩张的毛囊开口。粉刺进一步发展会演变成各种炎症性皮损，表现为炎性丘疹、脓疱、结节和囊肿。痤疮临床易于诊断，通常无须做其他检查。

本病中医学称为"粉刺"，多由于素体阳热偏盛，肺经蕴热，复受风邪，熏蒸面部而发；过食辛辣肥甘厚味，助湿化热，湿热互结，上蒸颜面而致；脾气不足，运化失常，湿浊内停，郁久化热，热灼津液，煎炼成痰，湿热瘀痰凝滞肌肤而发。

【辨证治疗】

根据不同病因临床常见以下两种类型。

1.肺经风热型　丘疹色红，或有痒痛，或有脓疱；伴口渴喜饮，大便秘结，小便短赤，舌质红，苔薄黄，脉弦滑。

治法：疏风、清肺热。用泻法。

主穴：风池、曲池、血海、膈俞、风市。

2.肠胃湿热型　颜面、胸背部皮肤油腻，皮疹红肿疼痛，或有脓疱；伴口臭、便秘、溲黄；舌红，苔黄腻，脉滑数。

治法：清热、除湿、解毒，用泻法。

主穴：曲池、大肠俞、天枢、内庭、阴陵泉。

按：泻刺风池、曲池、血海、风市，有疏风清热作用；膈俞为血之会穴，活血祛风，刺膈俞能清血热；刺内庭、阴陵泉可清热祛湿，泻火解毒；大肠俞为背俞穴，天枢乃大肠募穴，俞募相配疏通大肠腑气，腑气通则热毒可解。

【医案选辑】

1.武某，男，26 岁，销售人员，就诊时间：2016 年 4 月 8 日。

主诉：反复面部起疹 3 年余，复发加重 1 个月。

病史：患者 3 年前面部反复起红色丘疹、脓疱，面部油腻，曾多次服用中药汤剂和抗生素治疗，皮疹多可控制，但每于饮食不节后病情复发。近 1 个月因过食辛辣食物及饮酒，且生活不规律，皮疹逐渐增多，面部多见粟粒至黄豆大小的暗红色丘疹、结节，下颌及两侧面颊部多发结节、囊肿，皮色暗红，压痛明显。大便干结，小便黄赤。舌质红，苔黄腻，脉滑数。

诊断：中医诊断：粉刺（肠胃湿热型）

西医诊断：痤疮

治法：清热、除湿，用泻法。

主穴：合谷、曲池、足三里、三阴交、太冲。

操作：泻刺合谷、曲池、足三里、三阴交、太冲，大幅度提插捻转，得气后加电针，留针 30min 后出针，并予局部照神灯。

2 诊，患者诉面部暗红色丘疹、结节较前减少，下颌及两侧面颊部结节及囊肿压痛较前减轻，大便仍未解，小便黄，脉弦，苔黄腻。上法得当，继续目前治疗方案。

3~5 诊，患者喜诉面部及下颌部丘疹较前消退大半，面颊两侧的囊肿数量明显减少，皮损颜色较前变浅，结节及囊肿基本无压痛，纳眠可，二便调。1 周后复诊，患者面部皮疹基本已消退。随访半年，无复发。

按：本例患者为胃肠素有积热，并过食辛辣刺激食物及嗜酒致积热内不得泄，外不得达，湿热互结，上蒸颜面而致。取手足阳明经之曲池、足三里清泻肠胃积热，足太阴脾经三阴交健脾除湿、凉血活血，配合"四关穴"行气通关，则热与湿俱除，痛肿得消。痤疮患者治疗期间应避免食用辛辣刺激食物，如辣椒、酒类，多食新鲜蔬菜、水果，保持大便通畅，禁止用手挤压粉刺，以免炎症扩散，愈后遗留凹陷性瘢痕，平时注意个人卫生习惯，以促进疾病康复。

2. 刘某某，女，17 岁，学生，就诊时间：2018 年 7 月 16 日。

主诉：颜面部起疹 3 月余，加重 2 天。

病史：患者自诉于 3 个月前开始，无明显诱因下颜面部出现红色丘疹、脓疱，月经不调，经前症状加重，经后减轻，食用辛辣刺激性食物后症状尤甚，作息欠规律，学习压力重时亦症状加重。曾至美容院治疗，亦口服中药汤剂等治疗，效果欠佳，病情反复，近 2 天食用水煮鱼后症状加重，伴有咽喉疼痛，口鼻干燥，面部皮疹见粟粒大小的暗红色丘疹、结节，无明显囊肿，以额部多见，皮疹少许瘙痒，皮色暗红，压痛明显，面部油腻不显，胃纳可，睡眠欠佳，口干口苦，大便秘结，3~4 天 1 行，小便黄。舌质红，苔薄黄，脉弦滑。

诊断：中医诊断：粉刺（肺经风热型）

西医诊断：痤疮

治法：疏风，清肺热，用泻法。

主穴：风池、合谷、曲池、大椎、肺俞、大肠俞、少商、商阳。

操作：双侧少商、商阳穴点刺放血，大椎、肺俞穴刺络拔罐放血，泻刺风池、合谷、曲池、大肠俞，得气后采用捻转大泻法，留针 30min 后出针，并予局部照神灯。

2 诊，患者诉颜面部粟粒样丘疹、结节较前减少，颜面部皮疹较前明显减轻，已解出大便 1 次，量多，臭秽明显，小便仍黄，舌苔黄腻，脉弦。上法得当，上述刺络放血穴位每周 1 次，其余治疗方案同前，嘱患者多吃蔬菜瓜果，适量饮用温开水，清淡饮食，规律作息，注意颜面部卫生，定期用温开水清洁脸部皮肤。

3 诊，患者自诉颜面部丘疹基本消退，额部仍有散在少许暗红色丘疹、结节，皮疹无压痛，纳眠可，二便调。半月后复诊，患者面部皮疹基本痊愈，无明显反复。随访 6 个月无复发。

按：本例患者为肺经郁热，因食用燥热食物后产生积热，风邪引动内热并郁于肺经，发于颜面部所致。肺与大肠相表里，肺经有热，当以疏风泻肺、清热泻火、凉血解毒为法。少商乃手太阴肺经之井穴，商阳为手阳明大肠经之井穴，刺之可泻肺经及大肠经之郁热；大椎乃手足三阳经之交会穴，刺之可清热泻火、凉血解毒；风池乃足少阳胆经与阳维脉交会穴，刺之可疏风泻热；合谷乃手阳明大肠经之原穴，"面口合谷收"，刺之可清热泻火、祛湿消肿；曲池乃手阳明大肠经之合穴，合治内腑，刺之可清泻大肠积热而泻肺热；肺俞乃肺的背俞穴，刺之可疏风泻肺；大肠俞为大肠之背俞穴，刺之亦可通腑泻热。诸穴合用，共奏疏风泻肺、清热泻火、凉血解毒之功。

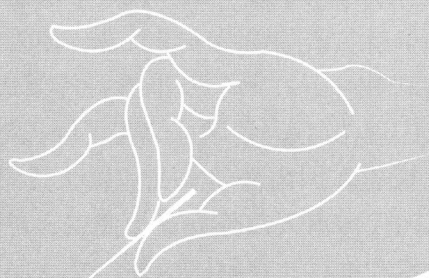

第四章

薪火相传

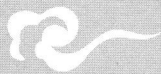

　　岭南陈氏针法历经陈宝珊、陈锦昌、陈全新陈氏三代逾百年的发展、传承与创新。陈全新祖父陈宝珊于 1895 年在西关开设中医馆，接诊治愈大量骨伤科患者，按照传统经络学说、循经点穴手法诊疗，逐渐摸索形成陈氏针法的雏形。陈全新父亲陈锦昌子承父业，博采众长，将诊治病种扩大到内外妇儿等各科疾病，在两广及港澳台等周边地区声名鹊起。第三代传承人陈全新从医近 70 载，总结并完善了陈氏针法的理论体系，并注重临床实践，多次应邀在国内外学术交流会上作报告和现场演示，受到同行一致好评。第四代传承人以陈秀华为代表，对岭南陈氏针法进行系统挖掘、整理、传承和推广，获得海内外广泛认同。第五代、第六代传承人主要参与陈全新名医工作室的建设工作，使其学术思想、针法体系及临床应用进一步发扬光大。目前，我院的传承骨干主要包括陈全新、陈秀华、艾宙、李颖等，以下为主要传承谱系。

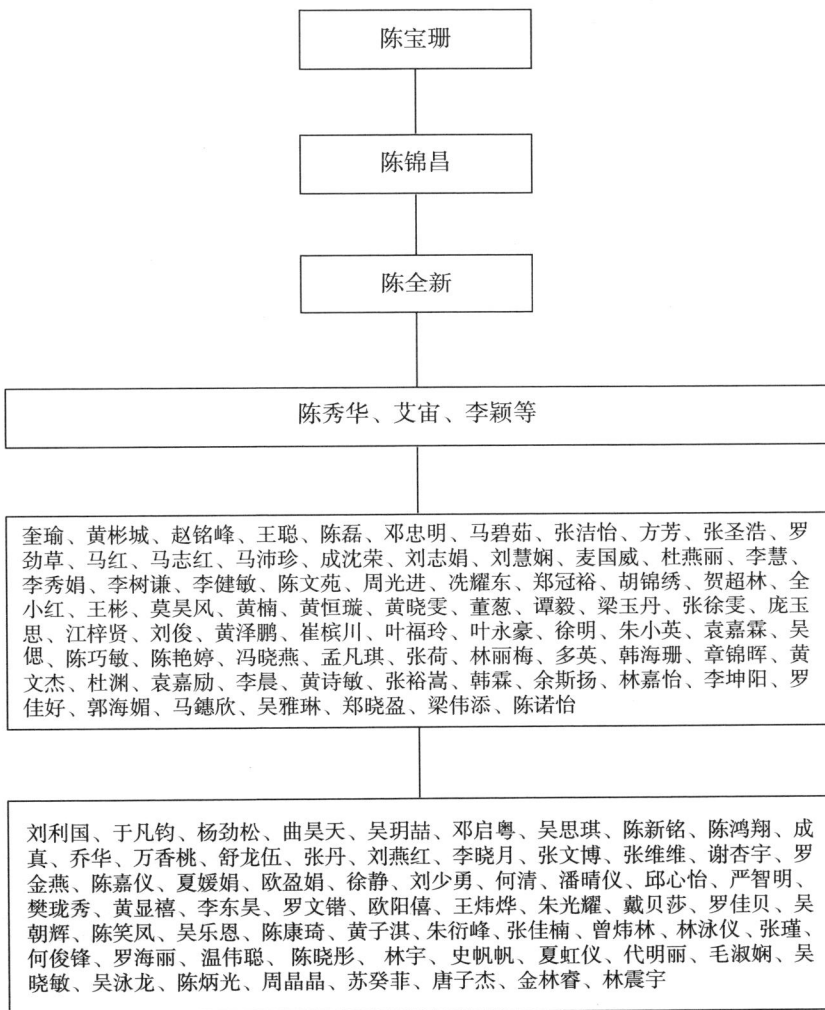